運動の神話 (下)

ダニエル・E・リーバーマン
Daniel E. Lieberman
中里京子 訳

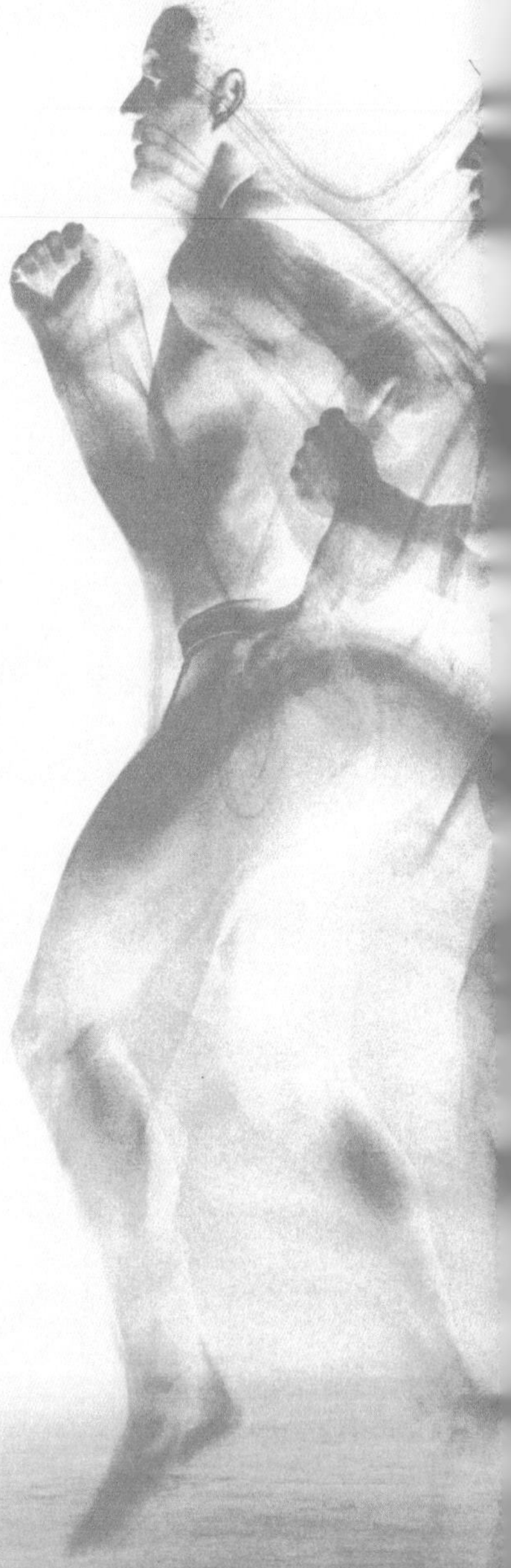

Exercised:
Why Something
We Never Evolved to
Do Is Healthy
and Rewarding

早川書房

運動の神話

〔下〕

EXERCISED

Why Something We Never Evolved to Do Is Healthy and Rewarding

by

Daniel E. Lieberman

Translated by
Kyoko Nakazato
First published 2022 in Japan by
Hayakawa Publishing, Inc.
This book is published in Japan by
direct arrangement with
Brockman, Inc.

装幀／加藤賢策

目次

本文訳注は〔　〕内に小さな文字で示した。

上巻目次

パートⅢ

持久力

第八章　ウォーキング――いつものこと

All in a Day's Walk

神話その8――ウォーキングで体重は減らない

給料もいいし、職場にも歩いて行ける。

――ジョン・F・ケネディ

はるか昔、ふだんの一日のウォーキングとはどのようなものだったのだろうか。それを垣間見るため、狩りに出かけるハッザ族の狩猟採集民ハサニとバガヨに、同僚と一緒に同行させてもらえないかと頼んだときの話をしたい。二人は、できるだけ静かにすること、必要なときには後ろに控えるという指示に従うこと、そして自分たちの歩みを遅らせないことを条件に快諾してくれた。

夜が明けてからの出発時、大気はまだひんやりとして心地よく、草は朝露に濡れていた。ハサニは腰にカラフルな布を巻いて黄色と黒の縞のシャツを着こみ、バガヨは短パンに着古したマンチェスター・ユナイテッドのTシャツといういで立ちだった。二人とも手作りのサンダルを履き、持ち物は弓と矢筒、それに短いナイフのみ。一方、私のほうは冒険用の完全装備で、つば広の帽子、軽量ブーツ、吸湿発散性と紫外線遮断性に優れたハイテクシャツ、トレイルパンツを身に着け、携帯電話とGPSウォッチを持ち、バックパックには水のボトル二本、日焼け止め、虫除け、予備のメガネ、数個のリンゴとエナジーバー、スイスアーミーナイフ、そして不測の事態に備えるための懐中電灯と小さな救急箱も入れていた。

野営地を出発するやいなや、私は歩くことに全神経を集中させなければならなかった。ハサニとバガヨは足早に歩いていたが、道はなく、足場も不安定だったからだ。青々と茂る草の下には(時期は雨季だった)、そこかしこに大きな岩が隠れていて、一歩間違えれば足首をくじきかねない。湖面をきらめかせるエヤシ湖をはるか遠くに眺めながら森の谷間に向かう急峻な崖を下りるあいだ、ハサニとバガヨは頻繁に立ち止まって、獲物の足跡などの痕跡を探した。二人はほとんど無言で、言葉を交わしたとしても短く何かをささやくだけだった。最初は、巨大な岩の割れ目の中にハイラックスがいないかどうかを調べていた。ハイラックスはネコほどの大きさの動物で、ネズミのように見えるが、実際にはゾウの類縁だ。その次は、その日の朝に付けられたクーズー(ウシ科の哺乳類で、レイヨウの一種)の足跡を追った。クーズーはついに見つからなかったが、午前中の半ばごろに、インパラ(同じくウシ科の哺乳類で、レイヨウの一種)に出くわした。ハサニは私たちに身をかがめるように指示すると、シャツとサンダルを脱いで、裸足のまま、やぶの中をゆっくりとインパラに近づいていった。それと同時に、バガヨが反対側に回り込んだ。同僚と私は、ハンターたちのチャンスを邪魔していないよう願いながら静かに座って待った。一五分ほどすると矢を放つ音が聞こえ、すぐにハサニが苛立った様子で戻ってきた。矢が外れたことを説明するのに言葉はいらなかった。気温がどんどん上がる中、私たちは先へと進んだ。

そのうち、ミツオシエという鳥のおかげで私たちの歩みは変わった。この茶色い小鳥は、何千年、いやおそらくは何百万年も前からアフリカで人類と協力関係を結んでいる。[1] ミツオシエはいつも通りに、「チッ、チッ、チッ、チッ、チッ、チッ！」と独特の強烈にけたたましい声で鳴くと、木から木へと飛び移り、私たちが確実に後を追ってくるようにするため、定期的に鳴き声を立てた。一〇分もしないうちに、この小さな友は私たちを蜂の巣にいざなった。大喜びのハサニとバガヨは火を熾《おこ》し、くすぶる草を穴に詰めてハチをいぶり出すと（その代償として何度か刺されながら）、ハニカムを大量に奪った。二人はその場でハニカムをむさぼり食ったが、蜜蝋《みつろう》を吐き出すことによって、鳥の案内人もちゃんとねぎらったのだった。

ほどなくして、その日の遠征は蜂蜜採集の旅になった。野営地に戻る方角に進みながら、ハサニとバガヨは、蜂の巣から蜂の巣へと渡り歩き、同じ手順を繰り返した。まず火を熾し、煙でミツバチを追い出したあと、蠟質のハニカムに包まれた蜜を、ハニカムごとムシャムシャ頬張る。蜂の巣を五つ襲ったところで時刻はすでに午後になり、気温は高く、今やシュガーハイになって雑談していたハサニとバガヨは、明らかに狩猟を行なう気を失くしていた。私たちは、出発してから五時間以上経った午後一時半ごろ、胃に蜂蜜しか入っていない状態で野営地に戻った。私のGPSは、一八七二〇歩、七・四マイル（約一一・九キロ）歩いたことを示していた。

その日の夕食時、バガヨや他のハンターたちと話をした。皆が同意したのは、侵入を続けるダトーガ族の牧畜民とその牛が地域の狩猟資源を追いやっているので、厄介な状況に陥っているということだった。狩りは以前ほどうまくいかないという。男たちは手ぶらで戻ってくることが多くなり、女たちが採集した植物や蜂蜜、交易品などに頼ることが増えていた。それでも、男たちはほぼ毎日のように、私たちがやったことをしている。すなわち、狩りをしたり蜂蜜を採集したりするために野営地を出て、食べられるものなら何でも手に（そして口に）入れるのだ。女性も毎日たくさん歩くが、同行して感じたのは、男たちより楽しんでいるということだった。大抵の場合、女性と子供からなる集団は、塊茎を掘るのに適した場所が見つかるまで何キロも歩く。そして、適当な場所が見つかると、みんなで座り込んで座ったまま地面を掘り、雑談したり、授乳したり、ときには歌を歌いながら、固い岩だらけの地面から次々と塊茎を掘り出す。掘り出した塊茎は、その場で生のまま食べたり昼食用に調理したりもするが、残りはスリングに入れて持ち帰る。行き帰りには、ベリー類などの食物を採集するために足を止めることもある。

だが、ほとんどの時間、彼らは歩いている。「人間は運動するように進化してきたのではなく、必要に応じて体を動かすように進化してきた」という本書の主旨を最もよく表している身体活動があるとすれば、それは「ウォーキング」だ。平均的な狩猟採集民（ハッザ族も含む）は、健康やフィットネスのためではなく生き延びるために、一日に男性では約一四キロ、女性では約九・五キロ歩く。[2] 平均的な狩猟採集民は、毎年ニューヨークからロサンゼルスに至る距離を歩いているのだ。人間は耐久ウォーカーなのである。

脱工業化社会に暮らす人々の大半にとっても歩くことは依然として必要不可欠な活動だが、それは耐久ウォークとは似ても似つかないものになった。体の不自由な人でなければ、たとえ車を降りてからオフィスまで行って戻るだけであっても、通勤のために少しは歩いているだろう。また、トイレに行くとき、昼食をとるとき、買い物をするとき、そして他の無数の些細ではあるが必要な作業のためにも歩いているはずだ。もしかしたらあなたはきょう、リラックスするために散歩をしたかもしれないし、（もっと奇妙なことに）どこへも行きつけないトレッドミルの上を歩いたかもしれないが、あなたがきょう歩いた歩数の大部分は、そうした任意のものではなく、必要不可欠な活動に費やされたのではないだろうか。あなたとバガヨやハサニの大きな違いは、彼らが生き抜くには一日最大二万歩を歩くことが必要であるのにひきかえ、数百万台の携帯電話から得られたデータによると、平均的なアメリカ人の一日の歩数は四七七四歩（約二・七キロ）、平均的なイギリス人では五四四四歩、そして平均的な日本人では六〇一〇歩でしかないことだ。[3] さらに、これらの数値は平均値であることに注意されたい。つまり、一日四七七四歩にも満たないアメリカ人が何百万人もいるということだ。数字のほかに、歩き方にも違いがある。狩猟採集民は、ごく質素なサンダルや裸足で歩き、ふつう食料や赤ん坊を抱えていて、藪をかき分けて歩いたり、様々な地形を縫う最も素朴な小道を歩いたりしている。クッション性やサポート性のある靴を履いて、トレッドミルは言わずもがな、硬く平坦な歩道を歩く人間など、数世代前までどこにもいなかったのだ。

こうした変化は、数多くの疑問を投げかける。人間はどのように、何のために、どのくらい歩くように進化してきたのか。そして、歩くことは加齢や健康にどのように影響するのか。私たちが繰り返し耳にする運動処方があるとすれば、それは「一日一万歩を目安に歩く」というものだろう。ある有名な本には、こう書かれている。「定期的に歩くことは、たとえそれが、計画された足早のウォーキングだろうが、毎日の都合のいい時間により多く歩くことだろうが、体重や胴回りを減らすことを助けてくれるし、なにより太らないようにしてくれる」。[4] また、二人の運動科学者は、慎重な言い回しでこう言っている。「一日一万歩というのは、外見上健康な成人における毎日の活動量として妥当であるように見受けられ、類似のレベルを達成することによる健康上の利益を示す諸研究も現れ始めている」。[5] だが、大部分の減量プログラムで毎日のウォーキングが推奨されている一方で、一部の専門家は、長時間歩いても消費カロリーはわずかであり、単に空腹を呼び起こすだけであるため、ウォーキングで減量するのは不可能だと主張している。二〇〇九年に広く読まれた《タイム》誌の「エクササイズにまつわる神話」と題された特集記事には、「もちろん、それは体に良いが、体重は減らない」と書かれている[6]。このような矛盾した主張を理解するための第一歩として、二本の脚だけを使ってよちよち歩く、人間の奇妙な歩き方について検討してみよう。

人間はどう歩いているか

ほとんどの人は歩けることが当たり前だと思っているが、私の家からわずか一・六キロしか離れていないところにあるスポールディング・リハビリテーション病院は、毎日、歩く力を回復するために奮闘する患者を迎えている。そこの歩行クリニックは明るい光に満ちた広い部屋で、歩行路をはじめ、トレッドミルやウェイトなどの器具が所狭しと並んでおり、医療施設というよりはスポーツジムのようだ。私が最後に訪れたとき、クリニックには一〇人ほどの患者がおり、それぞれに理学療法士がついて歩行訓練を行なっていた。患者には、神経変性疾患と闘っている人もいれば、脳卒中を患ったり事故に遭ったりした人もいた。その中の一人、ここでメアリーと呼ぶ三十代の女性は、交通事故で背骨を損傷してこのクリニックに通院しており、理学療法の様子を見学させてほしいという私の頼みを親切にも聞き入れてくれた。

最も衝撃を受けたのはメアリーの集中力だった。車椅子から、両側に手すりのある歩行路にゆっくり体を移した彼女は、自分の体重を支えながら片足を前に出すという単純な作業に集中した。左足はなんとか動いたが、右足はどうしても思い通りに動かない。一歩前に進むたびに、彼女は言うことをきかない筋肉に意識的に働きかけ、以前は直観的に行なっていた基本的な動作を行なわせなければならなかった。まず腰を曲げ、次に膝を曲げ、次に膝を伸ばす……。彼女の横には理学療法士がつき、一歩ごとに励ましと助言を与える。メアリーの歩き方が向上して自信がついてくると、基本的な動作を再び習得することができるように、理学療法士は高さ一〇センチほどの小さなハードルなどの課題を少しずつ追加していった。残りのセッションでは、特定の筋肉を強化してコントロールを取り戻すための一連のエクササイズを行ない、自宅で行なうエクササイズについても確認した。理学療法士は「進歩していますよ」とメアリーを励ましたが、彼女が再び一人で歩けるようになるのがまだ遠い先のことであるのは、本人たちにもよくわかっていた。

　メアリーのような状況になければ、一歳ほどでヨチヨチ歩きを始めてからずっと行なってきた、この「歩く」という行為についてじっくり考えたことのある人は、ほとんどいないだろう[7]。何も考えずに歩けるということは、素晴らしい神経系のなせる見事な技だ。あなたの神経系は、岩だらけの山道や凍った歩道などの変化に富み、ときには危険な状況の中で、片足を反対側の足の前に出すために必要となる何十もの筋肉を力学的にコントロールしている。残念なことに、事故や脳卒中を経験しなければ、これらのパターン化された動作や反射について考えることはまずない。これらの動作や反射が達成しなければならない主要な目標は二つある。効率よく体を動かすことと、転ばないようにすることだ。

　歩く際に効率よく体を動かすのは、人間に限ったことではない。二足歩行でも四足歩行でも、脚の主な機能は「振り子」の役目をすることだ。図19はこの動作を示したものだが、「百聞は一見にしかず」だとすれば「百見は一動にしかず」である。そこで、実際に部屋の中を数歩歩いて、右足が何をしているのかよく見てみよう。右足は、地面についていないときには、大型の振り子時計のように腰を中心にして前方に振り出されていることがわかるだろうか。ストライド（着地した踵と同じ側の踵が再び着地するまでの一サイクル）における、この「遊脚期（スイングフェーズ）」は、主に股関節の筋肉から力を得ている。だが、この振り子のような脚の動きは、遊脚期の最後に足が地面に接地すると反

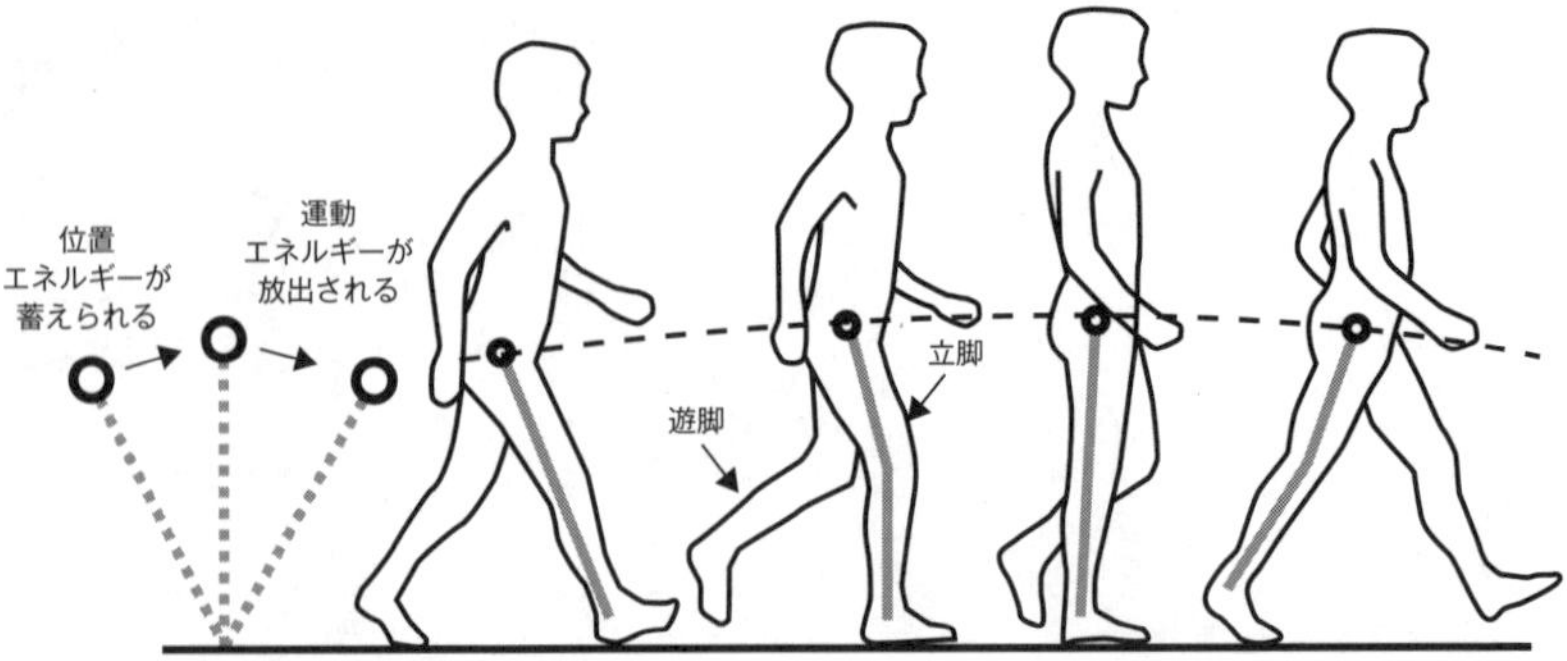

図19　歩行の力学。脚は、地面についているときには、逆さまの振り子のように働き、立脚期の前半で位置エネルギーを蓄える。この位置エネルギーは立脚期の後半で運動エネルギーとして部分的に回収される。

転する。この瞬間に、脚は足首を回転の中心とする「逆さ振り子」のようになる。いわば、脚はこの「立脚期（スタンスフェーズ）」で竹馬になるわけだ。

立脚期における竹馬のような脚の動きは、歩行時のエネルギー消費を理解する鍵だ。立脚期の前半で、筋肉は体を脚の上に持ち上げて、体の重心を約五センチ高くする。この体を持ち上げる動作は、カロリーを消費する一方で、位置エネルギーを蓄える。ちょうどこの本を持ち上げるようなものだ。次に、立脚期の後半で、体が前下方に下降することにより、この位置エネルギーが運動エネルギーに変換される。これは、言わば、持ち上げた本を落とすようなものである。やがて、振り子の動作をしていた反対側の脚が地面につくと、体の下降は止まり、新たなサイクルが始まる。したがって、ウォーキングでカロリーが消費されるのは、立脚期の前半で体の重心を持ち上げるとき、一歩ごとに重心を上前方に向け直すとき、そして腕と脚を振るときだ。[8] 通常の歩行では、少なくとも片足は常に地面についているが、前に進むための鍵となるエネルギー原理は、脚を振り子のように使って位置エネルギーと運動エネルギーを交換することにある。

犬やチンパンジーなどの四足動物も、まったく同じメカニズムで四本足を使って歩く。[9]

一歩ごとに、振り子のような動作を連係させ、調整し、動力を与えることは重要だが、歩く能力を失ったメアリーのような人々が裏付けているように、歩くときの最大のハードルは、転ばないようにすることだ。少なくとも常に二本の脚が接地している四足動物とは異なり、二足歩行の人間では、各ストライドの大部分において地面に接地しているのは一本の脚だけである。歩くとき、体はたいてい横に倒れようとする。人間の胴体は垂直なので、不安定な上半身は、前後左右に揺れる。そして脚が二本しかないため、外部からの力を受けると、すぐに倒れてしまう。あなたは、犬や猫が歩いているときにつまずいて転ぶのを見たことがあるだろうか？　二足歩行の不安定さ、とりわけ平坦でない場所や滑りやすい場所でどれだけ不安定になるかについてさらなる証拠が欲しければ、四足動物が後ろ脚で歩く姿を見るといい。チンパンジーやゴリラのようによく直立して歩く動物でも、後ろ脚で歩くときには体がぎこちなく揺れる。腰と膝はグルーチョ・マルクスのように常に折れ曲がり、腕は激しく振り回され、胴体は腰と連動して大げさに回転し、まるで酔っぱらっているかのように見える。[10]

幸いなことに、自然選択は、二本足で歩いても転倒しないようにするための独創的な機能を多々人間に授けてくれた。中でも特に重要な適応が、図20に示す骨盤の形状である。類人猿や犬などの四足動物の骨盤は、上下に長く、平板で、後ろ向きについているが、人間の骨盤はお椀状で、上下に短く、幅広で、ふちが湾曲している。この湾曲により、四足動物では腰の後ろにある筋肉が、人間では腰の脇に配置されている。筋肉が腰の側面に走っているため、片足だけが地面に接地しているときでも、その筋肉が収縮して、骨盤や上半身が遊脚の方の側に倒れるのを防ぐのだ。この機能（「股関節外転」と呼ばれる）は、簡単な実験で試してみることができる。腰を動かさないようにして、片足でできるだけ長く立ってみよう。三〇秒も経つと、腰の横にある筋肉が燃えるように感じられるはずだ。

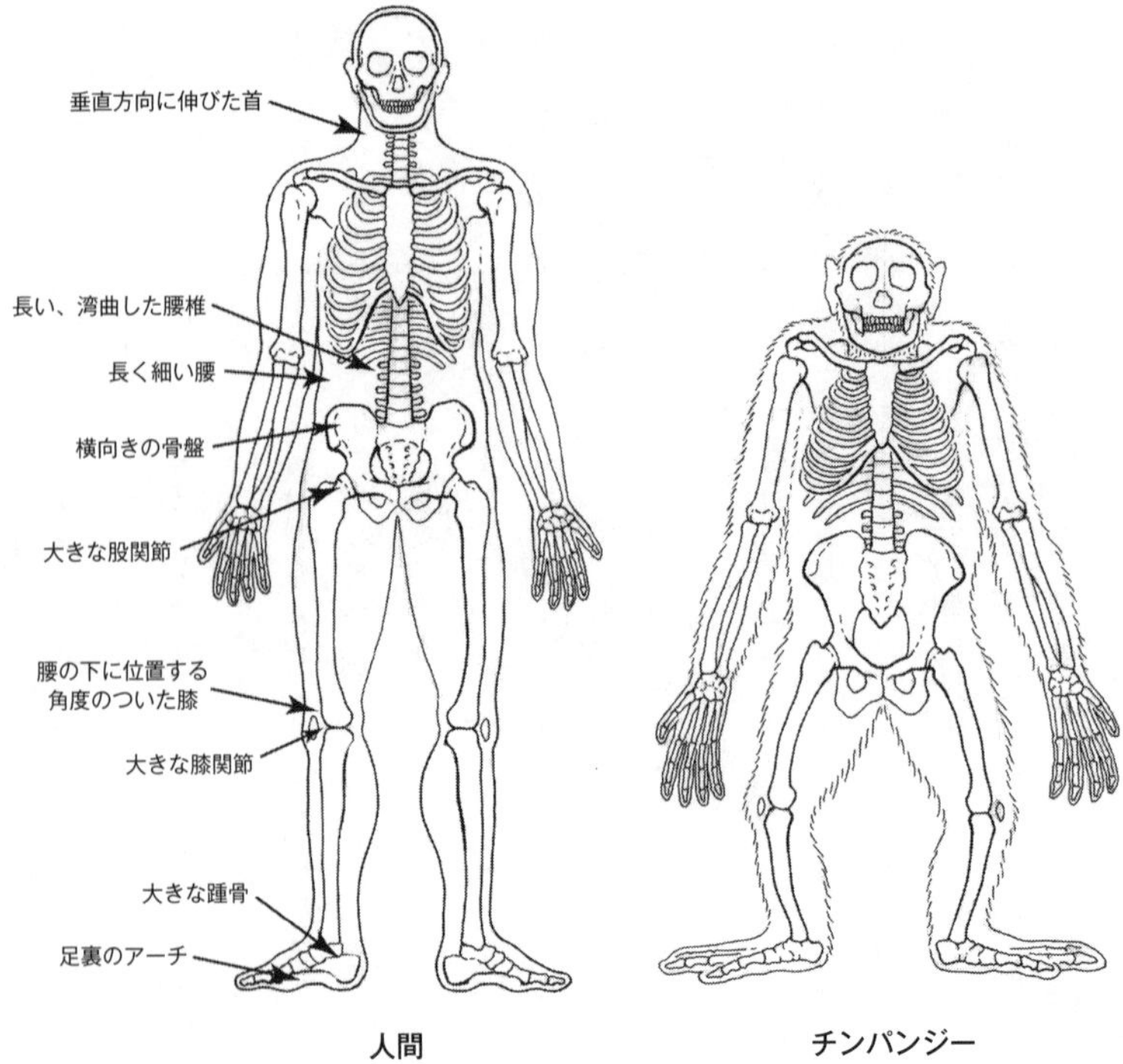

図20　チンパンジー（右）には存在しない、人間（左）の効率的で効果的な二足歩行のための適応。（出典は以下。部分的に修正してある。Bramble, D. M., and Lieberman, D. E. [2004], Endurance running and the evolution of *Homo*, *Nature* 432:345–52）

倒れないように支えている筋肉が疲労してしまうからである。

人間が直立して歩くために生じた欠かすことのできないもう一つの明確な適応は、人間独特の長い、湾曲した腰部だ。チンパンジーの腰は硬くて短く、腰椎は通常三個だが、人間の腰椎は通常五個あり、それらが逆方向への湾曲を形成している（いわゆるS字カーブ）。この湾曲により、上半身は腰の真上に位置付けられる。この湾曲がなければ胴体は常に前側に倒れてしまい、直立するには腰や背中の筋肉を使わなければならなくなる。

ほかにも、人間が二足歩行のために受け継いできた数多くの適応には、大きな踵骨《しょうこつ》、足裏の土踏まず（アーチ）、前に向いている足の親指、安定した足首、長い脚、強化された膝、内側に傾いた太腿、大きな股関節、下向きの大後頭孔《だいこうとうこう》（頭蓋の底部にある大きな開口部で、脊髄が通っている）などがある。また、私と共同研究者が示したように、進化的に正常な人間は、頻繁に裸足で歩くことにより足裏に分厚いタコができ、それが靴のように足を保護するが、靴とは違って、地面から伝わる知覚を鈍らせることはない[11]。これらの機能を意識しながら歩く人はまずいないだろうが、歩くという行為の背景では、こうした諸機能が無言で効率よく働いているのだ。その重要性に気づくのは、ケガや病気で機能に支障が出たときだけだろう。足の小指をぶつけただけでも、歩くという単純な行為は地獄の苦しみに変わる。二本の脚でヨロヨロ不安定に歩きながら、人間は安定性を保つために様々な適応をしてきたわけだが、このことは昔からある興味深い疑問を突き付ける――四本足のほうが明らかに優れているのに、なぜ人間は二本足で歩くのか？

「四本足はよい、二本足は悪い」？（ジョージ・オーウェルの『動物農場』に出てくる格言）

二〇〇六年、何百万もの人々が、四つん這いで歩くことを強いる遺伝子変異を持つトルコの不幸な一家のことを知った。BBCのドキュメンタリー番組などの動画には、彼らが家の中、道端、野原などで、お尻を突き出し、首をもたげて自分が進む先を確認しながら、手と足を使ってぎこちなくゆっくり歩く姿が映っていた。彼らを最初に研究したユネル・タン博士は、この一家の類人猿のような歩行は人類の「退化《デボリューション》」の例であり、人間の二足歩行獲得の解明につながる新たな手がかりをもたらすものだと主張して、この遺伝子疾患に自らの名を冠した[12]（「ユネルタン症候群」）。実際には、彼らの歩行はどの霊長類のものとも異なり、四つん這いで歩く原因は、彼らが保因していた突然変異が、バランスを司る脳の領域（小脳）に障害をもたらしていることにあった。[13] あなたや私も、二本足でバランスを取れない状態でどこかに行かなければならなくなったとしたら、この一家のような歩き方をするに違いない。それは〝退化〟などではなく、単に迅速に動かなければならないという生体力学的な理由によるものだ。

　ユネルタン症候群は進化論的には何の参考にもならないものの、この症候群が広く関心を集めたという事実は、ダーウィン以来、人間独特の珍しい二足歩行の起源について絶えず推測が行なわれてきたことを示している。二足歩行の起源については、食物を運ぶ、立った姿勢で食物を採集する、エネルギーを節約する、道具を作って使う、涼しさを保つ、背の高い草越しに周囲を見渡す、泳ぐ、生殖器を誇示するといったことに適応して進化したといった仮説がある。これらの仮説は、合理的なものから疑わしいものまで様々だが、いずれについても、検証するには、私たちが何から進化したのかを知ることが必要だ。つまり「チンパンジーと人間の最後の共通祖先」が何であったのかを知る必要がある。この「ミッシングリンク」は、チンパンジーのように手の中指の背面に体重をかけて歩く「ナックル歩行」をしていたのだろうか。テナガザルのように木を渡り歩いていたのだろうか。それとも、サルのように用心ぶかく四本足で枝の上に登っていたのだろうか？

　残念なことに、「ミッシングリンク」というこの呼び名は、まさに行方不明のこの謎めいた祖先にふさわしい（「ミッシング」には、「欠けている」、「行方不明」などの意味がある）。類人猿が生息するアフリカ熱帯雨林の豊かで湿った酸性土壌は、動物が死ぬとすぐに骨を破壊してしまうため、私たちに最も近い類縁やその祖先の化石記録はほとんど残らず、ミッシングリンクもその例に漏れないのだ。しかし、この種の証拠がないことが憶測や論争の余地をもたらしているとはいえ、多くの証拠は同じ方向を指さしている。もしタイムマシンで七〇〇万年から九〇〇万年前のアフリカに行ったとしたら、おそらく私たちが目にするのは、チンパンジーに似た姿の「チンパンジーと人間の最後の共通祖先」が、森の生息地でナックル歩行をしたり、ときどき木に登ったりしている姿だろう。[14] これは重要である。というのも、科学者がナックル歩行のコストを測定したところ、エネルギー的に非常に非効率であることがわかったからだ。ガソリンを大量消費する車のように、ナックル歩行をするチンパンジーはカロリーを大量に燃やす。

チンパンジーの歩行が高コストにつくという証拠を最初に示したのは、一九七三年に、酸素マスクをつけたままトレッドミル上を歩くように幼いチンパンジーを訓練してエネルギー消費量を測定したC・リチャード・テイラーとヴィクトリア・ラウントリーだった。[15] 二人は、二本足で歩くときも四足で歩くときもチンパンジーの消費カロリーは変わらないことに加え、同じくらいの体格の人間や他の哺乳類に比べて、チンパンジーの歩行には約三倍のコストがかかることを見出した。これらの結果は、それから一世代後、より最新の方法を使って研究を行なったマイケル・ソッコル、ハーマン・ポンツァー、デイヴィッド・ライクレンにより裏付けられた。[16] 一定の距離を歩く際、単位重量あたりで比較すると、平均的な人間は、犬や他のほとんどの四足動物と同量のエネルギーを消費するが、チンパンジーの消費カロリーは二倍強にものぼる。[17] チンパンジーがナックル歩行をするときにエネルギーを大量消費する理由は、膝と腰を常に曲げて行なう、グルーチョ・マルクスのようなフラフラした歩き方にある。体を支えるために脚の筋肉が、大仕事をしなければならないのだ。[18]

チンパンジーのナックル歩行のコストの高さが、なぜ二足歩行の起源の説明に役立つのかを理解するために、大部分のチンパンジーは果物の豊かな熱帯雨林に暮らしていることについて考えてみよう。チンパンジーが典型的に一日約三〜五キロ歩くとすると、その非効率的な歩き方により、毎日約一七〇キロカロリーも消費することになる。この高いコストによって、木登りに秀でるほうが明らかに好ましくなり、ふだんチンパンジーが座りがちのアメリカ人と同じくらいしか歩かない理由の説明にもなる。リチャード・ランガムによると、彼が目撃したチンパンジーの最長歩行距離は約一一キロという異例なほど長いもので、オスのグループによるパトロールだったそうだ。だが彼らはこの長いトレッキングで疲れ果て、翌日はほとんど体を動かさなかったという。

ナックル歩行のみじめな非効率性は、森の奥深くに生息するチンパンジーにとってはたいした問題にはならなくても、約九〇〇万年から七〇〇万年前まで暮らしていた私たちの祖先であるミッシングリンクには深刻な問題を突き付けたことだろう。急激な気候変動に見舞われたその時期、アフリカの大部分を覆っていた熱帯雨林が縮小し、より乾燥した疎開林に隔てられた何千もの飛び地に分断されたからだ。熱帯雨林の奥深く暮らす類人猿たちはふだん通りの生活を送っただろうが、森のはずれにいた類人猿は危機に直面したに違いない。熱帯雨林が疎開林に変わるにつれ、食生活の大部分を占めていた果物は、量が少なくなるとともにまばらになり、同じ量の食料を得るには、より遠くに行くことが必要になった。生命の目的は根本的に、希少なエネルギーを入手し、それを使ってより多くの生命を生み出すことにあるため、エネルギーを節約できる者は、繁殖上優位に立てたはずだ。だが、これらの類人猿は依然として、長い腕や手足の指を使って木に登ることから利益を得ていたため、自然選択は、木に登る優れた能力を損なわずに効率的に歩くことのできる個体を優遇したものと思われる。その解決策が二足歩行だった。木に機敏に登り下りする能力を保ったまま、直立歩行でも一日数百キロカロリーが節約できる腰や背骨、脚などを備えた個体のほうが、高い繁殖成功度を手にしたことだろう。二足歩行はスピードが遅く、不安定だったが、何世代も経るうちに、こうした類人猿は徐々に直立歩行に秀でるようになり、やがて新たな種になった。その子孫が私たちなのである。[19]

類人猿のナックル歩行に代わる直立歩行がどれほど有利であるかを理解するために、バガヨとハサニと一緒に過ごしたあの朝に立ち戻ろう。あの約一二キロのウォーキングで、おそらく私は三二五キロカロリーというかなりのエネルギーを消費したことになる。だが、もし私がチンパンジーのように非効率的な歩き方をしていたら、およそ七〇〇キロカロリーも使っていただろう。バガヨやハサニのような狩猟採集民は、ナックル歩行の代わりに直立歩行をすることで、一週間に二四〇〇キロカロリー以上節約している。これは、一年間に換算すると、一二万五〇〇〇キロカロリーにもなり、ほぼマラソン四五回分のエネルギーに匹敵する。[20]

だが、二足歩行の起源に関する他の仮説はどうだろうか。二足歩行は確かに、物を運んだり、立った姿勢で食物を採集したり、道具を使ったり、涼しさを保ったりするのに役立つが、どの仮説も、二足歩行が進化することになった動機を説明するには説得力に欠ける。チンパンジーも直立して物を運ぶのは何の問題もなくできる。ただ、効率が悪いだけだ。さらに、類人猿が立った姿勢で効率的に採餌できないという証拠もなければ、最古の石器が登場するのは、人間が二足歩行になってから何百万年も後のことである。そして、直立して歩くことで涼しさが保てるのは開かれた生息地だけで、ヒト族は当初、そのような場所には生息していなかった。

大昔に私たちの祖先を直立して歩かせた動機は、今では該当しないと思われるかもしれないが、そんなことはない。脱工業化社会の時代に至るまでの数百万年間、私たちの祖先は生き延びるために、八～一五キロもの距離を毎日歩かなければならなかった。私たちは耐久ウォーカーになるよう進化してきたのだ。それでも、祖先と同じように、私たちの大部分には、必要なときにだけ歩くことにより、できるだけエネルギーを使わないようにしようとする本能が根強く残っている。カロリーを節約しようとするこの本能は、過去と現代のウォーキングのもう一つの違いを指し示す。私たちは今、赤ちゃんや食料、燃料、水などの荷物をどれぐらい持ち運んでいるだろうか。

荷物を運ぶ動物

生命を維持するための必需品の中で、水は最も重要なものの一つだ。だが、もしあなたが私と同じ状況にいたら、水の入手方法に頭を悩ますことなど、ほとんどないだろう。私は水が飲みたくなったら蛇口を探し、それを苦も無く回せば、あら不思議、きれいな水が出てくる。私たちの遠い祖先が見たら魔法だと思うに違いない。何百万年もの間、湖や小川、あるいは泉のほとりで野営していなかった人たちは、水を遠いところから毎日運ばなければならなかった。産業革命の初期のころでさえ、都市や町に住む人々は、共同のポンプで毎日水を汲んでいた。

水道がないという状況がどんなものであるかを理解するために、私と学生が研究を行なっているケニアの村落、ペムジャを再び訪れよう。この美しい村落がある場所は、巨大な花崗岩がそこかしこに露出するなだらかな丘陵地帯で、主にトウモロコシを栽培する小さな農場が点在している。谷間には水が流れているが、井戸やポンプといった、人々の家や作物に水を供給する手段はない。小川や泉は、水浴びや洗濯をしたり、料理や飲むために使う水を得る場所として共同利用されている。女性たちは一日一回、巨大なプラスチック製のドラム缶に水を汲み、それを頭に載せて岩だらけの険しい道を家まで運ぶ。私には、この容器一つを九〇メートルほど運ぶことさえやっとだが、強靭で熟練したペムジャの女性たちにとっては、いとも簡単なことのように見える。

だが、そんなことはない。一八〜二七キロもの水を運ぶのは、スキルと練習が必要な大仕事だ。あるとき、それを実体験しようとして、運搬の生体力学を研究している（そして私よりもはるかに体力のある）教え子のアンドリュー・イェジアンが、一〇ガロン（約三八リットル）入りの樽になみなみと入った水を、谷間の小川から急な坂道を登って、村落の中心にある学校まで運ぼうとした。若い外国人男性が水を運ぶと申し出る不条理さをおかしく思いながらも、三〇歳くらいの女性は、水を入れたばかりの黄色い樽を喜んでアンドリューに渡した。こうして、もう一人の、彼の二倍も年上かと思われる女性が水を担いで曲がりくねった岩だらけの道を歩く中、彼女に必死に追いつこうとするアンドリューを、見物人の小さなグループが追いかけることになった。図21に示すように、この女性は頭に載せた樽を片手で安定させながら、歩幅の短い、優美な足取りで進んだ。一方、アンドリューは、樽を落とすまいと両手で押さえ、その歩みはぎこちなかった。しょっちゅうつまずき、大量の汗をかき、

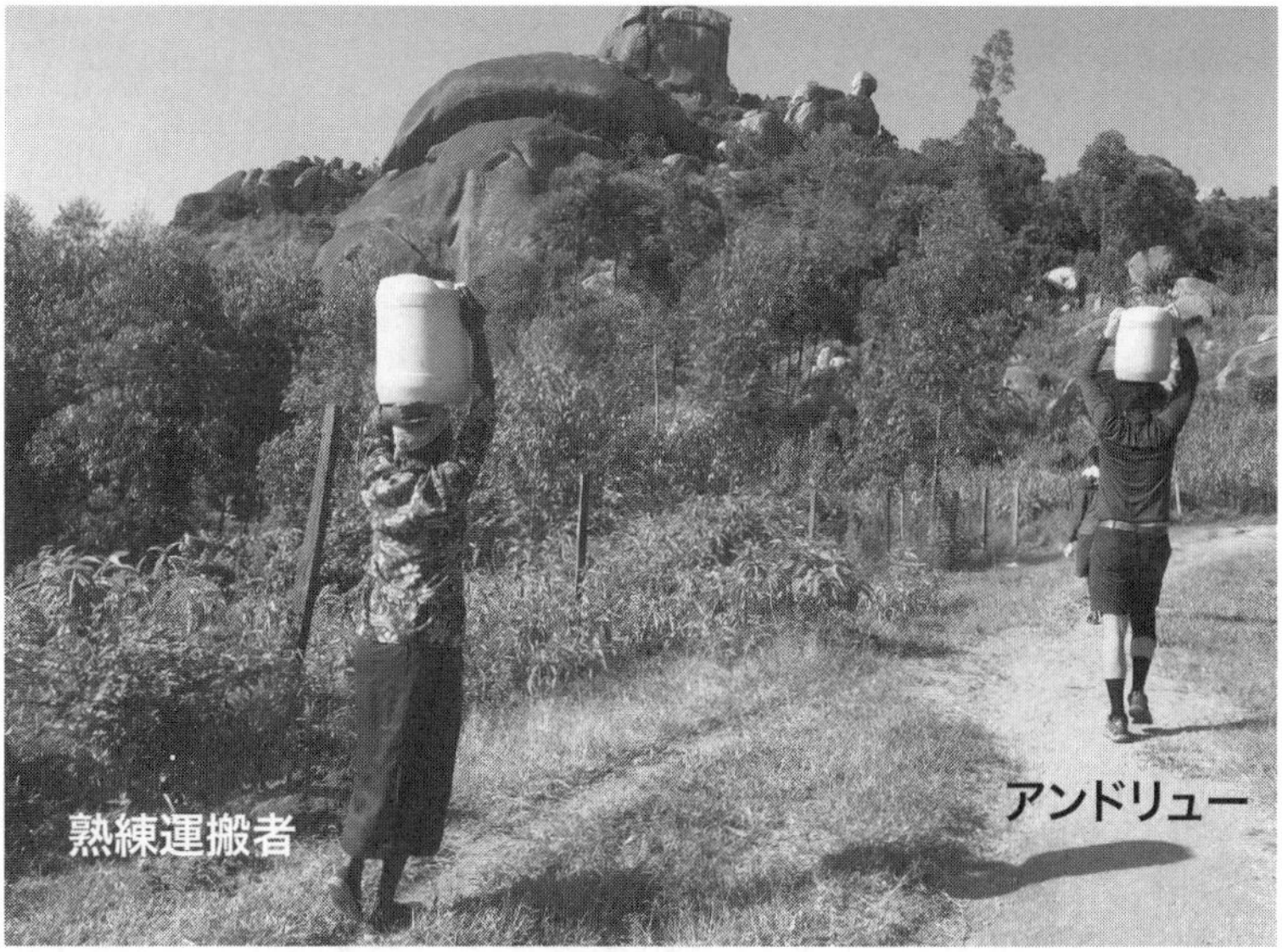

図21　ペムジャでの水運び。左は、片手で樽のバランスをとる熟練者。右は、両手を使って苦労するアンドリュー。（著者撮影）

坂がどんどん険しくなるにつれ、かなりの水がこぼれたにもかかわらず荷がますます重く感じられるようになって、低いうめき声が漏れた。だが、アンドリューは見事に仕事をやり遂げ、校庭によろめいて到着したときには、大喝采を浴びたことを付け加えておきたい。

毎日、毎年、このように水を運ぶことを想像してみてほしい。荷役用の動物も車輪もない世界では、水のほかにも、薪や子供、そして採集や狩りの収穫物まで、すべて体を使って運ばなければならない。死んだクーズーを八キロも引きずってくるのは、さぞかし疲れることだろう。また、一～二カ月ごとに野営地を変える狩猟採集民は、あらゆる荷物を自らの体を使って運ばなければならない。このように運搬は、ウォーキングにまつわる持久力を要する身体活動として日常的に行なわれる、もう一つの重要な行為だ。運搬は、体力やスキルだけでなく、追加のエネルギーも必要とする。

理論上では、何かを運ぶためのコストは、運ぶものの重量にほぼ比例することになる。自分の体重の一〇％の重さの乳児を抱くと、体重が一〇％重くなるので、歩くときに必要となるカロリーも一〇％多くなるはずだ。だが、そんなに簡単だったらどんなにいいだろう。多くの研究によると、体重の半分以下の荷物を運ぶ場合は、通常、重量の二〇％の追加コストがかかり、荷物がいよいよ重くなると、そのコストは指数関数的に増加するという。[21]物を抱えて歩くのは概してコストが高くつく。というのは、立脚期の前半でより大きな重量を持ち上げるためにより多くのカロリーを使ううえ、各ステップの最後に体全体を上前方に向け直すために、さらに多くのカロリーを消費することになるからだ。さらに、物を運ぶときには、体と荷物を安定させるために、筋肉をより強く働かせなければならない。

エネルギーは非常に貴重であり、かつて物を運ぶことは頻繁で欠かせない作業だったため、人間はできる限り省資源で物を運べるように様々な工夫をこらしてきた。だが、これらの工夫は、いずれも体力と練習とスキルを必要とする。その一つは、頭の上に荷物を載せて運ぶ方法だ。アンドリューや私のような初心者は不器用にしかできないが、私たちを含む研究者たちは、水や重い荷物を定期的に頭に載せて運ぶアフリカの女性たちが、追加のコストを必要とせずに体重の二〇％までの荷物を運べるようになることを見出している。[22] コツは、荷物のバランスをしっかりとることと、脚を上げるときに、その脚を引き締めることで、より多くの位置エネルギーを溜め、それを運動エネルギーとして回収することだ。もう一つのコスト削減方法は、タンプラインと呼ばれる、荷物を背負うときに額にかける吊り革を使うことである。タンプラインを使うには、強い首の筋肉と、首と背中を前屈みに曲げることが必要だ。私はメキシコやエチオピアで、女性が大量の薪の束をタンプラインで運ぶのを見たことがあるし、ヒマラヤのポーターはタンプラインを使うことにより、バックパックを使う欧米人より二〇％も効率的に重い荷物を運べることが判明している。[23] さらにもう一つの賢いテクニックは、竹などの、しなる素材でできた竿を天秤のように肩に載せて重い荷を運ぶ方法だ。エリック・カスティーヨと私は、中国のポーターがこの方法でエネルギーを節約していることを見出した。竿が下にしなるときに体が持ち上がり、竿が上にしなるときに体が下がるようなタイミングで歩けば、鉛直方向の振動を抑えることができる。[24] さらに一言付け加えるとすれば、重い物をバックパックの上部に入れれば、それを腰に近い位置に入れて運ぶよりも、エネルギーコストがやや少なくなる。ただし、少し前かがみの姿勢で歩くことが必要だ。[25]

　どのような文化でも、人々は様々な物を様々な方法で運んでいるが、私の印象では、女性が主に運搬の役目を担っている文化は少なくない。たとえばペムジャでは、水と薪を運ぶのは、ほぼすべて女性だ。これは、妊娠中の女性には二重に不公平な扱いで、現代と古代の歩き方の違いを浮かび上がらせるもう一つの事例になっている。アメリカに暮らす女性は、妊娠すると身体活動のレベルが下がる傾向があるが、妊娠中の女性が楽に過ごすことは、最近までほぼ実行不可能だった[26]。人類学者のマージョリー・ショスタクによると、カラハリ砂漠に暮らす狩猟採集民の女性たちは、妊娠を「女性の仕事」としてとらえ、出産直前まで、通常の距離を通常の荷を抱えて移動するという[27]。

妊娠は、二足歩行の母親に特別な運搬上の問題を突き付ける。妊娠中の四足動物の腹部は、胎児と胎盤によるサイズと重量の増加に適応して横と下方向に拡張する。四足歩行の動物はまた、図22に示すように、四本の脚が支える長方形のスペースの中に増加する質量を安定して配置することができる。一方、二足歩行の妊娠女性は、スペースとバランスの問題を抱える。胎児と胎盤は、骨盤底を圧迫するだけでなく、体の重心の前に位置するため、妊婦は常に前に転倒する危険にさらされる。また、胎児が大きくなるにつれ、立っているときと歩いているときに直立した姿勢を保つために、背中と腰の筋肉はふだん以上の仕事をしなければならない。それを相殺するため、妊娠中の母親は背をそらせることがある。だが、そうすると、この特徴的な姿勢が腰の下部の湾曲に負担をかけることになり、腰痛が引き起こされる。今日でも腰痛は辛いものだが、腰痛を抱えながら、さらに荷物を抱えて長い距離を歩かなければならない状況を想像してみよう。どうやらこの問題は、女性独自の背骨の形状における自然選択を促すほど深刻だったようだ。キャサリン・ウィットカムとライザ・シャピロが私と共に示したように、男性は腰の湾曲を二つの椎骨により形成しているが、アウストラロピテクスの女性は三〇〇万年前までに、この湾曲を三つの椎骨でより緩やかに広げるとともに、より大きく、より効果的に方向づけられた関節を持つように進化していた[28]。

だが、ここまでのことは妊娠中の話だ。一旦子供が生まれたら、私たちの祖先、そして現代人の多くも、ベビーカーやチャイルドシートなどの現代的な小道具がなければ、どこへ行くにも赤ちゃんを抱えていかなければならない。狩猟採集民の女性は、野営地を出発するとき、乳児をスリングで背中

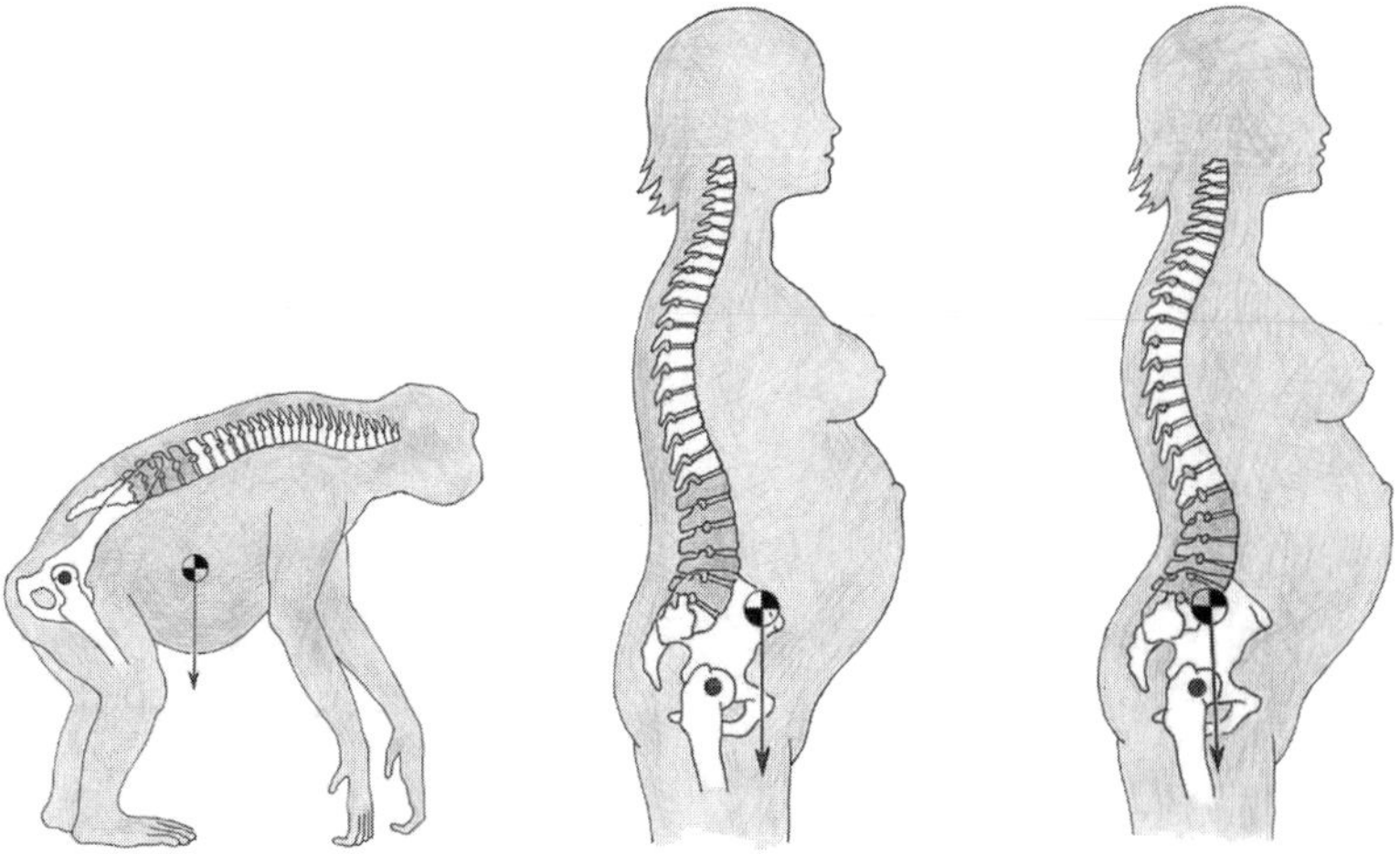

図22　妊娠中のチンパンジー（左）と人間（中央および右）の比較。チンパンジーの重心（丸印）は四本の脚で支えられているが、直立した妊娠女性の重心は、ふつうの立ち方では、上体を前に押し出してしまう（中央）。背中を反らせば（右）、重心を安定させることができるが、腰をより大きく湾曲させなければならなくなるため、腰椎に負担がかかる。しかし、三個の椎骨の関節は強化されており、腰部の湾曲は、男性のように二個の椎骨によるのではなく、三個の椎骨により、より緩やかに形成されている。（図の出典は以下。Whitcome, K. K., Shapiro, L. J., and Lieberman, D. E. [2007], Fetal load and the evolution of lumbar lordosis in bipedal hominins, *Nature* 450:1075–78）

に背負い、幼児を腰抱きする。そして帰路には、背中にスリングをかけたり、頭にバスケットを載せたりして食料も運ぶ。乳児と食料の両方を運ぶ狩猟採集民の女性が抱える荷重は、体重の三〇％にも及ぶことがよくある。[29]

　概して言えば、現代では、昔に比べて歩く量が減っただけでなく、歩く際に運ぶ荷重も減った。歩くことも運ぶ物もこれほど少なくなったのだとすれば、祖先に比べてさぞかしカロリーを節約しているはずだ。そう考えると、なぜ一部で言われているように、ウォーキングは減量に効果がないなどということがありえるのだろうか？

余分な体重はウォーキングで落とせるか?

運動科学者が詰まった部屋で喧嘩を始めたかったら、「運動しても体重は減らない!」と叫んで、すぐに逃げよう。つい最近まで、減量にはウォーキングなどの低・中強度の運動が欠かせないという考えは、普遍の真理だとみなされていた。しかし、肥満の蔓延が急拡大し、何十億人もの人々が減量に苦しみ失敗する中、この問題に関する二つの対立陣営が浮上した。一部の専門家が、ウォーキングなどの運動は減量に欠かせないと熱心に擁護する一方で、他方の専門家は、そうした努力は無意味だと主張しているのだ。だが、よくあることだが、こうした論争は、「イエス」「ノー」という答えの出ない複雑な問題を単純にとらえすぎている。

一見すると、ウォーキングが減量に役立たないという考えは非常識なものに思える。エネルギーバランスとは、摂取したカロリーと消費したカロリーの差であることを思い出そう。一・六キロを二〇〇〇歩で歩けば、同じ距離を車で移動するよりも、おそらく五〇キロカロリーほど多く燃やせることになる。つまり、一日に一万歩(八キロ)多く歩けば、一日あたり二五〇キロカロリーも余分に消費できることになる[30]。もちろん、一万歩も余分に歩けば空腹になるだろうが、賢く間食を摂り、歩いた分の消費カロリーより一〇〇キロカロリー少ない量だけ(つまり一五〇キロカロリー分)食べるようにすれば、このウォーキングで得られる消費カロリーは、最終的に一カ月あたり約三〇〇〇キロカロリーになる。このカロリー量は、一ポンド(約四五四グラム)の脂肪に含まれるとされる三五〇〇キロカロリーにわずかに及ばないだけだ(とはいえ、広く引用されているこの数値は、一九五八年に行なわれた、単純すぎて不正確な研究に基づいている[31])。さらに、ウォーキングのような低・中強度の運動は、炭水化物よりも脂肪を比較的多く燃やす(一部のエクササイズマシンに「脂肪燃焼ゾーン」

の設定があるのはそのためだ）[32]。その結果、多くの人が余分な体重を減らそうと、とぼとぼ歩き続けることになる。

身体のような生体システムは複雑であり、減量に苦労した経験のある人なら、単純な理論が複雑な減量の現実に当てはまらないことをよくご存じだろう。ある人にはうまくいっても別の人にはうまくいかないこともあれば、新たな減量計画を開始した当初はうまく減量できる人が多くても、最初の減量率が低下し、体重が上がりだすにつれて、満足感が不満感に変わる人が少なくない。山のような研究により、過体重や肥満の人に標準的な量の運動を数カ月間課しても、せいぜい数ポンド（一ポンドは約四五四グラム）しか減らないことがわかっている（世界保健機関の基準ではＢＭＩ二五以上を「過体重（Overweight）」、ＢＭＩ三〇以上を「肥満（Obesity）」としているが、日本では、「過体重」のカテゴリーはなく、ＢＭＩ二五以上を「肥満」としている）。たとえば、「ＤＲＥＷ（Dose Response to Exercise in Women、女性における運動に対する用量反応）」という気の利いた頭字語の付けられた実験では、四六四人の女性に一週間あたり〇分、七〇分、一四〇分、二一〇分のゆっくりとしたウォーキングを課した（週一四〇分のウォーキングは、ふだんの生活に加えて約八キロ歩くことに相当する）。課されたウォーキング以外にも、被験者の女性たちは日々の生活の中で、一日あたり五〇〇〇歩ほど余分に歩いていた。六カ月後、標準的な週一四〇分のウォーキングをした人の体重は二・五キロほどしか減らなかったが、二一〇分のウォーキングをした人は、さらに少ない、わずか一・五キロしか減っていなかった（この予想外の結果についてはのちに詳述する）[33]。過体重の男女を対象とした他の対照研究でも、報告されている減少幅は同様に小幅だ[34]。

二三キロも体重が過剰な人にとって、半年間で一・五～二・五キロしか減らせないというのでは焼け石に水だ。その結果、これらの研究に対するおざなりな反応として、「胴回りを減らすには運動しても無駄だ」という宣言がなされることになった。だが、持久運動の代表格であるウォーキングの減量効果を完全に否定してしまう前に、進化人類学の観点から、この論争の背景にある主要な論点を検証してみることにしよう。

まず一つ目は「代償機構」、とりわけ疲労と空腹という不穏な要因だ。もし私が一万歩余分に歩いたとしたら、疲労感と空腹感が増し、失ったカロリーを取り戻すために休息して、食事の量を増やすだろう。進化の観点から見ると、この衝動は理にかなっている。自然選択は究極的に、できるだけ多くのエネルギーを繁殖に充てられる個体を優遇するため、私たちの生理機能は何百万世代にもわたってエネルギー、とりわけ脂肪を蓄えるように調整されてきた。さらには、近年まで過体重や肥満になれる人などほとんどいなかったため、私たちの体は、余分な脂肪の量ではなく、体重が増えたか減ったかを第一に感知するようになっている。痩せていようががっしりしていようが、エネルギーバランスがマイナスになると（ダイエットによるものも含む）飢餓反応が起こって、エネルギーの均衡を取り戻せるようにし、さらに望ましいこととして、体重を増やしてより多くのエネルギーが繁殖に振り向けられるようにするのだ[35]。アンフェアに思えるが、痩せていても肥満体でも、約四・五キロ痩せると食べ物が欲しくなり、体を動かしたくなくなるのである。

そしてここに、現代と過去におけるウォーキングの大きな違いがある。もし私が一万歩余分に歩いて、体のエネルギーバランスがマイナスになったとしても、ウォーキングで生じた余分なコストを帳消しにするのは、文字通りお茶の子さいさいだ。ドーナツやゲータレード、そして机に向かって一日中座ったりすることで簡単にエネルギーを補給できることは、先に見てきたＤＲＥＷ研究の直観に反する結果、すなわち、最も多くウォーキングを行なった女性たちの体重減少が予測より少なかった理由を明らかにしてくれる。要するに、彼女たちはより多く食べたのだ[36]。幸いなことに、運動、食物摂取、運動以外の身体活動が体重減少に及ぼす影響について行なわれた一〇数件の研究によると、中強度の運動量を課されても、一日中カウチポテトのように過ごして、努力の成果を台無しにするような人はほとんどいないという。[37] とはいえ、多量の運動を課した複数の実験では（その一つはハーフマラソンのためのトレーニングだった）、運動は食物をより多く摂取させるという結果が示された。[38] 体がサーモスタットのようにエネルギーバランスを調整する際は、体を動かすことよりも食べることによって調整を行なうらしい。

このことは、「わずかな体重を減らすには、とんでもない距離を歩かなければならない」という、反ウォーキング派がよく使う議論について考えさせる。すでに見てきたように、私たちは進化の過程で効率的に長距離を歩くことができるようになったため、この批判は正しい。私が標準的な処方である一日三〇分の早歩き（約三キロに相当する）をするとすれば、一日あたり約一〇〇キロカロリーを余分に消費することになり、理論的には、半年で約二・三キロ痩せることになる。これは、大部分の研究が報告している体重減少幅にほぼ匹敵する。痩せた狩猟採集民の母親が半年で二・三キロ痩せたら大変なことになるが、アメリカの肥満ダイエッターの多くが目指しているのは、およそ二五キロの減量だ。[39] それだけの体重を運動だけで迅速に落とすには、理論上、毎日一三キロ走るという超人的な努力が必要になる。何キロも痩せるには、簡単ではないとはいえ、食事療法も含めたダイエットの方が効果的であるのは間違いない。

一日三〇分歩いても急激かつ大幅に体重が減るわけではないが、進化論や人類学の観点は、「ウォーキングでは消費カロリーが少なすぎるので、体重は減らない」という議論に一石を投じる。一般的に推奨されている一日三・二キロのウォーキングによる消費カロリーは、二七〇〇キロカロリーという平均的な一日のエネルギー予算のわずか四％に過ぎないが、消費カロリーがこれほどわずかな原因の一部は、運動の強度をあまりにも低く設定しているからだ。繰り返しになるが、公衆衛生上の標準として推奨されている運動量は、一週間に一五〇分間の中強度の運動だ。これは、一日に換算するとほんの二一分間になり、ハッザ族のような非産業化社会に暮らす人々の運動量のわずか六分の一にすぎない。[40] 仕事や通勤などで必然的に座りがちな日々を送らなければならないとはいえ、平均的なアメリカ人はその八倍以上もの時間（一日一七〇分）をテレビ鑑賞に費やしている。[41] 中強度の運動を課す研究で、体重の減少がわずかにすぎないと報告されるのも当然だ。

驚くなかれ、より高強度で進化的に正常なレベルの運動（ウォーキングを含む）を推奨する研究では、より効果的に減量できる可能性が示唆されている。ある興味深い研究では、過体重で不健康な男女一四人に標準的な週一五〇分の運動を週五回の早歩きで行なうように課した一方で、別の一六人にはその二倍の量の早歩きを課した。両グループとも、決められた運動以外は、食事の量も座る時間も好きなだけとることができた。一二週間後の結果は、週に一五〇分歩いたグループはほとんど体重が減らなかったが、週に三〇〇分歩いたグループは平均二・七キロの減量に成功したというものだった。[42] このペースで行けば、潜在的に一年間で約一二キロ減量できることになる。さらに条件の厳しい研究では、一日七〇〇キロカロリー消費する運動（約八キロのジョギング）を課した肥満男性グループと、単に同じカロリーだけ食事を減らすように指示した肥満男性グループとを比較した。三カ月後、どちらのグループも約七・五キロの減量に成功したが、運動を行なったグループでは、食事量が増加したにもかかわらず、不健康な内臓脂肪がより多く減っていた。[43]

もう一つの問題は期間だ。ダイエットする人が早く減量したいと思うのと同じように、減量における運動の効果を研究する研究者も時間に追われている。現実的な理由として、研究者たちは、参加者の脱落数を低く抑えるために比較的迅速に実験を行ない、その結果を分析して発表しなければならない。そのため、数カ月以上に及ぶ運動効果を測定した研究は稀だ。だが、短期間の研究には問題がある。ウォーキングは非常にエネルギー効率が高いため、少量の運動が積み重なって大幅な体重減少を引き起こすには、数カ月から数年かかるからだ。だが、それは不可能なことではない。スターバックスで毎日飲む一杯四ドルのコーヒーが一年間で一五〇〇ドル近くにもなるように、一日一時間のウォーキングをして、余分な埋め合わせのカロリーを摂らないようにすれば、理論的には二年間で一八キロも減量できることになる。

しかし、代謝というものは非常に複雑である。歩いて減量することにおける最後の重要な問題は、未だにほとんど解明されていない「代謝性代償」という現象だ。この現象の理解でもまたハッザ族の研究が重要な役割を果たす。ハーマン・ポンツァーらがハッザ族の一日のエネルギー消費量を測定したところ、驚いたことに、非常に活動的なハッザ族の人々の一日あたりの総カロリー消費量は、同じ除脂肪体重の座りがちな先進国の人々のものとほぼ変わらなかった[44]。また、米国、ガーナ、ジャマイカ、南アフリカを含む多くの国の成人からエネルギー消費量のデータを収集したポンツァーらは、活動的な人の一日のカロリー消費量が、同じ体重の座りがちな人よりもわずかに多いだけであることを見出している。さらに、運動量の多い人の総エネルギー予算は、その運動量から予測されるほど多くはなかった[45]。一日に五〇〇キロカロリー余分に運動する人の総エネルギー予算が、なぜ五〇〇キロカロリー分高くないのだろうか？　その説明として示唆されているのは、人々の総エネルギー予算は制約されているという仮説だ。つまり、もし私が歩くことに余分な五〇〇キロカロリーを使うのなら、その運動量を賄うために、安静時の代謝に使われるエネルギーが減らされるという考えである[46]。

論争を呼び起こしているこの仮説（「制約された総エネルギー消費量理論」と呼ばれる）は、減量との関連性を含めてまだ検証中だ。もしこの仮説が正しければ、多くの人の予想に反し、運動する人の一日あたりの総カロリー消費量は、努力して運動しているにもかかわらず、同程度の体格の座りがちな人のものとほぼ同じになる可能性がある。この現象が示唆することを理解するには、ハッザ族の人々が、歩く、掘る、運ぶといった活動に総エネルギー予算より約一五％も多いエネルギーを費やしていることを考えてみるといい。[47] さらには、これから見てゆくことだが、運動は修復と維持のメカニズムを刺激して、安静時の代謝率を数時間から二日ほどもの間上昇させる「アフターバーン」を起こすことがある。[48] それでも、もし非常に活動的なハッザ族の狩猟採集民や運動している先進国の人々の総エネルギー予算が、同程度の体格の運動をしない先進国の人々とほぼ同じであるというのなら、活動的な人々は、体の維持や繁殖などの他のことに使うエネルギーを減らしているはずだ。信じがたい話だが、すでに見てきたミネソタ飢餓実験の被験者のように体重を大幅に減らした人には、この現象が起きている。安静時代謝率が急落するのだ。

　身体活動が、どの程度、どのような状況で代謝を変化させて減量の努力を相殺するのかは今後の解明が待たれるが、ウォーキングを含め、運動が減量につながることについては多くの研究が証明している。だが、そうするためには、一日三〇分をはるかに超えるウォーキングを何カ月も続けることが必要だ。また、運動量の多い人は代謝的代償を支払うことになり、追加で行なった運動量の効果が失われる可能性がある。最後に、減量は食事制限で行なったほうが、実際に効果が早く出るし、運動するより簡単なことが多い。なぜなら、誰でも食べることは欠かせないが、運動をしなければならないわけではないからだ。また、五〇〇キロカロリーのエネルギー豊富な食べ物（ベーコン四枚）を食べずに我慢することは、一日に八キロ歩くより、ずっと少ない時間と努力で達成できる。もちろん私は、不健康で過体重の人にとって運動がどれほど大変なことであるかを軽視するつもりはない。運動は、不快で、不愉快で、気が滅《め》入《い》るものになることもあるし、障害がある人にとっては困難で不可能なことにもなりうる。だが、走ったり、泳いだり、その他の激しい運動をしたくない人、あるいはそれらができない人にとっては、ウォーキングが、中強度の有益な運動量が得られる安価で快適な方法であることは間違いない。

さらに重要なのは、どのような方法で減量したかにかかわらず、減らした体重を維持するには、ほぼ必ず運動が必要になることだ。ダイエット後に運動をしなかった人の大半では、減量した体重の約半分が一年以内に戻り、残りの分もそれ以降、徐々にではあるが確実に戻ってくることが多い。対照的に、運動をすれば、減らした体重を維持できる可能性が大幅に高まる。[49]この運動の見返りを示す一例は、ボストンで行なわれた実験だ。この実験では、医師らが、過体重の警察官一六〇人に八週間にわたる低カロリーの食事をさせ、一部の警察官には運動も課した。その結果、全員が七～一三キロの減量に成功したが、運動をした人は、しなかった人より減量幅がやや大きいだけだった。だが、一旦この集中ダイエット期間が終わって通常の食生活に戻ると、減らした体重が戻らなかったのは、運動を続けた警察官だけだった。残りの警察官では、最初に落とした体重の大部分、あるいはそのすべてが戻ってきてしまったのである。[50]他の多くの研究も、ウォーキングを含む身体活動は、減量した体重を維持するのに役立つことを裏付けている。[51]

結局のところ、一日一万歩のウォーキングも、悪くない考えなのかもしれない……。

一万歩？

一九六〇年代半ば、日本の山佐時計計器株式会社が、歩数を計測するシンプルで安価な歩数計を開発した。同社はこの計器を「万歩計」と名付けた。縁起がいい名で、受けそうだというのがその理由だったが、果たしてその通りになったのだった。万歩計は飛ぶように売れ、それ以来「一万歩」は、一日に行なうべき最低限の身体活動の基準として世界中で採用されるようになった[52]。「一万歩」は、覚えやすいことと、多くの人にとって、さほど苦労しなくても達成できる運動量であることが長所だ。また、一万歩には、運動による身体活動と、家事や家の中を歩くといった運動以外の身体活動の両方が含まれる。

偶然にも、一万歩は妥当な目標であることが判明した。正真正銘の医学機関はみな、成人は少なくとも、三〇分間の「中強度から高強度の」有酸素運動を、週に五日間、合計で一週間に一五〇分以上行なう必要があると声を揃えて提唱している。ただし重要なのは、この一五〇分以上の運動は、家の中での活動や車から店への徒歩移動など、一般的な座りがちな生活の中で行なう通常の活動に加えて行なわなければならないとされていることだ。「中強度の」運動に何が含まれるのかについての定義は様々だが、どう考えても、一分間に一〇〇歩程度の早歩きは含まれると思われる。そのペースで三〇分歩くと、通常、三〇〇〇～四〇〇〇歩になるが、一日五〇〇〇歩以下であると「座りがち」というカテゴリーに分類されるため、一日の最低歩数は合計すると八〇〇〇～九〇〇〇歩くらいが妥当なところだろう。さらにおまけとして少し歩数を加えれば、ジャジャーン、一万歩の大台に乗るわけだ！　狩猟採集民の女性の多くが一日に歩く八キロほどの距離がおよそ一万歩に相当するのも、あながち偶然ではないと思われる。

それでも、依然としてある疑問が私を悩ませる。私たちが進化させてきた一日およそ一万歩のウォーキングが、これほど合理的、達成可能かつ賢明なことであり、歩くことはそれほどコストのかかることではないのなら、なぜほんの少ししか歩かない人がこれほど多いのだろう？　数千歩余計に歩くことが生み出す利益は、比較的小さなコストを上回るのだから、自然選択は歩くのが好きな私たちの祖先を優遇してきたはずなのに？

その答えは、やはりエネルギーだ。表1は、歩行に費やす平均カロリーを、チンパンジー、狩猟採集民、欧米人についてまとめたものである。これを見てわかるように、座りがちな欧米人もチンパンジーと同じぐらい一日のエネルギーを歩くことに費やしているが、ハッザ族のような狩猟採集民は平均的な欧米人より約三倍多く歩き、はるかに体重が少ないにもかかわらず、約二倍のカロリーを消費している。まとめると、チンパンジーと狩猟採集民は総エネルギー予算の約一〇％を歩くことに費やしているが、欧米人のそれはわずか四％にすぎない。

二一世紀に暮らすアメリカ人から見れば、これらの数字は些細なものに見える。エネルギーが豊富で快適な世界では、一〇〇キロカロリーなど、誰が気にするだろう。繰り返しになるが、もし私が早足で八キロ歩いたら、約二五〇キロカロリー余分に消費することになるが、それは私のバックパックに入っているグラノーラバーのカロリーと同じだ。もし私が本当に大量のエネルギーを消費しようとしたら、八キロ歩く代わりに走るべきだし、減量が目的であれば、グラノーラバーはもちろんのこと、食料庫にある他の高エネルギー食品も捨てるべきだ。そのため、ハッザ族を調べている研究者の一部を含め、多くの専門家は、肥満の蔓延の真の原因は身体活動量の少なさにではなく、産業社会の食習慣にあると断罪している。

私は食習慣の影響の重要性を否定するものではないが、こうした考えは

表１　チンパンジー、狩猟採集民、欧米人の歩行に費やすエネルギー（男女平均値）

グループ	体重 (kg)	一日の歩行距離 (km)	歩行に費やすエネルギー (kcal)	総エネルギー予算に対する歩行に費やすエネルギーの割合
チンパンジー	37	4.0	125	10%
ハッザ族	47	11.5	216	10%
欧米人	77	4.1	126	4%

ウォーキングのような低・中強度の身体活動の役割を過小評価しているように思える。進化学的観点から見ると、とりわけそうだ。

まず、一日のエネルギー予算における五%と一〇%の違いは、今日では些細なものに思えるかもしれないが、狩猟採集民（またはチンパンジー）にとっては、はした金《チャンプ・チェンジ》（またはチンプ・チェンジ）のようなものではまったくない。いくらかの例外を除き、体の器官や機能の大部分は、それぞれ総エネルギー予算のわずかな割合を消費する。だが、これらの生命維持に必要な様々の経費はすぐに蓄積する。そして、体温調節、消化、循環、体組織の修復、免疫力の維持などの手を抜くと、人はたちまち窮地に陥ってしまう。さらには、エネルギーが限られているときに、無駄な散歩をせずに一日一〇〇キロカロリー程度を節約すれば、時間が経つあいだに積み重なって、数千キロカロリーの希少で貴重なエネルギーの節約になる。もし、平均的なハッザ族の母親が、先進国の一般的な女性と同じくらい少ない歩数しか歩かずにすんだとしたら、一年間で三万から六万キロカロリーものエネルギーが節約できるわけだ。これはとてつもない量である。授乳中の母親が母乳を生成するのに一日六〇〇キロカロリーも消費することを考えると、蓄積されたこのカロリーは、より大きく健康な赤ちゃんを産むことや、エネルギーが欠乏する時期を乗り切るための追加の脂肪を蓄えることに役立つだろう[53]。同じように、平均的な先進国の人々がハッザ族と同じくらい歩いたとしたら、一日につき約三五〇キロカロリーを歩行に消費することになる。そして、消費したそのカロリーを補うために食事量を増すことをしなければ、徐々に、だが確実に体重は減るはずだ。

「ペデストリアン（歩行者）」という言葉は、一八世紀に、平凡で、ありふれていて、退屈なことを指すようになったが、私は読者の方に、ウォーキングがペデストリアンな話題ではないと感じていただけたよう願っている。私たちは、奇妙で不格好で直立した、しかし効率的な方法で、一日に何マイルも歩くように進化してきた。そして、ウォーキングが多くのカロリーを消費しないという事実は、偶然ではなく本質的なことだ。大きな脳、言語、協力性、洗練された道具作り、料理など、人間を人間たらしめている数多くの特別な資質の中で、効率的な二足歩行は明らかに最初に進化したものであり、依然として最も重要な資質の一つに留まっている。もし私たちの祖先が一日に少なくとも一万歩のウォーキングをする必要がなかったら、私たちは今ここにいないだろう。だが、そのレガシーは必要不可欠なものとしては残らなかった。最近まで歩くことは運動ではなかったし、エネルギー資源をあまり消費しないにもかかわらず、私たちはできるだけ歩かないように進化してきた。そのため、今日のめまぐるしい世の中では、多くの人が無理して必要以上に歩くか、ガーデニングや家事、卓球、サイクリング、水泳などの、より楽しめる代替活動を探さなければならなくなっている。[54]

そして、今日、人々はウォーキングのような低・中強度の運動にすら苦労しているのだとすれば、持久力を必要とする激しい身体活動に取り組む人がどれだけ少ないかについて考えをはせてみよう。そうした身体活動の代表格が長距離走だ。

第九章　ランニングとダンス――片方の脚からもう片方の脚へのジャンプ

神話その9――ランニングは膝に悪い

こういうなり、都に向かって、意気軒高《けんこう》として歩を進めた、
脚も急《せわ》しく、さながら車を牽《ひ》いて競技に勝った馬みたよう、
野原の上を大胯《おおまた》に　身も軽々と駆《か》ってゆく、
そのように　アキレウスは、敏捷《すばしこ》く　脚と膝とを動かしていった。

――ホメーロス『イーリアス』第二二巻二六〜三〇行（呉茂一訳）

私の母は、一九六九年、私が五歳のときにランニングを始めた。当時母は三十代で、体力もなく、新たに教え始めたコネチカット大学で「女性が終身在職権を得るには、男性の二倍優秀でなければならない」と言われ、ストレスに晒されながら奮闘していた。だがその年、大学における女性差別と不平等の撤廃を目指す小さな女性グループに参加したことで、母の人生は一変することになる。グループの目標の一つは、大学に新設された室内競技場を女性に解放することだった。女性がその施設を利

用できるのは、試合の観客としてのみだったからだ。そのため母は何かスポーツを始めることが必要になり、友人の勧めで走ることにしたのである。

とはいえ、一九六九年と言えば、ジョギングブームが始まる前のことで、ランニングシューズを売る店もなければ、《ランナーズワールド》もチラシ程度のもので（現在は世界一八カ国で刊行されている）、母のようなアマチュアジョガーは基本的に自分の力に頼るしかなかった。そこで母は、唯一探し出すことのできたブランドのスニーカーを履き、屋外トラックをトボトボと、それでもできる限り速く走ったのだった。最初のうちは、四〇〇メートルも走れなかった。だが、ランニングとウォーキングを交互に繰り返すうちに、徐々に一六〇〇メートル走りきる持久力が身につき、次は三二〇〇メートルへ、と伸びていった。母はランニングを楽しんではいなかったが、それはどうでもよいことだった。ついに友人たちと室内競技場で走ったときには、ぶっきらぼうに追い出されてしまった。それでも彼女たちは走り続け、女性用ロッカールームの開設を要求した。ところが、大学側の回答は、それは不可能であるどころか、仮にスペースが確保できたとしても、女性たちは使わないだろうから無駄になるだけだというものだった。女性たちはヘアードライヤーを要求するようになるだろうとまで言われた。

一九七〇年にコネチカット大学の室内競技場が女性に解放されたのは、母や仲間のランナーたちの努力の賜物だったと私は誇りに思っている。だが、母が走ることで大学を変えた一方で、ランニングも母を変えることになった。それまで感じていた動悸が消え、次第に走ることに夢中になっていったのだ。母は父にもランニングの魅力を伝え、四〇年以上にもわたり、夏冬通してほぼ毎日、約八キロの距離をよく父と一緒にジョギングしていた。今や八十代に差し掛かり、数年前に膝をひどく痛めてしまった母だが、今でもほぼ毎日欠かさずジムに通っている。

子供のころの私は、母が女性革命やランニング革命の先頭に立っていたことを知らなかった。しかし、不安で多動で不安定な十代のころに母の影響を受けてジョギングを始めたこと以外にも、母からいくつかの重要な教訓を得ていたと知ることになる。これから見てゆくように、それらの教訓は、進化論的に見ても人類学的に見ても、完全に納得のゆくものだ。まず、母は健康目的でランニングを始めたのではなかった。必要だと感じたからランナーになったのだ。さらに、しばしば母のランニングは、友人や父と一緒に行なって楽しむという社交的な機会となっていた。そして、母にとってのランニングは、スピードではなく持久力を養うことが目的だった。レースに出たことは一度もなく、自分の好きなペースで走り、八キロ以上走ることは決してなかった。

私は、母のことをヒーローかつパイオニアだと思っているが、「エクササイスト」（運動を自慢したり他人にしつこく勧めたりする人）の中には、そんな母を小馬鹿にして、本物の「ランナー」ではなく「ジョガー」だと言う人もいるだろう。私はこの区別に異議を唱える。それは、公園で寄せ集めのバスケットボール試合をしている人や、昼休みに早歩きのウォーキングをする人たちを嘲笑するようなものだ。また、ランナーではない人がランナーを非難するのもどうだろうか？　ときおり「ノンランナー」（そんな言葉があればだが）である私の義理の父が、ランナーの横を車で通り過ぎながら「ほらまた、墓場に駆け込んでいるジョガーがいるぞ」と言って私をからかう。彼のようないわゆる「ランニング嫌い《ラノフォーブ》」にとって、ランニングは膝や心臓を傷つける一種の拷問であり、マラトンの戦場からアテネまで勝利の知らせを伝えるために走った後に力尽きて息絶えたとされるギリシャの伝令、フェイディピデスの伝説を持ち出すのが常だ（事実関係を明らかにするために付け加えると、フェイディピデスの死は七〇〇年後にでっち上げられたもので、それが、一九世紀になって、詩人のロバート・ブラウニングが自らの詩のクライマックスにペーソスを添えようと描いたことによって広まったものだ。マラトンの戦いについて記したヘロドトスをはじめとする古代の歴史家たちは、この出来事について一切触れていない）。

公平を期すために言うと、ランナー自身も同様に偏見を抱いていることがある。一部の「ランニン《ラノフ》グ好き《アイル》」は、ランニングは美徳だと勘違いしているし、最も鼻持ちならないのは、聞く耳を持つ人なら誰にでも自分のレース談をだらだら話したり、怪我の状況をうんざりするほど細かく説明したり、「毎週、ほんの一〇〇キロ足らずしか走っていないのだが」などと謙遜ぶって自慢したり、「そして一八キロの時点では……」などという言葉で文章を始める人たちだ。もう一つイライラさせられる極端なタイプは、「走るために生まれてきた」と信じている人たちである。こうしたマニアは、人間は走るように進化してきたという本を読み（これは私のせいでもあるが）、ランニングは健康と幸福の鍵であり、裸足で走ればさらによい、と説く。だが幸いなことに、大半のランナーは単に走ることに情熱を注いでいるだけだ。

このようにランニングは情熱や議論を呼び起こすが、何時間も飛び跳ねることを伴う、もう一つの中～高強度の激しい有酸素運動についても心に留めておこう。それはダンスだ。ダンスは普遍的な文化であり、ランニングよりもさらに人気が高い。そして、人類の起源と同じくらい古く、人間を人間たらしめている重要性さえ備えている可能性がある。ランニングと同様、ダンスにも極端な愛好家がいて、怪我の危険もあり、マラソン級のダンス大会も存在する。

こうした持久系の身体活動は、なぜこれほどまでに人気があるのだろう。なぜこれほどの情熱を呼び起こすのか。私たちは、その効果をどれだけ称賛すべきなのか、あるいは、引き起こされる怪我をどれだけ心配すべきなのか。なにより、私たちは本当に何時間もダンスやランニングをするように進化してきたのだろうか？　一見最も荒唐無稽な主張は、遅くて不安定なはずの人間が、馬を走って追い越せるというものだ。

人間と馬のレース？

一九八四年、当時大学院生だったデイヴィッド・キャリアーが、*The Energetic Paradox of Human Running and Hominid Evolution*（人間の走行におけるエネルギー的逆説とヒト科動物の進化）という非常に独創的な論文を発表し、暑さのもとで走る人間は、レイヨウや他の俊足な動物を遠く引き離すことができると主張した。[1] キャリアーは、人間と他の哺乳類の発汗と走行のエネルギーについて当時判明していたことをまとめた上で、獲物が疲弊して倒れるまで徒歩で追いかけるという、ほとんど知られていなかった古代の狩猟法についても記述した。残念なことに、キャリアーの論文が、人間の移動運動を研究していた当時の学者たちに影響を与えることはほとんどなかった。一九八〇年代の大論争点は、人間は、いつ、どのように歩行に秀でるようになったかというテーマであり、人間が優れたランナーであると考える者はいなかったからだ。私がある教授にキャリアーの論文をどう思うかと尋ねると、教授はあきれたという顔つきをして「人間が走るように進化してきたなどと考えるのは馬鹿々々しい。人間は遅くて不安定で効率が悪いのだ」と答えた。そのあと教授は、人間の走り方はペンギンと同じぐらい非効率的だと説いた自分の論文を指摘した。[2] 私は尻尾を巻いて退散し、この考えを頭から追い出そうとしたのだった。

それから三二年後、一〇月のある日の午前六時、私はアリゾナ州プレスコットで、自分の正気を疑いながら、四〇人のランナーと五三頭の馬および騎手と共にスタートラインに立っていた。皮肉なことに、この「マン・アゲインスト・ホース」レースは、キャリアーの論文発表前年の一九八三年に町の酒場で生まれたもので、熱心なランナーだったゲラル・ブラウンロウが馬術家の友人スティーヴ・ラフターズに、「まともなランナーなら長距離レースで馬に勝てるさ」と言って賭けをしたのが始まりだった。私は、彼より控え目に、ミンガス山（標高約二三四七メートル）を越えるこの約四〇キロのコースで、一頭の馬になら勝てると娘に請け合っていた。だが、スタートして数分も経たないうちに、この賭けには負けるだろうと確信せざるをえなかった。レース冒頭の一・六キロの時点で、騎手たちが「シー・ユー・レイター！」とほがらかに声をかけながら、私や他のノロノロ走る人間のランナーたちを次々に追い抜いていったからだ。マラソンのスタート地点で馬に追い抜かれたことがある人なら、その巨大な波打つ筋肉と先細りの長い脚を見て、不安を感じずにはいられないことがわかるだろう。自分はいったい何をしているのか、と。

それからの数時間は、馬が一頭も見えない状態が続き、たった一頭にも勝つことはできないだろうとあきらめの境地に達した。陽が昇ってくると、トレイルは川床から離れ、平原を経て、サボテンや低木、松の木々の生える岩山を登っていった。気温も高度も高くなるにつれ、坂を駆け上がるのはつらくなり、私は敗北の運命を受け入れて、ただこの息を呑むほど美しい場所を楽しむことに決めた。だがそのときだった。ちょうどスタートから三二キロほどのところにある山頂の手前で、私は初めて馬を追い越したのである。騎手が馬の体温を下げるために、そこで休止していたのだ。それを見て胸が弾み、新たなエネルギーを得た私は、山頂でさらに多くの馬を追い抜き、山の反対側の急なスイッチバックのトレイルを全力で駆け下りた。これほど急で曲がりくねった下り坂では、馬に追いつかれることはないだろうという確信があった。だが、トレイルがふもとに向かって平坦になるにつれ、背後から二頭の馬が近づいてくる気配がした。ひづめの音と鼻息の音は、どんどん増幅するように感じられた。私は競技スポーツ選手だったことは一度もないが、この二頭の馬に未舗装の道で追い抜かれたとき、それまであるとは知らなかった脳のスイッチが入り、馬に追いつこうとして脚に力が入った。残り八〇〇メートルを切ったところで、暑い平原でスピードを落とした二頭をどうにか追い越し、フィニッシュラインを切ったときには、それまでかつて経験したことのないランナーズハイを感じていた。自慢させていただくと、四時間二〇分という平凡なタイムではあったものの、私は五三頭のうちの四〇頭に勝ったのである。

一九八四年あるいは一九九四年に、君はいつか馬を相手にマラソンをすることになるだろう、と言われていたら、私はあきれた顔つきをして、一笑に付したことだろう。尊敬する教授がキャリアーの議論に疑問を投げかけたことを別にしても、自分がランナーだと思ったことは一度もなかったからだ。確かに、母の影響で週に数回、数キロのジョギングはしていたが、陸上チームに所属したことはなかったし、それまでの人生で八キロ以上走ったこともなかったように思う。だが、私のランニングに対する姿勢とミンガス山への道のりは、大学院生時代のある日、ユタ大学からやって来ていたデニス・ブランブルという優秀な共同研究者のおかげで決定的に変わったのだった。[3]その場にいた、もう一人の重要なキャラクターは、トレッドミルに乗った豚だった。

そのときの情景を説明しよう。私は、骨がどのように負荷に反応するかを調べる実験の一環として、豚をトレッドミルで走らせていた。そのとき、大学を訪れていたブランブルが、ふらりと研究室に入ってきた。私が立っていると、ブランブルは腕組みをして首をかしげ、「ダン、豚は頭部を静止させることができないんだよ」と言った。正直なところ、それまで豚が頭部をどう支えているかなど気にかけたこともなかったのだが、改めて見てみると、彼の言うことには一理あった。犬や馬が、頭部をミサイルのように静止状態に保って走るのとは異なり、豚の頭部は浜辺に打ち上げられた魚のようにバタバタ揺れていた。私たちの会話はすぐに、視線を安定させることの重要性と、走ることに適応した動物（生物学用語で「カーソル」という）には後頭部にゴムバンドのような構造（項靭帯《こうじんたい》）があり、それがバネのように作用して頭を静止状態に保っているのではないかという仮説に移った。豚を檻に戻すと、ブランブルと私はすかさず豚や犬などの頭蓋骨を調べ、項靭帯の痕跡がないかどうか探した。その次には、ヒト族の化石の鋳型も調べた。ブランブルは、犬、馬、レイヨウなどをはじめとする他のカーソルには項靭帯があるが、豚のような走らない動物には項靭帯がないと指摘した。さらにワクワクしたことに、ゴリラやチンパンジーや初期のヒト族には項靭帯がないが、人類やホモ属の化石種にはそれがあることがわかった。項靭帯が走行時に頭部を安定させるための適応として生じたのだとすれば、それこそ、数百万年前に人類が走るように選択されたことを示す証拠だった。

それからの数年間、ブランブルと私は共同で一連の実験を行ない、人間や他の動物が走行中に頭部を安定させるメカニズムの研究と、人間やよく走る他の動物がそれぞれ独自に進化させた特徴の収集と分析を始めた。また、これらの適応がいつ、どこで、どのように化石に現れたかについても記録した。最終的に私たちは、これらの結果や他の証拠を論文にまとめることにした。二〇〇四年に《ネイチャー》誌に掲載されたこの論文のタイトルは *Endurance Running and the Evolution of Homo*（持久走とホモ属の進化）というもので、私たちの論文を取り上げた同誌の表紙には「Born to Run（走るために生まれた）」という文字が華々しく記されていた。[4] 私たちの基本的な主張は、人類の祖先であるホモ・エレクトスは、弓矢などの飛び道具を発明するはるか前の二〇〇万年前までに、腐肉漁《ふにくあさ》りや狩りをするために暑さの中で長距離を走ることのできる解剖学的構造を進化させていた、というものだった。私たちはまた、キャリアーの仮説に従い、これらの祖先は、ヌーやクーズーのような足の速い動物に追いついて狩りをすることもあったと主張した――ちょうど、私があの暑い日の朝、アリゾナ州プレスコットで馬を追い越したように。

もしこうした話を疑わしく思う人がいたとしたら、そう思って当然だ。家のドアから一歩出たときに目にする人間のほとんどは歩いていて、走ってはいないし、最も速く走れる人間でも他の大部分の動物より遅く、ぎこちなく走る。人間が動物界のウサギではなくカメであるとしても、いったいどうやって自然界の優れたランナーたちを追い越せるというのか？　さらに、このような長距離走の能力はどのように狩猟に役立つのか。今や夕食を手にする、ずっと簡単で疲れない手段があるのに？　これらの疑問に答えを出すための最初のステップとして、まずは人間と他の動物の走り方を調べ、人間の走行を可能にしている特徴について検討してゆこう。

片方の脚からもう片方の脚へのジャンプ

もし可能なら、今この本をどこかに置き、数歩歩いてから、走り出してみてほしい。歩くのも走るのも、脚の運びには同じ解剖学的構造を使うが、ランニングには、歩くのとは明らかに違う、より難易度の高い力学が関与している。歩くときは、少なくとも片方の足が常に地面に接地していて、さかさまの振り子のように働き、一歩踏み出すごとに体は山のような形を描いてその上を乗り越える。だが、ランニングに切り替えた瞬間、図23に示すように、脚はホッピング（飛び跳ねて遊ぶ、バネのついた棒）のように動き始める。体の重心は、一歩踏み出したときに当初上昇する代わりに、腰、膝、足首が曲がるにつれて下降する。これらの関節を曲げると脚の腱（特にアキレス腱）が伸びて、バネのように弾性エネルギーを蓄える。次の立脚期の後半には、この腱が反動すると同時に筋肉が収縮して関節を伸ばし、体を宙に押し上げる。そして、その間じゅう、体は本能的にやや前倒しになり、肘は曲がり、膝は振り出されながらさらに曲がり、腕は脚と反対側に動く。要するにランニングとは、片

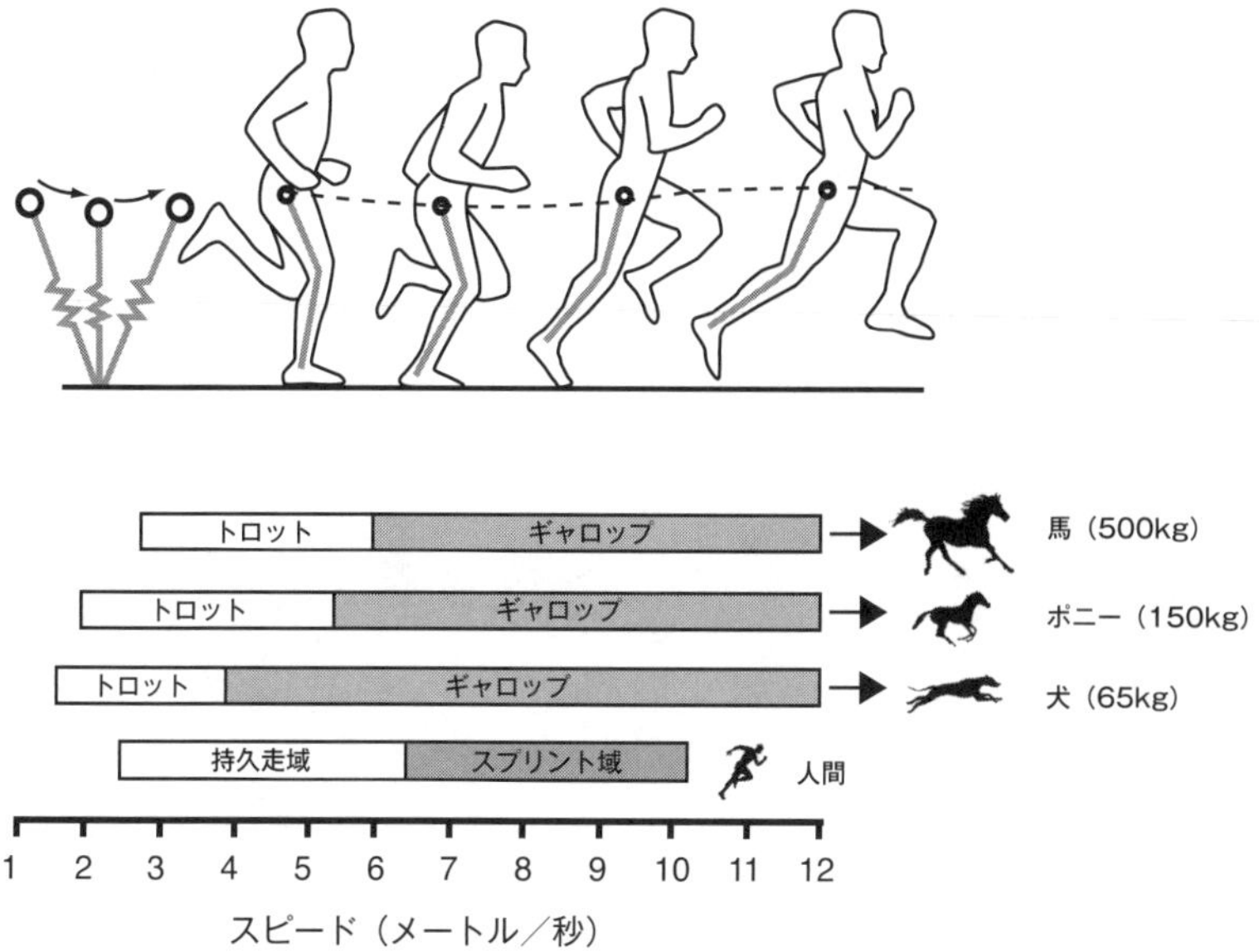

図23　ランニングの力学とスピード。（上）バネのような性質を持つランニング。立脚期の前半で体の重心が下がり、脚の腱や筋肉に弾性エネルギーが蓄えられる。次に、立脚の後半でこれらの構造が反動して、体を空中に押し戻す。（下）人間の持久走域とスプリント域を、犬（グレイハウンド）、ポニー、馬におけるトロット（持久走）およびギャロップと比較した図。人間が持久走で走ることのできる距離は、犬やポニー、ときには馬がトロットの速度で走るときの距離より長いことに注目されたい。（出典は以下。図は部分修正してある。Bramble, D. M., and Lieberman, D. E. [2004], Endurance running and the evolution of *Homo*, *Nature* 432:345–52）

方の脚からもう片方の脚に飛び移ることなのだ。

もし、たまたまトロット（速足）で走る馬に並走しているとしたら、長くて太い、二倍も大きな肢を持つこの馬も、肢をバネのように使ってジャンプしながら走っていることがわかるだろう。実際、二足歩行動物のランニングは、四足動物のトロットに相当する。あなたの片方の腕が反対側の脚と同期して動くように（左腕と右脚が同時に前方に振り出される）、トロットで走る馬も片方の前肢と反対側の後肢を使ってジャンプする。ただし、馬にできて、二足歩行の人間にはできないことがある。それは高速で走るギャロップ（襲歩）だ。四足動物がギャロップで走る場合には、肢だけでなく背骨もバネのように使って、前肢と後肢を交互に着地させる。[5]

このランニングの基本をおさえた上で、なぜ、いかにして、一般的な人間が馬を追い越せるのか考えてみよう。まず、図23の白い棒は、人間がマラソンの距離を走る際の最高速度と、グレイハウンド、ポニー、フルサイズのサラブレッドの馬がトロットで走る速さとを比較したものだ。[6]この比較を示した理由は、馬などの四足動物はトロットでしか長距離が走れないからである。そのため、馬、犬、シマウマ、レイヨウなどは、人間がスプリントで疾走するより速くギャロップで走ることができるものの（灰色の棒）、とりわけ暑いときには、ギャロップで疾走できるのは数マイル以下で、そのあとは減速して、歩くかトロットで走ることになる。[7]つまり、中年の大学教授でさえ、グレイハウンドやポニー、さらにはフルサイズのサラブレッドが同じ距離をトロットで走る速度をはるかに超えるスピードで、マラソンを走ることができるわけだ。

人間は、長距離を比較的速いスピードで走れることに加え、そもそも長距離を習慣的に走るという点で独特だ。あなたは、野生の動物が理由もなしに単独で何マイルも走るところを一度でも見たことがあるだろうか。オオカミやイヌ、ハイエナのような社会性を持つ肉食動物が狩りのために最大一六キロも走ることを除けば、強制されない限り、九〇メートル以上の距離を好んで走るような動物はほぼいない。[8]サバンナに暮らすレイヨウや他の餌動物は、襲ってくるライオンやチーターなどの捕食動物から逃れるためにスプリントで走るが、そうした死に物狂いの猛ダッシュも決して数分以上は続かない。犬や馬のような動物は何キロも走ることができるが、それは鞭や拍車で強制的に走らされた場合だけだ。一九三〇年代に行なわれたおぞましい複数の実験で、犬はトレッドミルで強制的に最大九七キロまでトロットで走らせることができ、特別に持久力を養った馬は、騎手を載せて一六〇キロまでトロットで走らせることができるという結果が示されている。[9] これらの基準に照らすと、人間は見事だ。私の母のような何百万人ものありふれた人たちが、靴を履いて、週に何日も一日八キロのジョギングをしているし、少なくとも五〇万人のアメリカ人が毎年マラソンを完走し、そのために何カ月にもわたって毎週四八キロ以上も走るトレーニングを積んでいる。[10]

エネルギーコストについて言えば、「人間はペンギンと同じくらい効率が悪い」と言った私の教授は誤っていた。人々について行なわれた大規模なサンプル調査を使って体格について補正を行ない、体重一ポンド（約四五四グラム）あたりのエネルギー効率を比較すると、人間は、馬やレイヨウをはじめとする走行に適した種と同じぐらい効率よく走れることがわかる。[11]

ではなぜ、扁平足の類人猿の子孫である普通の人間が、これほどまで持久走に秀でているのだろうか？

その最も明白な理由は、人間の長くて弾性に富む脚だ。先に不格好な足が付いてはいるものの、人間の脚は、同じぐらいの体格の動物のものより長い。このことは、チンパンジー、ヒツジ、グレイハウンドなどの横に立ってみればすぐわかる。これらの動物の体重は人間と同じかそれ以下だが、肢はずっと短い。[12] 同じぐらい重要なのは、人間の脚にはアキレス腱のような長くて弾性のある腱が備わっていることだ。さらには、足裏にも土踏まずに沿うバネのような組織がある。腱は歩くときには不要だが、走るときにはバネの役目をする。走っているときには、足が地面に着地するたびに、腰、膝、足首が曲がり、土踏まずが平らになって腱が伸びる。この腱が反動すると、蓄えられたエネルギーが戻り、体が宙に押し出される。カンガルーや鹿までの、走るために適応したすべての動物の肢には弾性のある長い腱があるが、人間の近縁であるアフリカ類人猿の肢では、この腱が短い。つまり、人間は走りを促すために、アキレス腱のような長い腱を独自に進化させたことになる。ある試算によると、アキレス腱と土踏まずのバネを合わせると、体が地面を叩くときに生じる力学的エネルギーの約半分が戻されるという。[13]

今度、ハァハァ息を切らして、自分がナマケモノになったように感じられたときは、図24が意味することを思い出そう。スピードとは、脚を動かす速さ（ストライドレート、つまり単位時間あたりの歩数）とストライドごとの移動距離（歩幅）との積で求められる。この図は、ストライドレートと歩幅に対するスピードの関係をグラフ化し、それを人間の優秀なランナーと、同じくらいの体格のグレイハウンド、そして人間の約八倍の体重がある馬について比較したものだ。デニス・ブランブルと私が最初にこれらのデータをプロットしたときには、大いに驚いたものである。所定の持久走の速度域のスピードで走っているときには、人間の優秀なランナーのストライドレートは小さく、歩幅はフルサイズの馬のものに近い。一方、犬は歩幅がずっと短く、ストライドレートは、はるかに大きい。つまり、持久走の速度域では、人間は馬と同じくらいジャンプしているということだ。だが、馬がスピードを上げると、私たちの命運は尽きてしまう。なぜなら、スプリントで走る人間は、それ以上歩幅を伸ばすことができず、ストライドレートを高めることでしかスピードを上げられないが、それをやるにはコストがかかるうえ、非効率だからだ。数秒後には、馬は人間を埃の中に置き去りにする。ただし、馬も最終的にはスピードを落とさなければならない。そのよくある理由は体温の上昇だ。

高性能の脚を備えたことに加え、より遠くへ行くために人間が適応により獲得した最も重要かつ独特な能力は、大量の汗をかくことだ。ランニングは体温を大幅に上昇させ、寒い日には心地よく体を温めてくれるが、高温多湿の環境下では危険になる。この熱を捨てることができなければ、走ることを止めなければならない。そうせずに体温が摂氏四一度以上に達すると、脳や他の部位の細胞が焼か

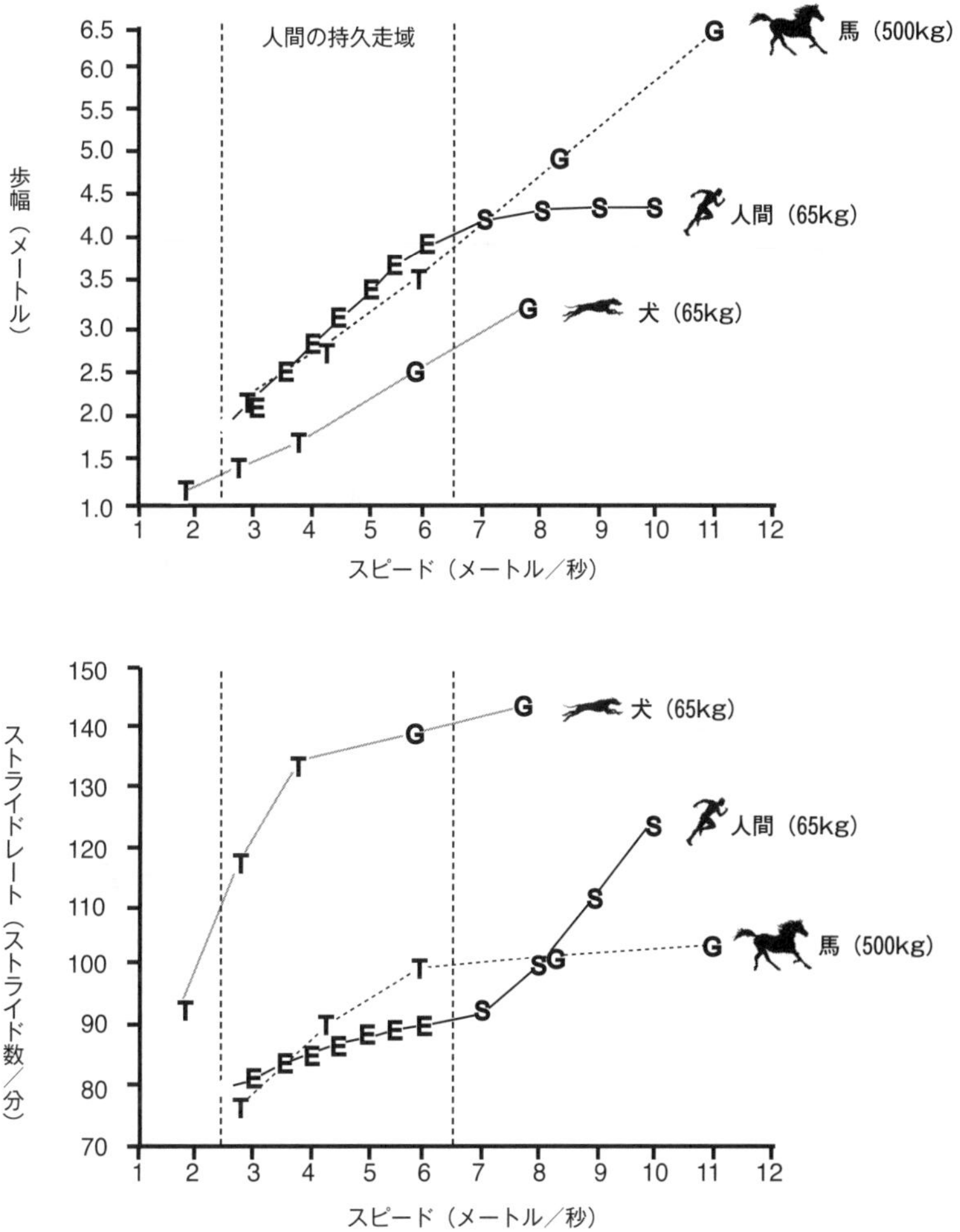

図24　優れた人間のランナー、グレイハウンド、馬における、歩幅（上）およびストライドレート（下）に対するスピードの関係。Ｅは持久走域、Ｓはスプリント域、Ｔはトロット、Ｇはギャロップを示す。人間の体格は馬の約８分の１であるにもかかわらず、馬にほぼ匹敵するスピードで走ることに注目されたい。（出典は以下。部分修正してある。Bramble, D. M., and Lieberman, D. E. [2004], Endurance running and the evolution of *Homo*, *Nature* 432:345–52）

れ、熱中症になって倒れてしまうからだ。

他のすべての哺乳類と同様に、人間は蒸発という奇跡的な現象を利用して体を冷やしている。汗が熱で蒸気に変えられる際にエネルギーが奪われ、その下の皮膚が冷えるのだ。ほとんどの動物は浅速《せんそく》呼吸という短く浅い呼吸を行なって喉と舌の唾液を蒸発させることにより、この天然の冷却機能を利用している。水分が蒸発して皮膚が冷やされると、そのすぐ下にある静脈の血液も冷やされる。すると今度は、この冷やされた血液が全身をめぐって、体を冷やす。だが、浅速呼吸には二つの制約がある。まず、いくらよだれを垂らしても、舌や口、鼻などの冷やせる表面積はわずかにすぎない。さらに問題なのは、犬などの四足動物がギャロップで疾走すると、浅速呼吸ができなくなることだ。というのもギャロップは、一歩ごとに内臓を横隔膜にピストンのように叩きつけるシーソーのような走法だからである。[14] 四足動物がトロットからギャロップに切り替える際には、浅速呼吸をやめて、ストライドと呼吸を同期させなければならない（これは犬を走らせることによって実験できるが、うだるように暑い日には、あまり長く疾走させないように気を付けよう。さもないと、オーバーヒートしてしまう）。

人間はどこかの時点で、多くの動物では足にしかない特殊な汗腺を利用する見事な冷却システムを進化させた。サルや類人猿は、いわゆるエクリン腺と呼ばれる汗腺を体の他の場所に多少備えているが、とりわけ頭部、そして手足、胸部などの皮膚全体にわたって五〇〇万から一〇〇〇万にも及ぶ汗腺を備えているのは人間だけだ。[15] 汗をかくことは事実上、体全体を巨大な濡れた舌に変えるようなものである。人間はまた、体毛が薄くなったことにより、空気が皮膚の表面を何の障害もなく移動できるようになって、大量の熱を素早く放出できるようになった。ウマ科に属する少数の動物やラクダも汗（泡汗《ほうかん》）をかくが、これらの動物の発汗は人間より非効率的で、人間にも脇の下や股間にある脂腺からしか汗をかかない。つまるところ、人間は動物界の汗かきチャンピオンなのだ。暑さの中で走るとき、人間は一時間に一リットル（ときにはそれ以上）もの汗をかく。これは摂氏三二度という猛暑のもとでマラソンをしても涼しさが保てる汗の量だ。こんなことができる動物はほかにない。[16]

人間はさらに多くの能力を適応により獲得してきた。心臓は安静時に一分間あたり約四～六リットルの血液を送り出すが、走っているときには、頑張っている筋肉に血液を供給し、体を冷やすために、その五倍もの血液を送り出さなければならない。一般的なランナーの心臓は一分間に二〇～二四リットル、そしてエリートランナーの心臓は一分間に三五リットルという驚異的な量の血液を送り出す。私は、共同研究者のロブ・シェイヴとアーロン・バギッシュとともに、一般的な人間は、馬や他の持久走に適応した動物と同じように、大きくて弾性に富む心室を進化させたことを明らかにした。人間の心臓は、小さく厚くて硬い類人猿の心臓とは明らかに異なり、一拍ごとに大量の血液を効率的に搾り出すことができる。[17] 人間にはまた、脳への精緻な血液供給システムがあり、運動時にこの大事な臓器を冷やすことを助けている。[18] そして、一般的な人間の脚の筋肉には、疲労に強い遅筋線維が通常五〇～七〇％含まれており、一一～三二％しか含まれていないチンパンジーに比べると大幅に多い。[19] スピードを向上させるためにトレーニングを積む人間は速筋線維のサイズを大きくすることができるが、あらゆる集団の一般的な人間では遅筋線維が依然として優勢で、そのため類人猿より高い持久力を発揮することができるのだ。[20]

これまで見てきた、走るために人間が獲得した機能のほぼすべては、生物学者が「収斂進化《しゅうれん》」と呼ぶ、人間および走ることに適応した他の動物がそれぞれ独自に進化させてきた機能だ。とはいえ、人間は木に登る類人猿から進化した不安定な二足歩行動物であるため、走行中の人間は他に類をみないほど転びやすい。何かにちょっと押されたり、運悪く落ちていたバナナの皮に足を載せたりしただけで、どんな四足動物よりも簡単に転倒してしまう。石器時代には、足首の捻挫や手首の骨折が死の宣告になりかねなかったため、人間が、体を安定させるための一連のユニークかつ重要な機能を進化させてきたのも頷ける。私が最も気に入っている適応進化は、人間の体の中で最も大きく、最も形の良い筋肉であるともみなされる大殿筋の肥大だ。お尻に手を当てて数歩歩いたときには、この筋肉はほとんど動かないが、一旦走り始めると、一歩ごとにぎゅっと締まるのがわかるだろう。私の研究室で行なった実験で、この見事な筋肉は主に、着地のたびに体幹が前に傾かないようにするために働くことが明らかになった[21]。走行中に体を安定させるための他の適応進化には、腕を脚と逆の方向に振る際に胴体を回転させる能力[22]や、すでに見てきた、頭部が揺れすぎないようにするための項靭帯[23]などがある。

たとえ走るのが嫌いだとしても、あなたの体には、頭のてっぺんから足のつま先まで、長距離を効率的かつ効果的に走るための機能が備わっているのだ。これらの機能の多くは、歩くことにも、他のことにも役に立たないため、走るための適応として進化してきたものと思われる。平凡なランナーがマラソンで馬と競えるのも、決して偶然の所産ではないのだ。でも、なぜそうなったのだろう?

パワー・スキャベンジングと持久狩猟

私は何十年にもわたり、私たちの祖先は、なぜ長い距離を走るために、これほど多くの適応をこれほど例外的に進化させてきたのかを説明しようとして頭を悩ませてきた。その結果として私が提供できる唯一のもっともらしい答えは「肉を手に入れるため」である。

農業やスーパーマーケットが発達した現代、あなたはベジタリアンかもしれないし、そうでないとしても、たまたま見つけた動物の死体を食べるようなことはないだろう。また、狩りをするとしても、それは主にスポーツとして楽しむために違いない。だが、そうした姿勢は、みな非常に現代的なものだ。狩猟採集民は、たとえ新鮮でない肉でも、それがタダで手に入る機会をむざむざ拒むようなことはしないし、狩猟は栄養価の高い食物を手に入れ、ステータスを得るための大事な手段になっている。それでも、比較的最近まで、腐肉漁り（スキャベンジング）や狩猟は困難かつ危険を伴う行動であるだけでなく、走らずに行なうことはほぼ不可能だった。

おそらく、最初に始めたのは腐肉漁りのほうだっただろう。ここであなたは、今から二〇〇万年前か三〇〇万年前に暮らす、腹をすかせた初期ヒト族、おそらくホモ・ハビリスだと想像してみよう。あなたは小さくて歩みも遅く、体力もなく、棒や石を超える致死的な武器も持っていない。食料を求めてアフリカの大地を歩き回っても、腐肉漁りをする甲斐のある動物の死骸に出くわすことはほとんどない。なぜなら、それはすぐに消えてしまう貴重な資源だからだ。動物が死んだときや、ライオンなどの捕食者が死骸の残りを見捨てたときには、すかさずハゲワシやハイエナなどの腐食動物が集まり、手に入る限りの肉を奪おうとして大混乱になる。肉を手に入れたい空腹の腐食動物は、最初にその場に到着し、唸り声を上げる凶暴な競争相手に立ち向かう覚悟をしなければならない。

中距離から長距離を走る能力を持つ脆弱なヒト族がおそらくとっただろうと思われる解決策は、今でもハッザ族やサン族などの採集民が実践している「パワー・スキャベンジング」（積極的に肉食獣を追い払って肉を獲得する腐肉漁りの形態）と呼ばれる戦略だ。[24] 典型的なシナリオは、遠くの上空で旋回しているハゲワシを見つけたときに始まる。それは下に死骸があることを示す決定的なサインだ。それがもし暑い真っ昼間だったら、全力で走れば、暑さのもとで走る適応があまり進んでいないハイエナより先にたどり着ける可能性が高い。そしてハゲワシも追い払うことができれば、ライオンが食べ残した骨髄のたっぷり詰まった骨を含め、食物が手にできる可能性は高くなる。

ヒト族は、おそらく腐肉漁りを通して肉を食べるようになったものと思われるが、二〇〇万年前までには、ヌーやクーズーなどの大型動物の狩猟も行なっていたことが、考古学的証拠により明らかになっている。[25] だがこうした狩猟は、効果的な武器がない中、簡単なことではなかっただろう。弓と矢は今から一〇万年前ごろまで発明されず、槍の先端に石の尖頭器を装着する発明がなされたのも、今から五〇万年ほど前になってからだ。[26] これらの武器が登場する前、ヒト族のハンターは獲物に近づき、ときには槍を突き刺すことが必要だった。だが、それを真似するようなことは、くれぐれも控えるように願いたい。肉は栄養価の高い食品だが、怒れるヌーに近づいて、蹴られたり突かれたりする危険性を考えると、狩猟採集生活をしていた祖先の多くがベジタリアンでなかったのは驚くべきことだ。

初期のヒト族は様々な方法で狩りをしていたと考えられるが、一九八四年にデイヴィッド・キャリアーが鋭敏に提唱したように、その戦略の一つは持久狩猟（パーシステンス・ハンティング）だったに違いない。この古代の狩猟形態は今日ほとんど知られていないが、今まで数多くの人類学者や探検家たちが、南極大陸を除くすべての大陸の様々な文化や環境で、人々がいかに持久狩猟を行なってきたかについて記述してきた。[27] 最も詳細な記録の一つは、カラハリ砂漠の狩猟採集民と何十年も行動をともにしてきた自然保護主義者のルイス・リーベンバーグによるものだ。[28] 私も共同研究者とともにメキシコのタラウマラ族の高齢者に聞き取りを行ない、彼らが若い頃にこのような狩猟を行なっていた経験について記録した。[29] 他の研究者たちも、アマゾンでペッカリー（南北アメリカ大陸に生息するイノシシ亜科の動物）を走って追い詰める狩猟者の様子を紹介している。欧米人の多くはこのような狩猟方法に懐疑的だが、これらや他の証拠は、かつて持久狩猟が広く行なわれていたことを指し示している。

持久狩猟にはいくつか方法がある。その一つは、走行中に体温が上がりすぎるのを防ぐ人間独特の能力を活用するものだ。日中の最も暑い時間帯に、ハンターの一団が一頭の獲物を追いかける。獲物は大きければ大きいほどいい。というのは、体の大きな動物は、体格の大きな人間と同じように体温が上がりやすく、疲れやすいからだ。最初のうち、獲物は必ずハンターより速いギャロップで逃げるが、ハンターのほうは、ふつう、ゆっくりしたペースで走って獲物を追う。そして、気の毒な獲物が体温を下げようとあえぐ中、ハンターたちは、獲物の体温が元に戻る前に再び追うことができるように、しばしば歩きながら、たゆみなく獲物の跡をたどる。追いかけては跡をたどる、というこの追走と追跡のパターンは、何度も何度も繰り返される。獲物が完全に体温を下げる前にハンターが追走を再開すれば、獲物の体温は徐々に上がり、ついには熱中症を起こして倒れてしまう。そうなればハンターは獲物に近づいて、洗練された武器を使わなくても（ときには石ころ一個で）安全に素早く仕留められるわけだ。リーベンバーグがカラハリで観察した一〇回以上の持久狩猟における詳細な記録によると、平均走行距離はハーフマラソンより少し長い程度で、そのうちの半分程度は徒歩で追い、走るときは一キロを六・二五分程度で走るという、中ぐらいのジョギングペースだったという。リーベンバーグは、こうした狩猟の最も難しい局面は、走ること自体にではなく、足跡や血痕、そして獲物の行動習性に関する知識などを手がかりに跡をたどる能力を持つことだと強調している。[30]

この追走・追跡という狩猟法は、寒冷地でも、獲物を疲労させたり、怪我を負わせたりすることができるので有効だ。タラウマラ族は、ときおり冬季に鹿を長距離にわたって追うことがある。また、カラハリ砂漠のサン族は獲物を疲れさせる砂地で大型のアンテロープを追いかけるし、スカンジナビア北部のサーミ族のハンターはクロスカントリースキーを使い、粉雪が積もる大地でトナカイを追いかけることが報告されている。粉雪の上を走るのは動物にとって特に疲労度が高く、最終的には衰弱して動けなくなってしまうのだ。[31]

この狩猟法に関連する、走ることを伴う（ときには長距離を走る）狩猟法は、獲物を自然の罠や人工的な罠に追い込んで、簡単かつ安全に獲物を仕留めるというものだ。特にアメリカ先住民の間で行なわれて詳しい記録がある一般的な戦略は、鹿などの獲物を峡谷、崖、沼地などに追いやる方法や、溝や鋭い釘のついた罠、あるいは待ち受けるハンターを隠すブラインドなどの人工的な罠を使う方法だ。暑さの中で行なう狩猟と同じく、追跡は複数のハンターにより、環境と獲物に関する知識を駆使して戦略的に行なわれる。[32] 人類学者のノーマン・ティンデールは、アボリジニのハンターが二人一組でカンガルーを効果的に追いかけた方法について、次のように記述している。「カンガルーは大きな円の弧を描いて走る傾向があることを利用し、若者の一人が疲れると、もう一人が弦を直進して、代わりに追走を続けた[33]」

当然のことながら、『ロビンソン・クルーソー』のモデルとなったアレキサンダー・セルカークのように、南米の孤島に置き去りにされ、野生のヤギを疲れさせて仕留めざるを得ないといった状況にでも置かれなければ、持久狩猟を行なおうとする者は、もはやほぼ存在しない。[34] 現代のハンターは、銃や犬や他の革新的な技術を備えていることに加え、野生動物自体の数も少なくなっているからだ。サン族は狩猟を禁止された。だが、もし数千年前にタイムスリップできたとしたら、ランニングを伴う狩猟を行なっている人々を世界中で目にすることだろう。

幸いにも、現在の私たちには、より安全で簡単かつ確実な方法で肉を手に入れる（またはベジタリアンになる）手段があるが、私たちの祖先にとって、長距離走は他にも利点があった。人々は、戦争、神々への敬意を示す手段、異性へのアピール、そして楽しむための方法としても走っていたのだ。アメリカ先住民の多くは、徒競走やラクロスのようなスポーツを通して長距離走を尊重しているし、タラウマラ族の男性の徒競走「ララヒッパリ」や女性の徒競走「アリウェテ」のように、ランニングが祈りの一形態になっている場合もある。[35] これらの伝統は、ランニングが決して男性だけのものではなかったことを思い出させてくれる。今日の主要な長距離レースでは、女性の参加者が半数を占める。これは、ボビー・ギブ（一九六六年に未登録ながら初めてボストンマラソンを完走した女性）やキャサリン・スウィッツアー（女性の参加が禁じられていたボストンマラソンに、一九六七年に性別を隠して参加し、妨害を受けるも完走した女性）などの先駆者のおかげだ。[36] 狩猟採集社会では男性がほとんどの狩猟を行なうものの、女性もときには持久狩猟を行なうし、神聖な目的であるか世俗的な目的であるかを問わず、長距離走にも加わっている。[37]

だが、人類のランナーとしての進化の歴史は、ある難問を提起する――人類が走るように進化してきたのだとすれば、なぜこれほど多くのランナーが怪我に見舞われるのだろうか？

病院に駆け込むべき？

中年の危機が訪れたとき、私は妻と別れてスポーツカーを買う代わりに、初のマラソン大会に向けてトレーニングを積むことで危機を乗り切った。そしてやってきたのが、激烈な痛みだった。ベッドから出て、トイレに向かう最初の数歩を踏み出したとたん、まるで目に見えない悪魔が足に潜り込み、メスで足の裏を刺し始めたかのような感覚に襲われた。数分たつと痛みは一旦収まるが、さらに猛烈な痛みとなって戻って来る。多くのランナーと同じように、私も足底筋膜炎《そくていきんまくえん》を患ったのだった。これは、土踏まず（アーチ）の下に弓の弦のような形で走っている結合組織の分厚い帯に生じる炎症である。インターネット上のアドバイスには、ランニングシューズをもっと頻繁に交換しなければならないと書かれていた。シューズの弾力性が劣化すると、組み込まれているアーチサポートの効果が弱まり、足底筋膜に余計な負担がかかるからだという。そこで慌てて近所のランニングシューズ店に行き、新しいシューズを購入したところ、問題は徐々に解消されていった。それからは、出費は嵩んでも、三カ月に一度は必ず新しいシューズを買うようにしたのだが、それでもその翌年にかけて、アキレス腱の炎症や謎の痛みに悩まされ、永久にレースに出られなくなるのではないかと不安になった。

皮肉なことに、新しいランニングシューズを躍起になって買っていたころ、私は靴を履かずに走る人たちの研究も始めていた。この研究を始めるきっかけとなったのは、《ネイチャー》誌に例の *Born to Run*（走るために生まれた）論文をデニス・ブランブルとともに発表したあとほどなくして行なった、ある暗い嵐の夜の公開講演会だった。そのとき講演会場の最前列に、ダクトテープを巻いた靴下を靴のかわりに履いているヒゲづらの男性が座っていた。そして講演終了後、ジェフリーと名乗るこの男性が、素晴らしい質問をしてきたのである。「私が靴を履くのが好きじゃないのは、なぜなんですかね？　走るときも履きたくないんですよ」。私の条件反射的反応は、「裸足で走るなんて、とんでもない！」というものと「もちろん、人間は裸足で走るように進化してきたはずですよ！」というものだった。ジェフリーはボストンに住んでいたので、私は彼に、後日研究室に来てくれないかと頼んだ。その数日後、親切にも彼は重度のタコにまみれた足とともに現れ、私たちは彼の走法に関するデータを記録させてもらったのである。ジェフリーは、私や、私が測定してきた大部分のランナーとは異なり、母趾球《ぼしきゅう》（足の裏の親指の付け根にあるふくらみ）で羽のように軽く着地することにより（フォアフット走法）、踵《かかと》で着地する際に通常引き起こされる衝撃のピークと、それによる衝撃波を回避していた。それはまさに「ユリーカ！」の瞬間だった。人類は靴が発明される何百万年も前から走っていたのだから、クッション性のある靴を履かずに踵で着地したときの痛みを避けるために、このような走り方を進化させてきたのではないだろうか？　もしそうだとしたら、この洞察は、よくあるランニングの怪我を予防するのに役立つのではないだろうか？

それからの数年間、私と学生は裸足の走法を研究することになった。ジェフリーは、それまで私が知らなかった、靴を履かないで走るアメリカ人ランナーのコミュニティに属していた。ベアフット・ジェフリーは、ベアフット・プレストンやベアフット・ケン・ボブなど、「ベアフット（裸足）」という敬称で呼び合う他のメンバーを紹介してくれ、ほどなくして私たちはアメリカ中の「ベアフッター」たちの走り方を測定し、踵で着地することと母趾球で着地することの生物力学的な違いを明らかにする研究を始めた。そしてその後、ケニアで一度も靴を履いたことのないランナーを調査し、研究結果を論文にまとめて、再び《ネイチャー》誌で発表した。この論文も、*Tread Softly: How We Ran in Comfort Before We Started Wearing Shoes*（そっと足を運ぶ——靴が発明される前の快適な走り方）という見出しとともに、再び表紙に掲載されたのだった。[38] 私たちの論文は、母趾球で着地することにより、踵で着地したときに生じる衝撃を回避できるというモデルを提示して検証し、ジェフリーのように常習的に裸足で走る人は、通常（常にではないが）このような走り方をすることを示した。そして、人間は、もともとフォアフット走法で走るように進化してきたものと推測し、エリートランナーによく見られるこのランニングスタイルが怪我の予防になるかどうかを検証する研究の必要性を提起した。

熱心なランナーや、これからランニングを始めようとしている人の多くは、ランニングとは本質的に体にダメージを与える行為なのではないかと心配している。転倒や外傷の危険性に加え、定期的に舗装道路を足で叩きつけるような行為は、自動車の走行距離がかさんだときと同じように、過度の摩耗や損傷を蓄積すると広く考えられているのだ。その結果として生じる損傷は、しばしば「オーバーユース傷害」と呼ばれる。諸研究は、このような傷害が一年間に二〇～九〇％のランナーに起きているると主張しており、その通りだとすれば、数百万人ものランナーが過度に走りすぎていることになる。[39]オーバーユース障害の中で、最も多い故障個所は膝だが、他にもよく見られる障害として、脛骨過労性骨膜炎（シンスプリント）、脛骨の疲労骨折、アキレス腱炎、ふくらはぎの肉離れ、足底筋膜炎、足指の疲労骨折、腰痛などがある。[40]だが、やはりなんと言っても膝だ。私自身も、これまで数えきれない人々（医師も含む）から、走りすぎて膝を痛めたと聞かされてきた。ランニングには本当にこれほど怪我がつきものなのだろうか、そして人間は長距離を走るように進化してきたのであれば、なぜ私たちの体はもっとよく適応していないのだろうか。

この問題に対する仮説の一つは、2型糖尿病や近視と同じように、ランニングに伴って生じる怪我は私たちが現在暮らしている環境に体がうまく適応できないために生じるミスマッチの結果だというものだ。この考えに従えば、ランニングの怪我を減らすには、人間が進化してきたように裸足で走ればよいことになる。確かに一部のランニングに伴う怪我はミスマッチによるものかもしれないが、このような理想主義的な思考にある問題は、身体活動を含めたほぼすべての物事にはトレードオフとリスクがつきものである事実を考慮していないことだ。妊娠し、食事をし、歩くように進化してきたにもかかわらず、妊娠中の女性はよく腰痛に悩まされる。人は食べ物を喉に詰まらせることがある。そして、世界のどこに住んでいようが、人々はつまずいて足首を捻挫する。なぜランニングだけ特別だというのか？

もう一つの仮説は、人間の体は実際には見事にランニングに適応しており、その危険性が誇張されているだけだ、というものだ。世界数百万人のランナーのおよそ八〇％にもあたる人々が大量に怪我で倒れたりしたら、病院には怪我をしたランナーが殺到し、ジョギングをする人はやがて非常に珍しい存在になってしまうだろう。何百もの小規模な研究から得られた証拠を分析すると、ランニングに伴う怪我の発生率は、U字型の曲線をたどることがわかる。つまり、怪我をする確率が最も高いのは、走行距離を急激に増やす初心者と、激しい競争をする俊足のランナーおよびマラソンランナーであり、これら両極端の間に位置するふつうのランナーは、はるかに怪我をしにくいのだ[41]。たとえば、共同研究者と私は、ハーヴァード大学のクロスカントリーチームの中・長距離ランナーの四人のうち三人が毎年大きな怪我をしていることを発見したが、これらの選手は年間三二〇〇キロ近くもの距離を猛烈なスピードで走っていた[42]。それとは対照的に、控え目な距離を賢明なスピードで走るオランダ人の初心者ジョガーでは、何らかの怪我をした人はわずか五人に一人しかおらず、しかもそうした怪我の多くは些細なものだった[43]。

ランナーの怪我を防ぐために最大限の努力を払うのは当然のことだが、ランニングに伴う怪我について広く流布している神話を打ち破ることも必要である。中でも最大のデマは、走りすぎによる磨耗が膝や腰の軟骨を侵し、変形性関節症を引き起こすというものだ。そんなことはない。多くの医師や人々が思い込んでいることとは裏腹に、一ダース以上の慎重な研究により、プロではないランナーが変形性関節症を発症する可能性は、走らない人と同じぐらい、ほぼゼロに近いことが判明している[44]。むしろ、ランニングや他の形態の身体活動は、軟骨の健康を促し、変形性関節症を予防する可能性がある。私の研究室で行なった研究では、ある年齢と体重の人が変形性膝関節症を患う確率は、過去二世代の間に、人々の運動量が増えるのでは**ない**、減ったために、二倍に増加したことが示された[45]。それでも、怪我は依然として生じるし、最も頻繁に故障が生じる部位は膝だ。足首の捻挫のような外傷はともかく、ランニングに伴う怪我を防ぐためにできることはあるのだろうか？

怪我をしない確かな方法の一つは、ランニングが要求する身体レベルに、自らの体を順応させることだ。私の母のように、週に五回、毎回八キロのジョギングしかしない人でも、年間二〇〇万ステップは刻むことになるので、地面に足を叩きつけたり、つま先を過度に押しつけたりといった適度な力のかかる動作を無数に繰り返すことにより潜在的に生じる「反復運動過多損傷」(「オーバーユース障害」よりはマシな用語だ)を引き起こしかねない。これらの動作によるストレスは、最初は気づかないほどの微細な損傷を生じさせるだけだが、脛骨に処理できないほどの負荷をかけ続けると、小さな骨折がじわじわと陰険に蓄積されてゆく。そしてついには、すねが痛くなって、非常に辛い脛骨過労性骨膜炎が生じ、それを無視していると、本格的な疲労骨折が引き起こされるのだ。類似の損傷は、他の骨や、軟骨、腱、靭帯、筋肉などでも生じる。ただし、組織が強靭であれば、ストレスに耐えて損傷を回避することができるので怪我には至らない。問題は、骨や靭帯、腱などの結合組織は、筋肉やスタミナに比べて順応するのがかなり遅いことにある。初心者のランナー、とりわけ初マラソンを走るランナーは、すねやつま先の骨、アキレス腱、腸脛靭帯などの脆弱な組織が順応するのを待たずに走行距離またはスピード(あるいはその両方)を上げてしまうため、怪我をする危険性が高い。そのため、多くの専門家は、走行距離を伸ばすのは、一週間につき一〇%未満にするように提唱している。[46]

もう一つの懸念材料は筋力だ。私たちは、体を前に押し出すためだけにではなく、動作を制御し、組織を損傷させるストレスの負荷を軽減するためにも筋肉を使っている。スタミナが十分あっても、体幹の筋肉や足と脚の筋肉を安定させる筋肉の弱いランナーは、膝をはじめ、様々な部位の損傷リスクが高くなる。[47]とりわけ、一歩足を踏み出すたびに膝が内側に倒れて危険な状態になるのを防いでいる股関節の横にある筋肉(股関節外転筋)は、「ウィーク・リンク」(足手まといになる脆い部分)として悪名高い。[48]

だが、体は明らかに順応可能だ。二〇一五年、子供の肥満対策募金を集めるために全米を約五〇〇〇キロにわたって駆け抜けた八人のアマチュアランナーを追跡調査した際、私はそのことを目の当たりにした。二十代から七十代までの幅広い年齢層のランナーは、週に一日休むだけで、マラソンにほぼ匹敵する距離を、毎日毎日、六カ月にわたって走り続けた。私はこの勇敢なランナーたちに、生物力学的数値の測定に加えて、毎日の怪我の記録をつけてもらった。その結果、最初の数週間は、膝の痛みから足の水ぶくれまでの典型的な症状がリストに名を連ねたが、一カ月もすると、体が順応するのに従って怪我の報告が徐々になくなっていった。報告された計五〇件に及ぶ八人全員の怪我のうち、四分の三はすべて最初の一カ月に生じたもので、最後の一カ月間には一件もなかった。

こうした「走る量」に加え、潜在的に怪我の危険性を減らすことができるもう一つの鍵は「走り方」にある。反復運動過多損傷が、無数に繰り返される強引な動きにより引き起こされるのであれば、ストレスを生じさせにくい走り方があると考えるのは理にかなう。だが、「軽やかに、そっと」走るのは、言うほど簡単なことではない。私の経験に照らしても、自らのフォームを意識せずに走っているランナーがほとんどで、みな、履きなれたシューズの紐を締めたら、何も考えずに走り出している。また、ランニングフォームにほとんど注意を払わないコーチも多い。個々のランナーは、ストライドレート、体の傾き、着地のしかた、腰、膝、足首の曲げ伸ばし方などを含め、自分に合った最も効率的な走り方を自ずからしているという仮説は、こうした個人主義的なアプローチを代表するものだ。そして、そのようなフォームを守っている限り、怪我をする危険性は低いとされている。[49]

しかし、人類学的なアプローチと、ランニングの生物力学に関する知見を組み合わせると、別の視点が浮上してくる。[50] 異なる文化圏に属するランナーたちに、最良の走り方というものがあるかどうか尋ねると、必ずと言っていいほど、ランニングは学んで身に着けるスキルだ、という答えが返ってくる。人類学者のジョセフ・ヘンリックが明らかにしたように、人間はどの文化においても、重要なスキルを習得する際には、そのスキルに長けた人の真似をする。[51] ロジャー・フェデラーの真似をしてテニスボールを打つことが道理にかなうように、エリウド・キプチョゲや他の偉大なランナーの真似をして走ることも道理にかなうのではないだろうか？　タラウマラ族のランナーたちは、ララヒッパリのチャンピオンを追うことによって正しい走り方を学ぶと言う。ケニアのランナーたちも、同じようにグループで技術を磨くことが多く、私もエルドレッドの郊外を何度か一緒に走ったことがある。陽が昇るとすぐ、地元の教会の近くに一〇〜二〇人のランナーが集まる。スタートすると、いつも一人が先頭に立ち、ゆっくりしたジョギングで街から次第に離れてゆく。私はその人についていきながら「よし、行けるぞ！」と思う。だが、徐々にスピードが上がり、息が上がった私が脱落する中、他のランナーたちは笑いながら「がんばれよ！」と声をかけて先に進む。こうしたグループのランナーたちは、互いにモチベーションを高め合うだけでなく、ランニングフォームを学んでいる。一〇人のアメリカ人ランナーのトレーニングを観察すると、たいていの場合一〇通りのランニングスタイルを目にすることになるが、ケニア人ランナーのグループは、鳥の群れのように、全員が一体になって動いているように見える。リーダーはペースを決めるだけでなく、走り方の手本も示すので、みな同じケイデンス（一分間あたりのステップ数）、腕の振り、優雅なキックで走るのだ。

だが、正しいフォームとはいったい何だろう？　怪我とランニングフォームの関係を研究するのは非常に難しい。反復運動過多損傷は数カ月から数年かけて蓄積されるものであるうえ、体には個人差があるからだ。さらに後ろ向き研究をしようとしても、ある人のフォームが過去の怪我に起因しているのか、あるいはその人のフォームのせいで怪我が生じたのかがわからないために、実施するのは簡単ではない。そのため研究の多くは、単に、ランニングフォームと、怪我の原因として想定される力

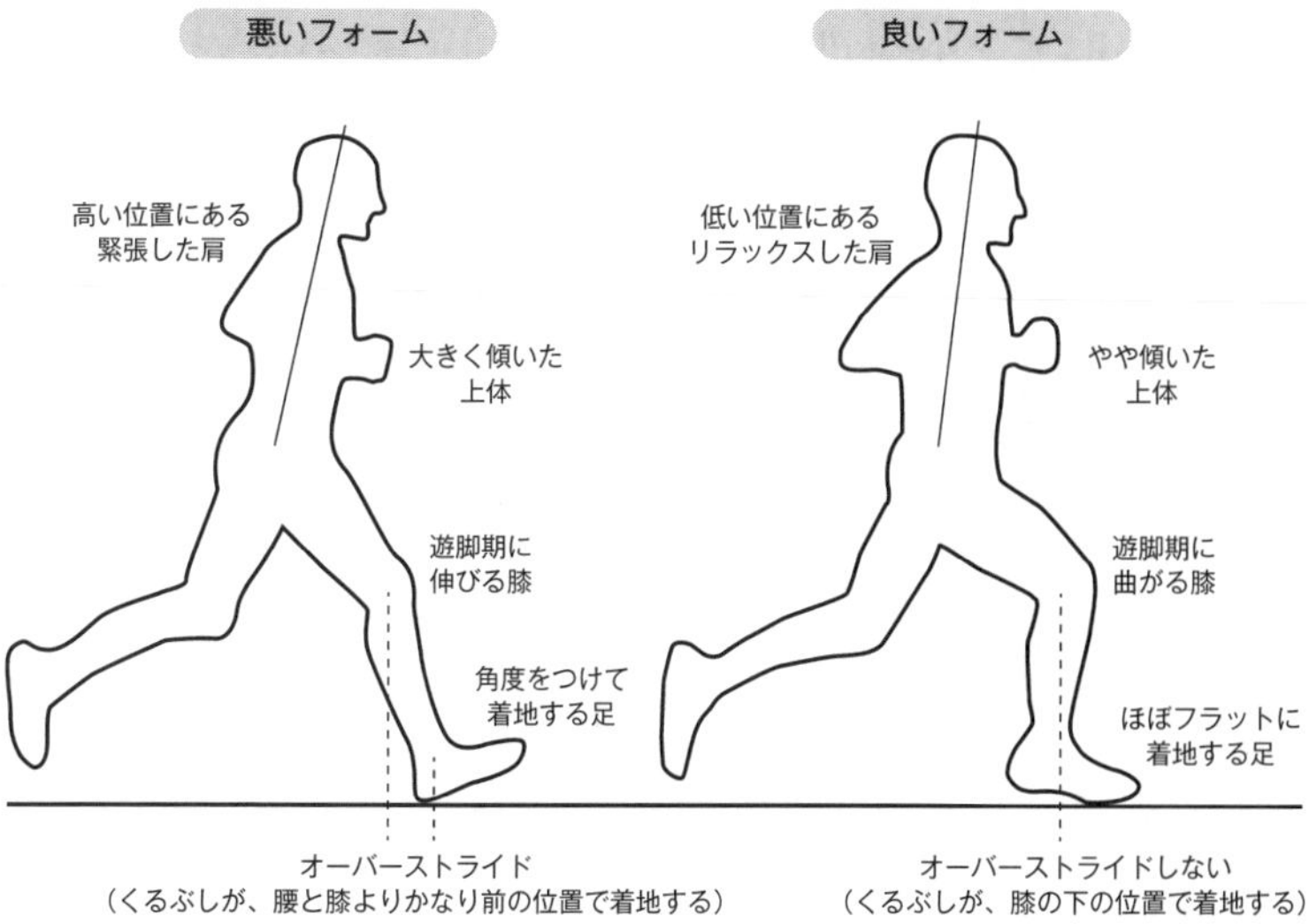

図25　良いランニングフォーム（右）と、よくある悪いフォーム（左）の比較。

（たとえばランナーが地面をどれだけ強く叩いて着地するかなど）との関係を調べるだけに留まっている。とはいえ、これらの注意点を踏まえた上で、経験豊富なランナーやコーチの多くは、正しいフォームとは、図25に示した、それぞれ関連する四つの要素を含むものであることに同意するだろう。すなわち、（1）オーバーストライド（足が体の前に出すぎた状態で着地すること）をしない、（2）一分間に約一七〇〜一八〇回ステップを刻む、（3）上体（特に腰）を傾けすぎない、（4）足をほぼ水平にして着地することにより、地面からの急激かつ大きな衝撃を避ける、の四つである。[52]

1　オーバーストライドを避ける。脚を前に振り出すときに膝を立て、着地の際は、すねが垂直になり、足が膝の下の位置にきて、腰の前に出すぎないようにする。こうすることにより、着地時の脚の緊張を和らげ、スピードを低減させる過度に強い破断荷重を防ぐことができる。

2　通常、ステップレート（一定時間当たりの歩数）はスピードに応じて増えるが、経験豊富な持久走ランナーは、スピードに関係なく、一分間に一七〇～一八〇回ステップを刻む。そのため、より遠くへジャンプすることになり（ランニングとは片方の脚からもう片方の脚へジャンプすることなので）、効率的にスピードを上げることができる。また、ステップレートが高いと、オーバーストライドが防げる。

3　上体をやや前倒しにして、腰を大きく傾けない。上体を傾けすぎると、体幹が前に倒れないようにするための余計なエネルギーが必要になるうえ、オーバーストライドが助長される。

4　足の裏が地面とほぼ水平になるような形で柔らかく着地する。裸足でオーバーストライドせずに走っているとすれば、ほぼ必然的に、いわゆる「フォアフット走法」または「ミッドフット走法」と呼ばれる、先に母趾球で着地し、次に踵を下ろす走り方になる。通常、フォアフット走法やミッドフット走法では、接地したときに衝撃のピーク（靴を履いていないと痛みを感じるような急激で大きな衝突力）が発生しない。ちなみに、フォアフット走法やミッドフット走法では、回転力（トルク）を膝より低く、足首より高い位置で発生させるため、強靭なふくらはぎの筋肉とアキレス腱が必要となり、このような走り方に移行しようとする人にとっては問題となる。足の着地方法を変える場合は、少しずつ移行するようにして、筋力もつけよう。

　私は、図25に示した良いフォームの特徴が、私や他の研究者たちが世界各地で観察した常習的に裸足で走るランナーの走りに見られることに、その都度驚かされてきた[53]。そしてこのことは、怪我を予防する最後の、そして最も議論を呼ぶ方法について考えさせる。すなわち、何を履いて（靴）、何の上を走るか（走行面）という問題だ。生まれながらのランナーを標榜するマニアの中には、クッション性の高い最新のシューズは必然的に怪我をもたらすと主張する人がいるが、それは誇張である。確かに、シューズは足を軟弱にしたり、踵からの着地を助長したりするかもしれないが、何百万人ものランナーが、その方法でまったく問題なくやっている。さらには、一部の主張とは異なり、靴を脱いだからといって必ずしもうまく走れるわけではないし、靴を履いて見事に走れる人は大勢いる。ただし、裸足で走ることにより得られる足裏からの豊富な感覚フィードバックは、靴を履くと鈍ってしまう。[54] 靴を履かずに硬い走行面を中程度のスピードで遠くまで走る場合には、いやでも、軽やかに、かつそっと走ることを余儀なくされる。これは裸足のランニングスタイルを採用することで身に着く走り方で、高いステップレート、オーバーストライドをしないこと、そして母趾球で着地することが含まれる。一九七〇年代に現代のランニングシューズが開発されるまで、おそらく数百万年にわたって大部分の人間が実践してきたこのスタイルが、より良いランニングフォームだとされるのは、決して偶然の一致ではないだろう。だが忘れてならないのは、私たちの祖先は、同じ走り方を繰り返すことのできる硬い平坦な路面を走っていたわけではないし、熱心なラノファイル（ランニング好き）に比べて、ほぼ間違いなく、遅いスピードで走り、走る頻度も少なかったことだ。

　彼らはトレーニングもしなかった。これまで繰り返し見てきたように、運動とは、完全に近代的な現象であり、石器時代には、地面に引かれた一本の白線の上に立ち、次の白線までの四二・一九五キロあるいは二一・〇九七五キロを全力で走るために、何カ月も何年も練習に費やすような者はいなかった。しかし、多くの人にとって、トレーニングもせずにマラソンが走れるという考えは、とんでもないことに思える。タラウマラ族のような運動をしない農耕民族や、持久狩猟をする狩猟民族は、どのようにして長距離走の技術を身に着けているのだろうか？　その鍵となる一つの要因が、体力と持久力を育む、毎日の何時間にも及ぶ長距離のウォーキングや他の作業であることは間違いない。だが、奇妙に聞こえるかもしれないが、もう一つの重要なトレーニングの形態はダンスだったと私は考えている。

一緒に踊りませんか？

一九五〇年、レイセオン・カンパニー（かつて存在したアメリカの軍需製品メーカー）で巨万の富を築いたローレンス・マーシャルは、退職後、家族との時間を大切にしたいと考えて冒険の旅に出た。ハーヴァード大学の人類学者たちに相談したのち、妻のローナと子供のエリザベスとジョンを連れて、地球の反対側にある人里離れたカラハリ砂漠に赴いたのである。それからの八年間、マーシャル一家は何度もカラハリ砂漠に足を運び（一度は一八カ月間継続して留まった）、当時まだ狩猟採集生活を行なっていたサン族の生活を観察し記録した。[55] そして、サン族に関する本を数冊出版しただけでなく、詳細なメモや物品、写真も持ち帰った。また、優秀なカメラマンだったジョンは、何千時間分もの動画を撮影している。

ジョン・マーシャルが撮影した素晴らしい動画の多くは、サン族が採集と狩猟のために延々と歩き続ける姿を映したもので、数本のフィルムには走りを伴う持久狩猟も記録されている。しかし、その中の一本（図26）に映っているのは、運動科学者が無視しがちな、まったく異なるけれども、それに劣らず重要な意味を持つ持久系の身体活動、すなわちダンスである。

理解しやすくするために、医師、組織された宗教、テレビ、ラジオ、本など、私たちが身体的・精神的なニーズを満たすために、そして娯楽や教育を得るために利用しているあらゆる機関や発明品のない世界を想像してみよう。これまでに調査されたすべての非工業化社会では、サン族を含め、これらのニーズや、それ以上のニーズを満たすために、ダンスが大きな役割を果たしている。マーシャル一家や他の観察者によると、ダンスはグループの成員を結びつける楽しい社交の場であるだけでなく、魔除けや病人を癒すための重要で頻繁に行なわれる、身体的に激しい儀式でもあった[56]。

サン族の「メディシン・ダンス」（病魔払いの踊り）は週に一度ほど行なわれ、通常、日の暮れたあと、みなが焚火のそばでくつろぐときに始まる。歌詞のない古代の歌に合わせて男女が楽しそうに声を出し、手拍子

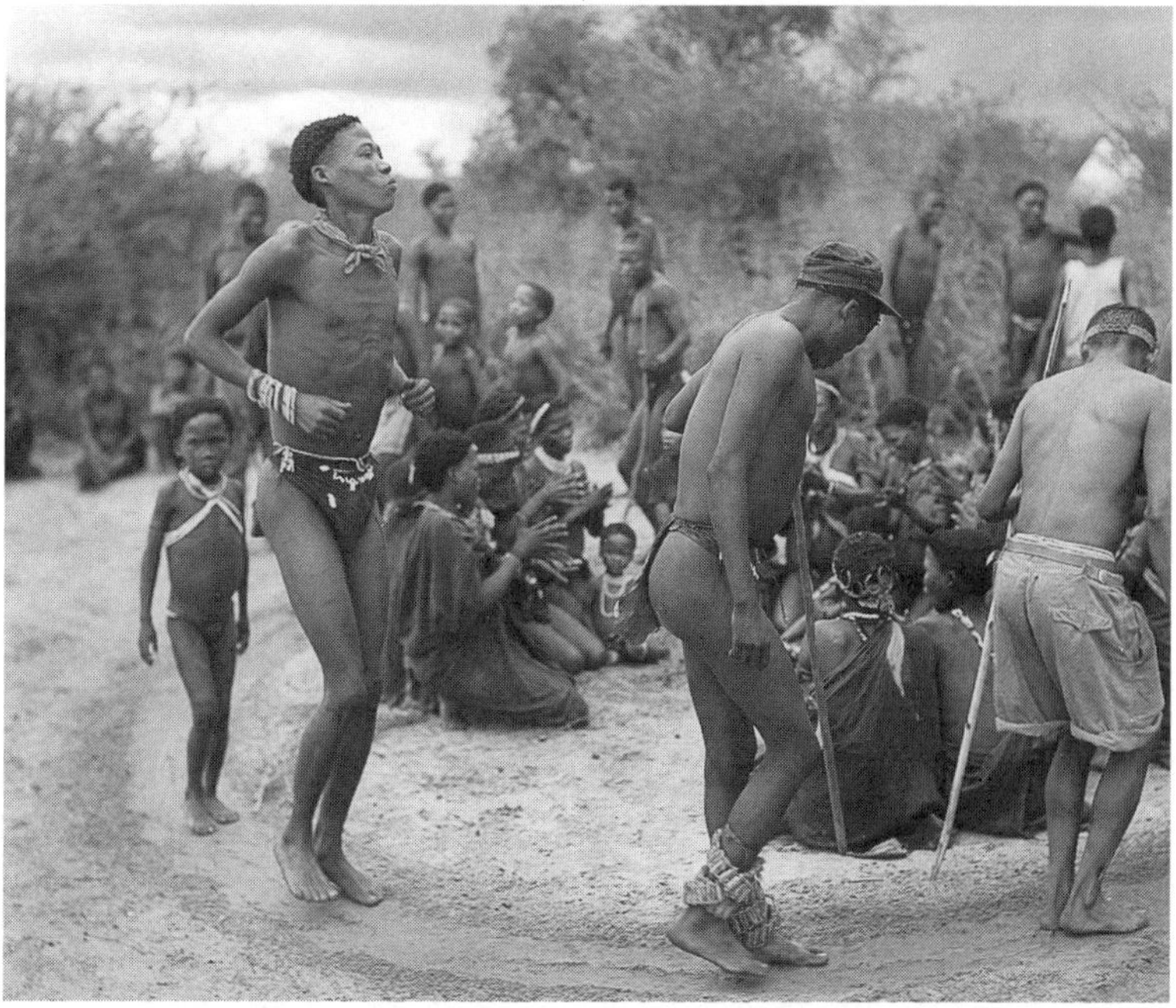

図26　ナミビア、サン族の踊り。（以下より寄贈された写真。Laurence K. Marshall and Lorna J. Marshall © President and Fellows of Harvard College, Peabody Museum of Archaeology and Ethnology, PM2001.29.14990）

をたたく中、一握りの男性が列をつくって踊り始める。そして歌のビートに合わせて足を踏みならし、しばしば軽いステップを加えながら、集団の周りを曲がりくねって進む。踊り手の大部分は男性だが、女性も気が向けば一回りか二回り踊ることがある。夜が更けるにつれて、踊りが催眠術にかかるような熱気を帯びてくると、より多くの男性が加わるようになり、明け方には彼らが「半死」と呼ぶトランス状態に陥る人も出てくる。トランス状態に陥った踊り手は、この世のものとは思えない声を出し、手をひらひらさせたり、頭を振ったり、ときにはダッシュしたり、地面に震えて横たわったりするなどの制御不能の動きをする。サン族は、この半無意識状態に大きなパワーが宿ると信じている。魂が解放された呪医の魂が現世と異界を交信して、顕在化した病気やまだ明らかになっていない病気を人々の体から引き出し、周囲に潜む目に見えない危険から人々を守ると信じているのだ。

サン族は体を鍛えるために踊っているわけではないが、週に一度の徹夜のダンスは驚異的な持久力を必要とし、それを鍛えることにもなる。さらに、彼らのダンスの伝統は、例外的なものではなく、標準的なものだ。私は、男女が日常的に何時間もダンスをしない非工業化社会の文化を知らない。たとえばハッザ族は、夕食後に早朝まで楽しく踊り、私が見てきた中で最も性的な動作を伴うラインダンスをすることがある。また、月のない暗い夜には、部族内の仲たがいを癒し、狩猟の幸運をもたらすために、神聖なエペメ・ダンスを踊る。[57] タラウマラ族には、しばしば一二〜二四時間も続く三〜四種類のダンスがあり、一部の共同体では、それを年間三〇回も行なっている。[58] ノルウェーの探検家カール・ルムホルツが一九〇五年にタラウマラ族について語ったように、「彼らにとってダンスは非常に真剣で儀式的なものであり、娯楽というより一種の崇拝と呪文なのだ[59]」。感情を押し殺すことで悪名高い英国人でさえ、かつては今よりずっと踊っていた。ジェイン・オースティンの時代には、舞踏会が一晩中続くこともあった。『分別と多感』には、ウィロビー氏が「八時から四時まで、一度も座ることなく」踊っていた、とある。[60]

ダンスはランニングではないが、通常、それよりもっと楽しく、普遍的で、尊重されている人間の身体活動の一形態であるため、ランニングに似た、もう一つの歩法であると考えるべきだろう。実際、ダンサーは脚を竹馬のように使って歩くこともあるが、ほとんどの場合は、ランナーのように片足から片足へとジャンプしている。そして、長距離走のように何時間も踊り続けることもあり、スタミナ、技術、筋力が求められる。

ランニングとダンスの類似点としてほぼ考慮されることのない点は、両方とも変性意識状態（オルタード・ステート）を引き起こすことだ。長時間の激しい運動は、オピオイド、エンドルフィン、そして何より内在性カンナビノイド（マリファナに含まれる活性化合物のようなもの）などの、気分を高める脳内化学物質の分泌を刺激する。その結果が、ランナーズハイやダンサーズハイだ。私は一晩中踊ったことはないが、ときおり長くてハードなランニングをすると、多幸感とリラックス感に包まれ、視覚、聴覚、嗅覚などの感覚が研ぎ澄まされてくる。青いものはより青く見え、鳥のさえずりや車のクラクション、足音などが驚くほどはっきりと聞こえるようになるのだ。私は、このような意識状態の高まりは、動物を追跡して走る狩猟者を助けるために進化したという仮説を立てている。ウルトラマラソンランナーの報告によると、長大な距離を走ったあとには、ときおりサン族のメディシン・ダンサーのようにトランス状態に陥ることがあるという。また、ルイス・リーベンバーグは、カラハリ砂漠でサン族のハンターとともに持久狩猟をしたとき、自分がオスのクーズーに変身したように感じたと記している。[61]

＝

何百万年もの間、人類は片方の脚からもう片方の脚へ何時間も飛び跳ねながら、走ったり踊ったりしてきた。このような激しい運動は、体を鍛え、健康を維持するための運動として行なわれることはなかったが、それでも、かつて人間が行なわなければならなかった長く、断続的で、しかもそれほど速くはないランニングに適した持久力を養う役に立った。

ランニングやダンスはまた、生涯にわたって楽しめる活動だ。年配のカップルは世界中のダンスフロアを活気づけ、八十代のタラウマラ族のランナーは、何キロも何キロも黙々と走る（エルネストを覚えているだろうか）。二一歳から八四歳まで毎年ボストンマラソンに出場していた伝説のランナー、ジョニー・ケリーもそうだった。数年前、ニューヨーク・シティ・マラソンのゴール付近で、九〇歳の男性が、私がそれまで見た中で最高のにこやかな笑みを浮かべ、沿道に連なる数千人の観客から熱狂的な声援を受けて走っていた。彼の努力に拍手を送りながら追い抜いたとき、もし私も運良くその年に達することができたら、彼のようになりたいものだと思ったことを覚えている。九〇歳でマラソンが走れるというのは、たまたま運がよいからなのだろうか、それとも長い人生を走り続けてきた結果なのだろうか。

第一〇章　エンデュランスとエイジング——「アクティブな祖父母仮説」と「コストのかかる修復仮説」

神話その10——年をとって体を動かさなくなるのは正常なこと

「もう年だろうに　ウィリアムおやじ」
若い息子がそう問いかけた
「すっかり白髪《しらが》になったじゃないか
そのくせ毎日　逆立ちざんまい
年甲斐《としがい》ないとは考えないいか？」

——ルイス・キャロル『不思議の国のアリス』（脇明子訳）

人はみな、長生きしたいが、老いたくはない。そこで何世紀にもわたり、老化を遅らせ、死を遠ざける手段が模索されてきた。人々の渇望はビジネスチャンスを生む。少し前までは、藪医者たちが、永遠の眠りを先延ばしする秘薬として、タバコ、水銀、犬の睾丸をすり潰したものなどを売り付けていたが、今日の不死の命の行商人は、ヒト成長ホルモン、メラトニン、テストステロン、大量のビタミン、アルカリ性食品などを売り歩いている。[1] だが数千年にわたり、最も賢明なアドバイスには、常に運動が含まれていた。定期的な運動は老化を遅らせ寿命を延ばすという、無数の研究が証明している事実を知らない人はほぼ皆無だ。ヒポクラテスが二五〇〇年前に「人は食べるだけでは元気にならない。運動も必要だ」[2]と書いたとき、驚いた人はいなかったろう。忍耐《エンデュランス》は持久力《エンデュランス》を育むのだ。

だが、人間は運動するように進化してきたわけではないのなら、なぜそれほどまでに運動は有益なのだろうか。また、運動をすれば長生きできるというほぼ世界共通のアドバイスに、ごくありふれた例外がある事実はどう考えたらよいのか。そこで例として、第二次世界大戦末期に生まれた、ドナルドという名の二人の男性が辿った運命について考えてみよう。名前は同じでも、二人の運動習慣はこれ以上ないほど異なっていた。

ドナルド・トランプについては紹介するまでもないだろう。一九四六年に裕福な両親のもとに生まれた彼は、その後、陸軍士官学校に送られ、そこではスポーツに参加せざるを得なかったと思われる。絶対禁酒家かつ非喫煙者ではあるものの、ジャンクフードや大きなステーキが大好きで、ダイエット・コーラをがぶ飲みし、睡眠時間は短く、ゴルフ以外の運動は一切しないことで有名だ。伝記作家によると、「トランプは、人間の体は電池のようなもので、エネルギーには限りがあり、運動はそれを消耗するだけだと考えていた。だから、トレーニングはしなかった」という。[3] トランプは中年になって体重が増え、コレステロールと血圧を下げる薬を処方された。だが、二〇一八年に公開された医学的証拠によると、血圧は正常範囲内（一一六／七〇）、コレステロール値も基準範囲内で、健康状態は良好ということだった。[4] 彼のことをどう思うかは人それぞれだが、少なくとも、数十年にわたって活発な運動を避けてきたのに、そのことが、七〇歳の時点で第四五代米国大統領になるのを妨げることはなかったのである。

一方、ドナルド・リッチーは、トランプより二年早く、大西洋の反対側のスコットランドで生まれた。子供のころから徒競走が好きで、十代に四四〇ヤード（約四〇二メートル）選手になったのを皮切りに徐々に距離を伸ばし、大人になってからウルトラマラソンのランナーになった。マラソンを物足りなく感じていた彼は、一九七七年に一〇〇マイル（約一六一キロ）を一一時間三〇分五一秒（一・六キロを七分弱で走るという驚異的なペース）で走破したのをはじめ、数々の世界記録を打ち立てた。さらには、咳風邪を引いていたにもかかわらず、スコットランド北端からイングランド南西端までの一三五八キロを、ほんの一〇日余りで走破したこともある。これは平均すると、毎日マラソンを三本以上走ったことになる。彼自身の計算によると、生涯に走り抜いた距離は、なんと三三万四七四四キロにも達したそうだ。[5] だがリッチーは五一歳になったとき、健康で体力のあるアスリートには無縁の病気である糖尿病を発症する。それは成人になってから発症した1型糖尿病で、インスリンを作る膵臓の細胞が自分自身の免疫系に破壊されるという稀なケースだった。それでも彼は走り続けた。五六歳のときの驚異的なレースでは、まったく休憩をとらずに二一九キロを二四時間で走破した。だがついには、レースをやめるときがきた。高血糖が原因で、頸動脈の閉塞、不整脈、高血圧、および複数の軽い脳卒中などからなる一連の心血管障害が引き起こされたからだ。リッチーは二〇一八年に七三歳でこの世を去った。

この二人のドナルドの対照的な医学的運命は、どう解釈したらよいのだろう？　運動が老化を遅らせて長生きの可能性を高めることはない、などと主張するのは馬鹿げたことだとしても、運動はアンチエイジングの万能薬として過大評価されているのだろうか？　ドナルド・トランプはただ運がよかっただけで、ドナルド・リッチーはたまたま運が悪かったのだろうか？　あるいは、ドナルド・リッチーは運動をしていなければ七三歳よりもっと早くに命を落とし、ドナルド・トランプは運動をしていれば、精神的にも肉体的にも、もっと健全な七十代を過ごせていたのだろうか?

もしかしたら、ドナルド・トランプにとっての運動は仕事なのかもしれない。大勢の人の前に立ち、身振り手振りを交えて演説するのは、激しい運動とはいえなくても身体活動であることには変わりないし、彼は歴史上のどのアメリカ大統領より長い時間をゴルフに費やしていた(移動にはゴルフカートを使っていたが)[6]。実際、トランプは、多くの人が引退する年齢をはるかに超えてアクティブに活動している。そして、もしアクティブな暮らしをやめる時期というようなものがあるとしたら、それは引退時なのではないだろうか? 六五歳を迎えるころには、のんびり暮らし、ゴルフコースに出かけ、ブリッジをしたり、釣りをしたり、クルーズ旅行に出かけたりして、リラックスするのが当然なのでは?

いや、専門家によると、そうではないようだ。専門家は、二人のドナルドのような例外は無視して、「若さの泉」には汗が流れているという山のような証拠に注意を払うように促す。さらに、その汗は年齢を重ねても流し続ける必要があるという。

加齢に対する運動の影響を調べた最も由緒ある長期研究の一つは、一九七〇年にダラスで始まった「クーパーセンター縦断研究」だ。研究を率いたケネス・クーパー博士は「エアロビクス」という言葉を作った人物でもある。この研究に基づく分析の一つに、三五歳以上の男性一万人と女性三〇〇〇人を追跡調査し、体力のある人はそうでない人に比べてより長く健康な人生を送れたかどうかを調べたものがあるのだが、果たして結果はその通りになった。年齢を調整した後(任意の一年間に死亡する可能性は、若年者よりも高齢者のほうが高いため)、最も体力のある男性と女性の死亡率は、最も体力のない人の約三分の一から四分の一だったのである[7]。さらに、当初は不健康だったものの、運動を始めて体力が向上した人たちのサブサンプルでは、運動せずに体力不足に留まった人たちに比べて、年齢調整後の死亡率が半減していた。[8] 健康には死なないこと以上の意味があるため、クーパーセンターの研究者たちは、数十年にわたって一万八〇〇〇人以上の健康な中年の人々を追跡調査し、どのような人が糖尿病やアルツハイマー病などの慢性疾患にかかったかを調べた。その結果、女性も男性も、より体力のある人では慢性疾患にかかる確率がほぼ半減し、たとえ病気にかかったとしても、発症するのは高齢になってからであることが判明した。[9] これらをはじめとする諸研究は「人は年を取るから遊ばなくなるのではない。人は遊ばなくなるから年を取るのだ」という格言に信ぴょう性を与える。

二人のドナルドの比較に話を戻すと、なぜ多くの人が、今紹介したような統計に無頓着であったり懐疑的であったりするのかがわかる。気の毒にも若くして亡くなったスポーツ選手や老齢まで生き延びた運動不足の人はざらにいるからだ。さらに、これまで本書で何度も主張してきたように、不必要な運動を避けている世界中の〝トランプたち〟は、ただ単に、人間が進化してきたとおりのことを（とりわけ年齢を重ねるにつれて）行なっているだけである。そして最後に、「運動は薬である」としても、身体活動はどのように、そしてなぜ身体の老化に影響を与えるのだろうか？　これまでの各章で見てきたように、これらの疑問に答えを出すには、欧米人だけを対象とした研究を超えて、進化人類学的な視点を取り入れる必要がある。また、そもそも人はなぜ年をとるのか、という古くからの問題にも取り組まなければならない。実は、人間の老化は独特なのだ。

長い歴史を通して見た老い

私の祖父母の思い出は、弟と私にふるまってくれた食べ物の話に満ちている。中でも、母方の祖母には最高点を捧げたい。彼女のスペシャリティは朝食だった。週末のこの最初の食事はコース料理のご馳走で、たいてい、半分に切ったグレープフルーツから始まり、ホットシリアル、そしてクリームチーズとスモークサーモンを挟んだベーグルへと続いた。父方の祖母はさほど料理好きではなかったが、私たちに会うときには必ず、砂糖を使わない祖母特製のオートミールクッキーを焼いて持ってきてくれた。祖父たちも食べ物については同じで、母方の祖父は日曜日の朝、最高のスモークサーモンを売るデリ、最上のホワイトフィッシュを売るデリ、さらに完璧なベーグルを売るデリ、とブルックリン中を車で走り回った。父方の祖父が私たちの家を訪れるときには、いつも巨大なサラミとダッチココアの缶をお土産に持ってきてくれた。

今思うと、私の祖父母は、人間の祖父母だけが何百万年ものあいだ行なってきたこと――孫に食べさせること――を、彼らなりのブルックリン・バージョンで行なっていたのである。このユニークな行動は、私たちの種が例外的に長寿であることと密接な関係がある。人間はふつう、繁殖可能な年齢を超えても生き続ける。動物界では、繁殖可能年齢が過ぎてから長い余命を持つことは稀だ。たとえばチンパンジーは、メスにとっては閉経してすぐあと、そしてオスにとっては子孫を残せなくなる年齢である五〇歳を超えて生き延びることはめったにない。[10] 子孫を残すことができなくなったとたんに死を迎えるのは、進化の観点からは理にかなっている。この段階で生物は、生物学者のピーター・メダワーが名付けた「自然選択の影」に入るからだ。[11] 理論的には、この恐ろしい影に包まれた個体は、生物学的にも進化論的にも退化する。なぜなら、自然選択はもはや、加齢という自然のプロセスを克服する必要がなくなるからだ。

幸いなことに、高齢の人間の状態は生物学的な退化からはほど遠い。人間の並外れた繁殖戦略が、いかにして自然選択の冷たい影から、少なくとも部分的に私たちを救ったのかを理解するために、類人猿のメスについて考えてみよう。ほとんど外部からの支援が得られない類人猿のメスが育てる幼い子供の数は、一度に一匹だけだ。たとえばチンパンジーの母親の場合、一日に採集できる食料は自分のカロリーと空腹の子供一匹のカロリーがやっと維持できる量なので、五〜六年に一回というペースでしか子供を産むことができない。子供が完全に離乳し自給自足できる年齢になって初めて、再び妊娠するのに十分なカロリーを手にすることができる。それとは対照的に、人間の狩猟採集民は、通常三年後に子供を離乳させたあと、再び妊娠する。その時点では、幼い子供はまだ自給自足したり自力で生活したりできないどころか、危険からも身を守れない。典型的な狩猟採集民の母親は、たとえば生後六カ月の乳児、四歳の幼児、そして八歳の子供を抱えている。母親は通常、一日に約二〇〇〇キロカロリー分の食料しか集められないため、そもそも二〇〇〇キロカロリーを超える自分自身のカロリーニーズを満たすことができないうえ、自力で採集できる年齢に達していない複数の子供のニーズも満たせない[12]。そこで助けが必要になる。

そうした女性に手を貸す人の中に、中高年の人々がいる。人類学者の研究によると、オーストラリアから南米までにわたる採集民の祖母、祖父、おば、おじや他の高齢者は、生涯にわたってアクティブに暮らし、毎日、自分が消費するカロリー以上のカロリーに見合う分の食料を採集・狩猟して、それを若い世代に提供している[13]。この余剰食料は、子供や孫、甥、姪に十分なカロリーを供給するほか、母親の仕事量を減らすのにも役立っている。高齢の狩猟採集民はまた、出産年齢が過ぎた後の二〇〜三〇年にわたって知識や知恵、技術を授けることによっても、若い世代を助けている。狩猟採集民は若くして死ぬと広く思われているのとは裏腹に、不安定な乳幼児期の最初の数年間を生き延びた狩猟採集民は、六八歳〜七八歳まで生きる可能性が高い[14]。これは、現在のアメリカ人の平均寿命（七六歳〜八一歳）とさほど変わらない。

狩猟採集民が、子供を産み終えた後も数十年にわたりアクティブな身体活動を続けているという証拠は、人間の老化の本質を理解するうえで重要だ。特に、世代間の協力——とりわけ食料の分配——という私たちのユニークなシステムは、メダワーの冷酷な影を先送りする。中高年の狩猟採集民は退化するどころか、子や孫を養い、育児をし、食物を加工し、専門知識を伝え、若い世代を助けることを通して、彼ら自身の繁殖成功度を高めているのだ。狩猟採集生活の真髄であるこの新奇な協力戦略が石器時代に登場して以来、自然選択には長寿を優遇するチャンスが生まれた。この説によると、自分の家族に手を差し伸べ、働き者で、長寿を促す遺伝子を持っていた祖父母は、より多くの子や孫に恵まれ、その結果、自分の遺伝子を受け継がせることができたことになる。[15] どうやら人間は、長い時間が経つうちに、寛大で役に立つ祖父母になるために長生きするよう選択されてきたようだ。[16] この考え方の一つのバージョンは、祖母が特に重要な役割を果たすことに敬意を表して「おばあさん仮説(grandmother hypothesis)」と呼ばれている。[17]

運動と加齢の関係を明らかにするため、私は、このおばあさん仮説から導かれる副次的な仮説を提唱し、それを「アクティブな祖父母仮説(active grandparent hypothesis)」と名付けた。この仮説では、人間の長寿は単に選択されただけでなく、老齢になっても適度に働き、できるだけ多くの子供や孫や若い親族が生き延びて繁栄できるように貢献することによって可能になったと考える。つまり、人間が五〇歳を超えて生きることのできる遺伝子(まだ発見されていない)が選択された可能性がある一方で、身体活動をするあいだじゅう体を修復・維持する遺伝子も選択された可能性があるということだ。その結果、老化を遅らせて寿命を延ばすメカニズムの多くは、とりわけ年を重ねるにつれ、身体活動によりスイッチが入る。言い換えれば、人間の健康と寿命は、身体活動により、そして身体活動のために延長されるのである。

アクティブな祖父母仮説を別の言い方で表すと、人類が長生きするように進化した理由は、高齢になってからフロリダに引退して、プールサイドに座り、ゴルフカートに乗って移動するためではなかったということだ。それとは逆に、石器時代に年をとるということは、歩いたり、掘ったり、運んだりといった身体活動をすることを意味した。その結果、自然選択は、これらの活動がもたらすストレスに対応して修復や維持のメカニズムを刺激するような体を備えた高齢者を優遇したのである。そして、当時の中高年の人間には、引退して楽しいときを過ごすような余裕は一切なかったため、身体活動によるストレスがないときに、これらのメカニズムを同じ程度にまで機能させるような強い選択圧は働かなかった。

石器時代の祖父母がどれだけ、どのような身体活動をしていたのかを垣間見るために、ここで再びハッザ族を訪れることにしよう。ハッザ族の祖母たちの典型的な仕事は、夜が明けてすぐに始まり、火の世話をしたり、子供たちの食事や身の回りの世話をしたりして数時間過ごす。その後祖母たちは、他の女性らと低木地帯に出かける。二歳以下の乳児はスリングで背中に背負い、六～七歳以上の子供たちも連れてゆく。ときには武装した男性一人や十代の少年数人が警備のために同行することもある。ハッザ族の主食である地下の根や塊茎の存在を示す蔓が見つかると、女性たちは腰を下ろして掘り始める。掘るのに適した場所を探すには、一時間近く歩き続けなければならないこともしょっちゅうだ。ハッザ族の主な道具は、杖ほどの太さの広葉樹の枝を尖らせ、先端を火で硬くした「掘り棒」だ。塊茎の多くは岩の下に隠れていてほじくり出さなければならないため、掘るのは大変な作業だが、女性たちはおしゃべりをしながら昼ごろまで作業を進める。通常、真昼になると休んで昼食をとるが、ハッザ族のほとんどの料理と同じく、塊茎をただ火にくべて数分焼いたものを、その場で食べるだけだ。昼食後も、さらに掘る作業を続け、やがて食べなかった分の塊茎をスリングに入れて家路につく。

ハッザ族の女性は全員掘る作業に加わるが、祖母たちが掘る量は母親たちより多い。その理由の一つは、授乳する必要がないうえ、幼い子供を世話する時間も母親より少なくてすむからだ。クリステン・ホークスらの測定によると、典型的なハッザ族の母親たちの採集時間は一日に約四時間だが、祖母たちは平均して一日に五～六時間採集作業を行なっているという[18]。日によっては、根茎を掘る時間を少なくし、ベリー類の採集により時間をかけることもあるが、概して祖母たちは母親たちより長時間働く。そして祖母たちが採集と食事の準備に毎日約七時間を費やすのと同じように、祖父たちもほぼ毎日、自分より若い男性たちと同じぐらい遠くに出かけて、狩猟を行なったり、蜂蜜やバオバブの実を採集したりしている。人類学者のフランク・マーロウは、「背の高いバオバブの樹から落下して絶命する可能性が最も高いのは高齢男性だ。なぜなら、高齢になっても蜂蜜を採ろうとするからである」と記している[19]。

　一日に何時間も根茎を掘るのに費やすことはおろか、木に登ったり、徒歩で動物を狩ったりする高齢のアメリカ人はどれほどいるだろうか？　そんな人は滅多にいないとしても、アメリカ人とハッザ族の歩行量を比較することはできる。数千人を対象にした調査によると、二一世紀のアメリカに暮らす一八歳から四〇歳までの平均的な女性の一日の歩数は五七五六歩（約三～五キロ）だが、年齢が上がるとともに急激に減少し、七十代になるとほぼ半減してしまう。七十代のアメリカ人の活動量が四十代の約半分になるのに対し、ハッザ族の女性は、一日にアメリカ人の約二倍歩き、年を重ねても歩数の減少幅はごくわずかだ[20]。実のところ、心拍数モニターの結果から、ハッザ族の高齢女性たちは日々、中～高強度の身体活動を、出産適齢期の女性たちより多く行なっていることが判明している[21]。想像してみてほしい——アメリカの高齢女性が子供や孫のために、一日八キロも延々と歩き、棚から商品を手に取るかわりに、石ころだらけの硬い地面を何時間も掘って、ようやくシリアルや冷凍グリンピース、フルーツロールアップス（アメリカの子供たちに人気のあるグミのような菓子）の箱を取り出す姿を。

当然のことながら、こうした重労働は高齢の狩猟採集民の健康を保っている。加齢に伴う体力の変化を示す最も信頼できる指標の一つは歩行速度だが、これは平均寿命とのあいだに強い相関関係がある。[22] 五〇歳以下の平均的なアメリカ人女性の歩行速度は毎秒三フィート（毎秒〇・九二メートル）で、六十代になると毎秒二フィート（毎秒〇・六七メートル）と大幅に遅くなる。[23] 一方、定年のない活動的なライフスタイルのおかげで、ハッザ族の女性の歩行速度には加齢による著しい低下が見られず、平均ペースは七十代になっても毎秒三・六フィート（毎秒一・一メートル）と高速だ。[24] 年配のハッザ族の祖母たちについてゆくのがやっとだった私は、彼女たちが猛暑の中でも安定した早足を維持していることの生き証人である。ハッザ族の高齢男性も俊足だ。

高齢の狩猟採集民は年齢を重ねても活発に活動するとはいえ、やはり老化は避けられない。研究者たちは、握力、腕立て伏せや懸垂の最大回数、五〇メートルダッシュのタイムなどを測定することにより、アフリカや南米の狩猟採集民における体力や健康に対する加齢の影響を数値化してきた。こうした〝ミニオリンピック〟によると、男性は二十代前半に運動能力のピークを迎えた後、六十代半ばまでに体力とスピードが二〇〜三〇％低下する。女性は男性より体力とスピードで劣るものの、年齢による衰えは少ない。アマゾンに暮らす採集部族のアチェ族では、女性の最大酸素摂取量（VO_2 max）のピーク値は成人になっても非常に高く、高齢者でも低下の兆候は見出されなかった。最大酸素摂取量は男性では低下するが、アチェ族の祖父たちの最大酸素摂取量は、六五歳になっても、四五歳のアメリカ人男性のそれをはるかに超えている。[25] 全体的に見て、狩猟採集民は、典型的な脱工業化社会に暮らす欧米人より高いレベルの体力と健康度を獲得し、これらの能力の低下速度も緩やかで、高齢になってもかなり活発に活動し続ける。採集民には、体を衰弱させる筋力低下の問題はないのだ。

アクティブな祖父母仮説は、「ニワトリが先か卵が先か」という古典的な問題を提起する。人間は若い世代を助けるアクティブな祖父母になるために老齢まで生きるのか、それとも、そもそも重労働をするから長生きするのか？　人間の長寿は身体活動の「結果」なのか、それとも、身体活動をアクティブに続けるための「適応」なのか？　さらには、狩猟採集生活をしていた私たちの祖先は、狩猟や採集ができなくなったとき、避けられない自然選択の影にどのように対処していたのだろうか？今日《こんにち》、一部の国には、高齢者を世話するための老人ホームや年金制度、公的な医療ケアシステムなどが備わっている。高齢の狩猟採集民は尊敬こそされるものの、食料が限られている中、長い距離を歩いたり、塊茎を掘ったり、蜂蜜を採ったり、荷物を持って帰ることができなくなると重荷になってしまう。つまり人間は、子供を産まなくなっても長生きできるように選択されたのだとしたら、それと同時に慢性的な障害を抱えた状態でそのような年月を過ごさないように選択されたと考えるのは道理にかなう。ダーウィン主義の観点から見た最良の戦略とは、長生きして活発に活動したあと、不活発になったらすぐ死ぬことだ。とはいえ、それよりさらに良い戦略は、加齢による劣化をそもそも避けることにある。[26]

老化の本質

私はときおり鏡を見ると、こちらを見つめている生え際が後退した白髪の人物に戸惑わされることがある。それでもありがたいことに、まだ見た目ほど老けてはいないと思うことはできる。加齢は避けられないものではあるが、加齢に伴う機能の低下は、年齢とさほど相関しない。むしろ老化は、食習慣や身体活動、放射線などの環境要因にも大きく影響されるため、進行を遅らせたり、ときには防いだり、部分的に押し戻したりすることさえ可能だ。加齢と老化の区別は一見明白に思えるが、この二つのプロセスは頻繁に混同される。年齢が進むにつれてより多くの症状が起きてくるものの、そのうち実際に年齢が原因で生じるものはごく一部だ。たとえば更年期障害は、年齢が進むに伴って卵巣内の卵子が枯渇するために起こる正常な加齢現象だが、一部の高齢者に見られる2型糖尿病は加齢そのものに起因しているのではなく、肥満や運動不足といった要因の悪影響が加齢につれて蓄積されるために起こる。

言い換えれば、老化には必然的でも普遍的でもない側面があるのだ[27]。年齢を重ねても、私たちすべてが高血圧になったり、認知症になったり、失禁したりするわけではない。また、動物種によっては老化を免れているように見受けられるものもある。ホッキョククジラ、ゾウガメ、ロブスター、リクガメ、そして一部の二枚貝は、数百年も生きて、繁殖し続けることができる（世界最長記録はミンという名の二枚貝だったが、皮肉にも、研究者が海から取り出した後、五〇七歳という年齢を確認するために殺してしまったのだった[28]）。ある種の動物や人間（運動をする人も含む）は、いかにして、そしてなぜ老化のスピードを遅らせることができるのだろうか？

機構面から見ると、老化とは、一連の不快なプロセスが細胞や組織、臓器にダメージを与えるために生じる現象だ。消耗性ダメージの不穏な原因の一つは、私たちを生かしている化学反応そのものにある。私たちが吸っている酸素は細胞内でエネルギーを発生させるが、その際、遊離した不対電子を持つ不安定な酸素分子を残す。この「活性酸素種」（「フリーラジカル」というチャーミングな名でも呼ばれている）は、他の分子から無差別に電子を奪って、その分子を「酸化」させてしまう。すると、電子を奪われた分子は、他の分子から電子を奪うことを余儀なくされるため、これが繰り返されて緩慢な連鎖反応が生じてゆく。酸化は、ゆっくりと着実に物を燃やしてゆく。金属を錆びさせたり、リンゴの果肉を褐色に変えたりするのと同様に、酸化はDNAを破壊し、動脈の壁に傷をつけ、酵素を不活性化し、タンパク質をズタズタにして、体中の細胞にダメージを与える。皮肉なことに、活性酸素種は酸素を使えば使うほど発生するため、酸素を大量に消費する激しい運動は、理論的に老化を促すことになる。

それに関連する老化の促進要素は、「ミトコンドリア機能障害」だ。ミトコンドリアは、細胞内にある微小な発電所のようなもので、酸素を使って燃料を燃やし、エネルギー（ATP）を生み出している。筋肉や肝臓、脳など、エネルギーに飢えている器官内の細胞には、何千個ものミトコンドリアが存在する。ミトコンドリアは独自のDNAを持っているため、細胞の機能を調節する役割も果たしており、糖尿病やがんなどの病気から身を守るタンパク質を生成している。[29] その一方で、ミトコンドリアは酸素を燃焼させて活性酸素種を発生させるため、それが放置されると自傷行為を引き起こしてしまう。そのため、ミトコンドリアが正常に機能しなくなったり、数が減ったりすると、老化や病気が引き起こされるのだ。[30]

生きていてエネルギーを使うことによるもう一つの自己破壊的な反応は、褐変《かっぺん》（厳密には「糖化」という）だ。褐変は、糖とタンパク質が熱により反応することで生じる。褐変は、パンやローストした肉などの調理食品に、褐色で香ばしい、おいしそうな見かけを与えるが、クッキーには良くても、腎臓にとっては悪い。こうした反応は組織を傷つけ、化合物（「終末糖化産物」）を生成して、血管を硬化させたり、肌にしわを刻んだり、眼の水晶体を硬くしたり、腎臓を詰まらせたりする。これらのダメージや他の種類の損傷は、炎症の引き金となる。

これまで見てきたように、免疫系は、病原体や運動による自傷行為などから体を守るために炎症を引き起こす。短く一気に起こる炎症は命を救ってくれるが、数カ月、数年と続く軽度の炎症は、徐々に体を攻撃するので有害だ。時間が経つにつれ、持続する慢性的な炎症の破壊的な悪影響は、脳内のニューロン、関節の軟骨、動脈壁、筋肉や脂肪細胞内のインスリン受容体などをはじめ、頭のてっぺんから足のつま先までの細胞や組織に蓄積されてゆく。

酸化、ミトコンドリア機能障害、突然変異、糖化、炎症ではまだ足りないとでもいうかのように、他にも多くのプロセスが細胞にダメージを与えて劣化させ、老化に一役買う。時間が経つにつれ、微小な分子が細胞内のＤＮＡに付着する。これらの、いわゆる「エピジェネティック（〝ゲノムの上に〟という意味）な修飾」は、特定の細胞内で、どの遺伝子が発現するかについて影響を与える。[31] エピジェネティックな修飾は、食習慣、ストレス、運動などの環境要因から一部影響を受けるため、年齢が高くなればなるほど蓄積されてゆく。[32] その大部分は無害であるとはいえ、どの年齢においても、より多くのエピジェネティックな修飾があればあるほど、死亡するリスクは高くなる。[33] その他の老化現象としては、細胞が損傷したタンパク質をリサイクルする能力を失う、[34] 栄養素を十分に感知・獲得できなくなる、[35] そして（可能性は低いが）染色体の末端がほどけないように保護している小さなキャップ（テロメア）が短くなりすぎて細胞分裂ができなくなる、といったことが挙げられる。[36]

この老化のメカニズムのリストを見て不安になった方がいたとしても、それはまさしく当然のことだ。これらのメカニズムは一丸となって、徐々に大惨事を引き起こしてゆく。プラークが蓄積された血管は、硬くなって目詰まりを起こす。細胞上の受容体はふさがれる。筋肉は活力を失う。ニューロンや他の重要な細胞の周りにはゴミが溜まる。脳細胞は死ぬ。膜は破れる。骨は弱まり、ひびが入る。腱や靭帯は擦り切れる。免疫系は感染症に抵抗できなくなる。これらや他の多くの形のダメージを修復しなければ、私たちの体は、走りすぎた車のように故障しやすくなってしまう。

それでも、希望はある。加齢と老化は切っても切れない関係にあるわけではない。なぜなら、程度の差こそあれ、これらの破壊的なプロセスの大部分は、予防したり遅らせたりすることができるし、それらにより引き起されたダメージも修復可能であるからだ。たとえば酸化は、活性酸素種と結合して無害化する抗酸化物質によって阻止することができる。ビタミンCやビタミンEのような一部の抗酸化物質は食物から摂取しなければならないが、私たちの体は他の抗酸化物質を豊富に合成している。同様に、ミトコンドリアは再生することができるし、糖化産物の一部も、これらの化合物を捕捉したり分解したりする酵素によって修復できる。[37]炎症は白血球や筋肉が産生する抗炎症性タンパク質によって止められるし、テロメアも長くすることができ、DNAも修復可能で、細胞も自らを回復したり、何十もの機能を修復させたりするように誘導することができる。実のところ、ほぼすべての組織における老化の原因は（眼の水晶体の硬化などの、わずかなまぶしい例外を除いて）、何らかのメカニズムで対抗、修正、予防することが可能なのだ。

だが、人体に備わっている山のようなアンチエイジングのメカニズムは、ある難問を提起する。すでに見てきたように、人間は大部分の動物より長生きするよう自然選択されてきたにもかかわらず、なぜもっと早く、もっと頻繁にそれらのメカニズムを利用して老化を遅らせ、有用な祖父母をさらに長く健康に保とうとしないのか？

進化生物学者は何世代にもわたってこの疑問に取り組んできたが、経過をはしょって結論だけを述べると、年齢を重ねるごとに自然選択の影響が弱まっていくからだ、というのが、ずば抜けて最良の説明だ。[38]病気、捕食者、悪天候、そして他の自然の残酷な現象（生物学者が婉曲的に「外因性死亡率」と呼ぶもの）により、高齢者の人口は必然的に少なくなる。その結果、自然選択は、高齢者の延命や修復を促進する遺伝子にあまり強く作用しなくなる。そのため、いくら中高年が若い世代を助けることによりメダワーの「自然選択の影」を先送りしたとしても、年を取れば取るほど、自然選択は加齢に伴う消耗現象の蓄積に対抗しようとしなくなるのだ。[39] 好むと好まざるとにかかわらず、「影」はやがて訪れる。だが幸いなことに、その時期と深刻さについては、身体活動により遅らせたり減らしたりすることが可能だ。

「コストのかかる修復」仮説

一九六〇年代の半ば、ダラスにいた生理学者チームが、座りがちな生活と運動を行なう生活が健康に与える影響を比較するため、健康な二〇歳の若者五人を雇い、三週間の寝たきり生活をさせた後に、八週間の集中的な運動プログラムに参加させた。ベッドでの寝たきり生活のダメージは甚大だった。ようやくベッドから起き上がることを許されたとき、被験者の体は、多くの指標において四十代の体に類似していた。すなわち、実験前より太り、血圧もコレステロール値も上がり、筋肉量は減り、体力も低下していたのである。[40] だが、その後の八週間の運動は、衰えた体を元に戻しただけでなく、総合的に向上させた場合さえあった。主任研究者のベングト・サルティンがこの実験から得た教訓は、シンプルなものだった――「人間は体を動かすようにできている」である。やがて時は流れ、加齢が運動不足の結果に与える影響を評価しようと考えた研究者たちは、三〇年経った時点で、五人の元被験者たちの再調査を行なうという名案を思いついた。

三〇年に及ぶ典型的なアメリカン・ライフスタイルは、被験者たちに寛大ではなかった。それぞれ約二三キロ太り、血圧は上がり、心臓も弱まり、多くの点で健康状態が悪化していた。だが、彼らは六カ月間のウォーキング、サイクリング、ジョギングからなるプログラムを通して三〇年間の座りがちな生活の影響を元に戻す実験に参加することに同意した。幸運にも、人生の後半に行なったこの二回目の運動は、被験者たちの体重を約四・五キロ減らしただけでなく、最も驚いたことに、心臓血管機能の衰えをほぼ回復させることになったのである。六カ月間にわたり中強度の運動を続けた結果、平均的な被験者の血圧、安静時心拍数、心拍出量は、二〇歳の頃のレベルに戻ったのだった。[41] 運動のアンチエイジング効果は、他の多くの研究でも確認されている。[42] だが、なぜそうなるのかを説明した研究はほとんどない。

運動が、徐々に進行する健康状態の悪化を遅らせたり、ときにはそれを押し戻したりする理由として最もよく与えられる説明は、身体活動が、老化を促進する悪材料を防いだり改善したりする、というものだ。そうした悪材料のトップを飾るのが脂肪である。運動は炎症や他の問題の主な原因となる余分な脂肪、とりわけ内臓脂肪の蓄積を防ぎ、ときには元の状態に戻すことさえある。また、徐々に動脈硬化を進めたり、タンパク質を損傷したり、体の機能を台無しにしたりする糖分、脂肪、不健康なコレステロールの血中濃度も、運動すると低下する。さらには、前述した「ダラス・ベッドレスト・アンド・トレーニング研究」をはじめとする研究結果が示しているように、運動には、心血管機能を向上させ、ストレスホルモンのレベルを下げ、代謝を活発にし、骨を強くするなどの効果がある。だが、このような健康に対する運動の有益な影響は、身体活動がどのように老化に立ち向かうかを説明してくれても、なぜ効果があるのかは説明してはくれない。なぜ身体活動が、機能を維持し、加齢に伴って蓄積される損傷の一部を修復する何十ものプロセスを活性化するのかを理解するには、私が「コストのかかる修復仮説」と名付けた理論を検討する必要がある。

この理論を紹介するために、私の妻がいつもの土曜日に、ジムでハードな運動を行なったときに起きたことを（本人の許可を得たうえで、図27を使って）辿ってみよう。図27は、横軸に時間を、縦軸に消費カロリーをプロットしたもので、彼女の総エネルギー消費量（TEE）を、安静時代謝に使っ

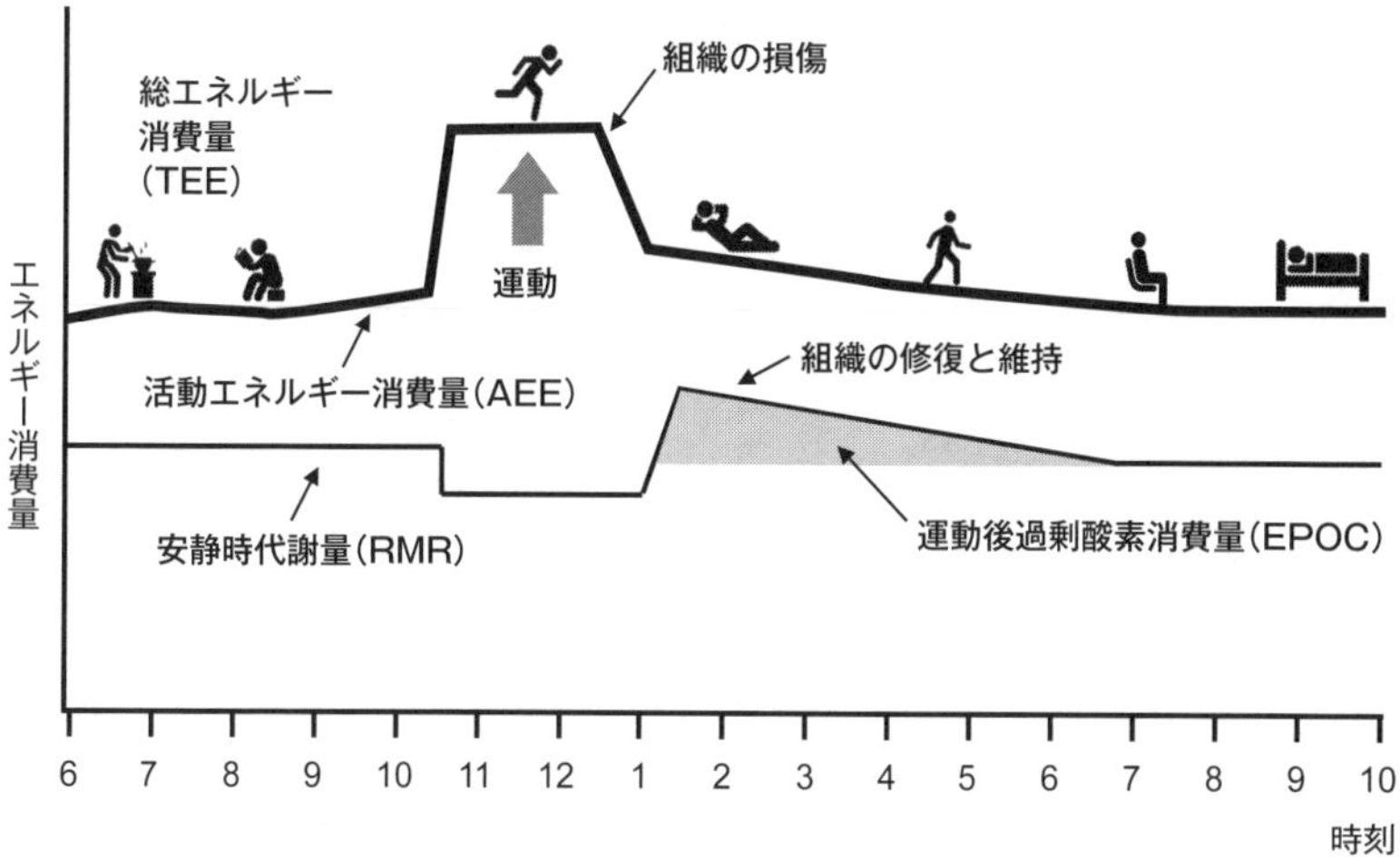

図 27　コストのかかる修復仮説。一日の時間の経過に沿って総エネルギー消費量（TEE）、安静時代謝量（RMR）、活動エネルギー消費量（AEE）を表したグラフで、一日を通して、エネルギーの使用が、運動前、運動中、運動後にどのように変化するかを示している。AEE は、運動前には低く、運動中に上昇し、その後、再び下降する。だが RMR は、運動後に身体が回復し、エネルギーを補給し、ダメージを修復するあいだの数時間、上昇したまま留まることがある。

たカロリー（ＲＭＲ）と活動に使ったカロリー（すなわち活動エネルギー消費量、ＡＥＥ）とに分けてある。ご覧のとおり、その日の最初の数時間、妻は座っているか、軽い身体活動をしていた。そして、午前一〇時にジムに行き、強度の有酸素運動を四五分間した後、ウェイトトレーニングを四五分間行なった。当然のことながら、妻のＡＥＥは九〇分間の運動中に急上昇し、運動後は、疲れただけでなく、少し痛みも感じていた。だが重要なことに、運動をやめても、ＲＭＲはすぐには元に戻らず、むしろ、数時間にわたってわずかに上昇したままになったのである。この状態は、専門用語で「運動後過剰酸素消費量（ＥＰＯＣ）」、一般的に「アフターバーン」と呼ばれるものだ。

　アフターバーンは、身体活動がなぜ、

どうやって老化を遅らせるのかを説明するものになるかもしれない。重要なのは、妻の運動はカロリー面でコストがかかるものだっただけでなく、生理学的にも高いストレスがかかっていたことだ。有酸素運動とウェイトトレーニングを必死にこなすうちに、彼女の体は「闘争と逃走」のシステムにより、コルチゾールやエピネフリンなどのストレス関連ホルモンを分泌して、心臓の動きを速め、蓄えていたエネルギーを放出した。筋肉が急速にカロリーを消費するにつれ、細胞の機能を低下させる老廃物が大量に排出され、ミトコンドリアからも有害な活性酸素が大量に排出されて、体中のDNAや他の分子を損傷した。そして、さらに追い打ちをかけるように、重いウェイトを持ち上げた際に激しく動いた筋肉に微小な傷ができた。結局のところ、妻が行なった激しい運動は、不快感に加えて、短期的なダメージまでもたらしたのだ。

これほど破壊的な運動が、なぜ健康に役立つのだろうか？　一つの説明は、運動を終了したあとの妻の体は、運動で被ったダメージの修復に向かい、運動していなかったときに蓄積されてきたダメージの一部までをも修復した、というものだ。その結果彼女は、多くの組織を以前の状態に回復させることができたことになる。これらの修復・維持反応のうち「休息と消化」システムは、心拍数を緩やかにし、コルチゾールのレベルを低下させ、使われなかったエネルギーを筋肉や脂肪細胞に戻すことにより、エネルギー貯蔵量を補完した。また、運動による組織の損傷に対処するため、彼女の体は、最初に炎症反応を起こし、その後に抗炎症反応を起こした。さらには、ミトコンドリアから放出された活性酸素は、強力な抗酸化物質が大量に生成されて除去された。さらには、細胞から老廃物を除去し、DNAの変異や損傷したタンパク質やエピジェネティックな修飾を修復し、骨のひび割れを修復し、ミトコンドリアを交換したり追加したりすることを可能にする多くのプロセスにスイッチが入った[43]。これらの維持・修復プロセスには、運動ほどコストがかからないが、それでもカロリーを必要とするため、妻の体ではしばらくの間、安静時代謝率がごくわずかに上昇した。研究によると、身体活動の強度と期間に応じて、アフターバーンは二時間から二日間続くという。[44]

運動はほとんどの構造を回復させるが（生物学者はこれを「ホメオスタシス（恒常性）」と呼ぶ）、場合によっては、以前よりさらに良い状態にすることもある（これを「アロスタシス（動的適応能）」と呼ぶ）。たとえば、激しい運動は、骨や筋肉の強度を増し、血液中のグルコースを取り込む細胞の能力を高め、筋肉中のミトコンドリアの増強・入れ替えを行なわせる。さらに、修復メカニズムが運動によるダメージを超えて働き、総合的な利益をもたらすこともある。ちょうど、キッチンの床に何かをこぼしたときに、よく磨いたら床全体がきれいになったというようなものだ。他の効果として、身体活動は当初、とりわけ筋肉を介して炎症を引き起こすが、その後筋肉は、さらに強力で持続的かつ広範な抗炎症反応を起こすようになるため、長期的な効果として、患部の筋肉だけでなく他の部位でも炎症が抑えられるようになる。[45]そのため、身体的にアクティブな人々の炎症におけるベースライン値は、そうでない人たちより低い傾向にある。さらに、運動をすると、体内で必要以上の抗酸化物質が生成されるため、酸化ストレスのレベルが低下する。[46]また、運動は細胞に損傷したタンパク質を除去させ、テロメアを長くし、ＤＮＡを修復するほか、多くの恩恵をもたらす。このように、運動による軽度の生理学的ストレスは修復反応を引き起こして、「ホルミシス（閾下《いきか》増進効果）」として知られる全般的な効果をもたらすのだ。[47]

もしあなたが、起業家だったり、運動が大嫌いだったり、その両方だったりしたら、運動がもたらす有益な反応のことを知って閃いたかもしれない。面倒で不快な運動をわざわざやる代わりに、もっと簡単に、できれば消耗品のような形で、同じような維持や修復のメカニズムを作動させることができないだろうか、と。[48]錠剤やカプセルを飲むのはどうだろう？　汗をかくようなことをしなくても、抗酸化レベルを増強してくれるビタミンC、E、ベータカロチン、炎症と戦ってくれるウコン、オメガ3脂肪酸、ポリフェノールなどが入ったカプセルを買うことは可能だ。これらや他の特効薬は、医師や科学者のお墨付きを得て販売されることもある。ノーベル賞を二度も受賞したライナス・ポーリングは、*How to Live Longer and Feel Better*（元気に長生きする方法）（邦訳タイトルは『ポーリング博士の快適長寿学』）という謙虚なタイトルの本を書き、ビタミンCを大量に摂取すれば二〇～三〇年は長生きできると主張した[49]。

ポーリングは優秀な化学者だったが、彼が提唱したビタミンC摂取法はインチキ療法だった。抗酸化物質の錠剤を飲んでも、運動による老化防止の代わりにはならないという事実は、何十もの研究で証明されている。二〇〇七年に発表された包括的なレビューでは、ビタミンCのような一般的に処方される抗酸化剤とプラセボの効果を比較した六八の臨床試験（研究対象者は計二三万人以上に及んだ）が精査された。その結果、三～四件の研究がわずかな効果を報告していたが、残りの研究は抗酸化剤には効果がないと結論付け、死亡リスクを高めると報告していた研究まであった[50]。

さらに追い打ちをかけるように、その後の研究で、抗酸化剤と運動を組み合わせると、かえって害になる場合があるという結果が報告された。この衝撃的な結論は、二〇〇九年にマイケル・リストーが行なった画期的な実験に基づいて導かれたものである。リストーの研究チームは、様々な体力レベルの健康な若い男性四〇人に、四週間にわたって監督下で運動をしてもらった。半分の被験者はビタミンCとEを大量に投与され、もう半分の被験者はプラセボを投与された。運動の前後に筋生検を行なったところ、予想通り、運動は多くの酸化ストレスを引き起こしたが、抗酸化剤を投与された人は体内で生成される抗酸化剤の量が少なかったため、より多くの酸化ダメージを受けていたのだった[51]。抗酸化剤が体の正常な抗ストレス反応を抑制した理由はおそらく、体の健康を促進する抗酸化防御機構を作動させるには、運動による酸化的損傷そのものが必要であるからだろう。同じように、運動中に炭水化物をたくさん食べると、体の抗炎症反応が低下する可能性がある。[52]

運動効果を模した製品を使って体を甘やかすことに代わる手段は、体を動かさないで苦しみを味わうことだ。このような「痛みなくして得るものなし」的哲学は、老化を遠ざけるとされる多種多様な苦行を生み出してきた（それに付随する利点は、美徳のオーラが得られることである）。人々は長寿を願って、冷水を浴びたり、カロリーを制限したり、長時間食べないで我慢したり、炭水化物を避けたり、スパイシーな食べ物で消化管を焼いたりしている。[53] これらの戦略の中にはまぎれもなく疑わしいものもあり、断続的断食（インターミッテント・ファスティング）を除き、人間の寿命を延ばす方法として確かな証拠に裏付けられたものはまだない。[54]

では、なぜ定期的な運動は、老化を遅らせ、寿命を延ばすための最良の手段なのだろうか？コストのかかる修復仮説を思い出そう。この仮説によると、エネルギー供給が限られている生物（最近まで大部分の人間もそうだった）は、限りあるカロリーを繁殖、移動、体の維持のいずれかに割り当てなければならない。だが、自然選択が究極的に重視するのは繁殖だけだ。その結果、私たちの体は、コストのかかる維持や修復にできるだけエネルギーを使わないように進化してきた。そのため、身体活動はダメージと回復のサイクルを引き起こすものの、自然選択が優遇するのは、抗酸化物質の生成、免疫系の強化、筋肉の肥大化と修復、骨の修復などに過不足なくエネルギーを割り当てられる個体である。問題は、ギリギリのレベルかつ適切なタイミングで、適切な部位において、身体活動によるダメージのメンテナンスと修復ができるかどうか、だ。

この問題における進化のケチケチした解決策は、需要に能力を一致させるというものである。この場合の需要とは、身体活動が引き起こしたストレスであり、特に動脈を硬化させたり、遺伝子を変異させたり、細胞を汚したりする活性酸素種や他の有害なプロセスを指す。一方能力とは、生存や繁殖に必要な機能を十分かつ効果的に働かせるために安定した体内環境を維持する能力であり、多くの場合、これは修復によって維持される。そして重要なのは、身体活動によってスイッチが入る維持・修復メカニズムは、年齢を重ねても機能しなくなるわけではないことだ。反応が鈍くなるメカニズムもあるとはいえ、それらはコツコツ働き続け、繁殖適齢期を過ぎた個体でも、老化の到来を遅らせたり、そのスピードを遅くさせたりすることができる。

だが残念ながら、この素晴らしいシステムには、一つ大きな欠点がある。どうやら私たちは、定期的な運動をしない限り、これらの維持・修復反応のスイッチが効果的にオンになるようには進化してこなかったらしい。これまで見てきたように、石器時代には、何時間も歩いたり、走ったり、掘ったり、登ったりすることをはじめ、肉体労働を免れられる人はほとんどいなかった。祖父母についてはとりわけそうだ。どの時代の狩猟採集民も、自らの生活様式が突きつける要求に応じて、ほぼ毎日、体の自然な修復メカニズムを刺激していたことだろう。人類が、ダイエットしたり、時差ボケに対処したりするようには進化してこなかったように、私たちは身体活動をしない状態で、しているときと同じ程度に多くの老化現象に対処するようには進化してこなかったのである。したがって、定期的に体を動かさないことは、老化を早め、年を取るにつれてミスマッチの状況をもたらすのだ。

とはいえもちろん、もしあなたがドナルド・トランプだったり、マラソンに参加したりジムでバーベルを挙げたりすることはおろか、一日一万歩さえ歩かないにもかかわらず無事高齢期を迎えた何百万人もの一人だったら、その限りではない。運動を回避しているにもかかわらず、明らかに健康を享受している高齢者が増えている事実は、運動の長期的な効果は誇張だと示唆するものなのだろうか？

有病状態の拡大と圧縮

私が通っていた高校では、一学期間、体育実技の代わりとして保健体育の授業が必修になっていた。ロープを登ったりバスケットボールをしたりする代わりに、私たちは体育館の地下にある薄汚い教室に送られ、太った赤ら顔の教師が、両手の親指をサスペンダーの下に挟んで教室内を歩き回りながら健康について大声で垂れる講義を聞かされた。この教師の授業の内容は、「マリファナを吸っているかどうかは耳たぶを見ればわかる」、そして「肺がんになった喫煙者の九〇％は死ぬ」と断言したこと以外、何も覚えていない。ある生意気な生徒（私ではない）が「肺がんになった人は、結局みな死ぬのではありませんか」と質問すると、教師は「いや、死ぬのは九〇％だけだ」と大声で言い返した。そして衝撃的なある日、授業に出た私たちは、代理教師から、保健の先生は心臓発作で亡くなったと聞かされたのだった――こうして彼は意図せずに教えを残すことになったのである。

人はみな、何らかの理由で死ぬ。本章における私の議論を懐疑的に読んできた人たちがおそらく感じているように（そうあって当然だが）、節度ある食生活を送り、必要とされることをすべてきちんと行なっている活動的な人々でも、その例にもれることはない。実際、今日《こんにち》では、運動が奨励されているにもかかわらず、より多くのドナルド・トランプまがいの身体的に不活発な人々が、以前より健康を享受して長生きしている。

この難問について考えるために、死（死亡率）と病気（有病率）の確率的な関係を詳しく見てみよう。老化に関する統計では、健康寿命（病気にならずに健康でいられる期間）を一切考慮せずに、寿命だけに焦点を当てていることがあまりにも多い。寿命と健康寿命の双方を比べる有益な方法の一つは、図28に示すように、縦軸に機能的能力（健康の指標）を、横軸に時間をとってグラフ化してみることだ。全般的に健康な人は、ときおり一過性の病気にかかることはあっても、ほとんどの期間にわたり、ほぼ一〇〇％の機能的能力を維持している。そして、ある時点で加齢に伴う老化が始まり、重篤な病気のために機能的能力が低下して、究極的に死に至る。

おそらく、乳幼児期を生き延びた狩猟採集民の典型的な健康寿命と寿命は、何千世代にもわたって、図28の上のグラフに見られるようなものだったと思われる。このグラフは、狩猟採集民を対象とした医学調査に基づいて作成されたもので、死因のほとんどは、呼吸器系疾患や感染症、暴力、事故などであり、長期にわたる非感染性の慢性疾患の発生率は比較的低かった。[55]これらや他のデータによると、高齢の狩猟採集民の約三分の二は、七十代で迎えることが最も多い死の直前まで高い機能的能力を維持し、有病率も低い。そのため、彼らの健康寿命と寿命は非常によく似たものになる。

公衆衛生と医学の進歩は、健康寿命と寿命を良い方にも悪い方にも変化させてきたが、図28の下のグラフにはそのことがよく表れている。悪い方について言うと、今日では感染症の予防と治療が目覚ましく進歩したにもかかわらず、多くの人が慢性的な非感染性疾患にかかり、死に至るまで何年間も病に悩まされている。医学用語では、死に至るまでの有病期間が延びることを「有病状態の拡大」と呼ぶ。欧米化した生活を送る人々の中には、心臓病、2型糖尿病、アルツハイマー病、慢性呼吸器疾患などの病気を長く患って死を迎える人が多い。また、変形性関節症、骨粗鬆症、様々な自己免疫疾患などに苦しむ人も少なくない。[56]六五歳以上のアメリカ人の少なくとも五人に一人の健康状態は、「あまりよくない」か「よくない」だ。このように有病率が高いにもかかわらず、私たちは農耕民だった祖先よりはるかに長く、そして狩猟採集民より少し長く生きている。二〇一八年におけるアメリカ人の平均寿命は七八歳で、これは一〇〇年前に比べるとおよそ二倍だ。[57]

このように、人々の主な死因が感染症から慢性疾患へと移行し、それにより有病率が拡大するけれ

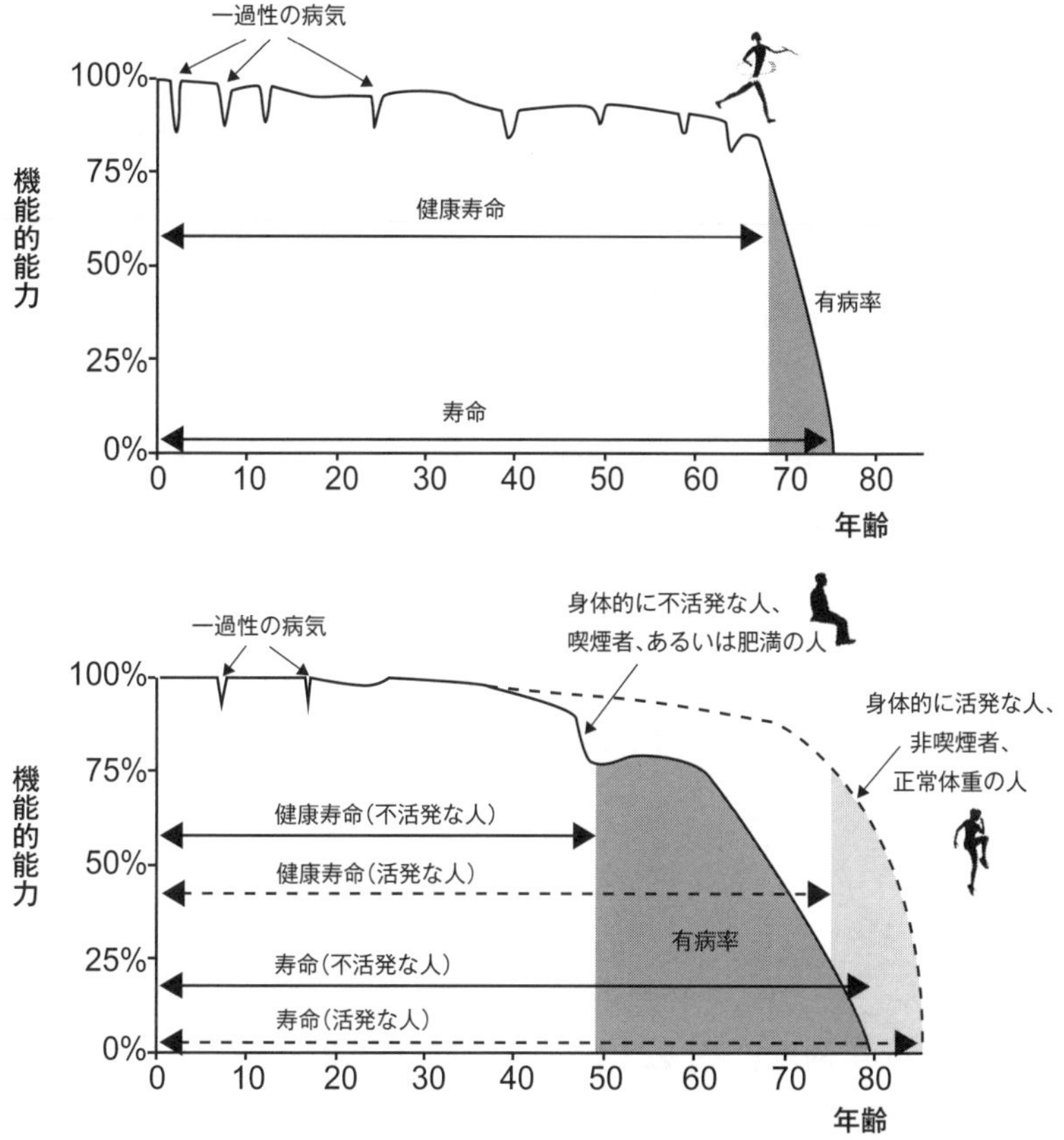

図28　身体活動は、寿命（死亡率）より健康寿命（有病率）に影響を与えることを示す図。狩猟採集民（上）と、先進国に暮らす、身体的に活発な人と不活発な人（下）の典型的な健康寿命と寿命の比較。

ども、長生きする人が増えることを「疫学転換」と呼び、医学の進歩として大いにもてはやされている。若い時に天然痘ですぐに死ななかったために、高齢になってから心臓病でゆっくり死ぬことができるのは幸運ではないか、というのだ。だが、この考え方は間違っている。

私は前著『人体六〇〇万年史』で、今日、私たちの命をゆっくりと奪っている病気の多くは「ミスマッチ病」であり、その原因は、私たちの体が、喫煙、肥満、運動不足といった現代の環境条件に不完全あるいは不十分にしか適応していないためであると論じた。[58] これらの病気は中年になってから発症する傾向があるため、通常、加齢に伴う疾患に分類されるが、加齢が原因ではないし、加齢の必然的な結果であると考えるべきでもない。これらの病気にかかることなく老年期を過ごす人はたくさんいるうえ、狩猟採集民の高齢者や自給自足社会に暮らす高齢者がこうした病気にかかることはほとんどないからだ。

いわゆる老人病の多くが予防可能であるとすれば、人生の終わりに徐々に衰えて死んでゆくという状況は不可避ではないことになる。スタンフォード大学医学部のジェイムズ・フリース教授は、予防医学を通した「有病率の圧縮」により、人々がより長く健康でいられるようになることを有名な研究で示した。当初フリースは、二三〇〇人を超えるペンシルベニア大学の卒業生を対象に、寿命、障害、および病気の三つの危険因子（高体重、喫煙、運動不足）を測定した大規模研究に基づいて自説を展開した。予想通り、二つ以上の危険因子を持っていた卒業生は、危険因子を一つ持つ卒業生あるいはまったく持たない卒業生に比べて、三・六～三・九年早く死亡していた。おそらく、もっと衝撃的だったのは、彼らの死亡前の障害期間が五・八～八・三年長かったことだろう。[59] 端的に言うと、不健康なライフスタイルは、死亡率よりも有病率に二倍の悪影響を与えていたのだ。

図28の下のグラフに示すフリースの有病率圧縮モデルは、身体活動が老化に与える影響を考えるう

えで役に立つ。一言で言えば、持続する身体的不活発状態、喫煙習慣、過剰な体脂肪が、工業化・欧米化された文化圏に暮らす大部分の人を死に至らしめる主な病気の有病率と罹患期間に影響を与える三大要因なのだ[60]。アメリカ人の死亡証明書の三分の二には、心臓病、がん、脳卒中が死因として記されているが、これらの疾患の根底にある原因は十中八九、喫煙、肥満、身体活動の不足である。

身体活動が不足している人は太っていることが多く、喫煙者であることもあるため、有病率と死亡率に身体活動が与えている影響だけを取り出すのは難しい。それを可能にする試みの一つが、再びジェイムズ・フリースが行なった「スタンフォード・ランナーズ研究」だった。一九八四年、フリースと彼の学生たちは、アマチュア・ランニング・クラブの五〇〇人を超える会員と、健康だが身体活動をしていない四〇〇人を超える対照群の調査を始めた。当時、被験者はみな五〇歳以上の健康な人たちで、喫煙者はわずか、深酒をする人もおらず、肥満体の人はゼロだった。その後二一年間、フリースらは、各被験者の身体活動習慣を根気よく追跡し、毎年、歩行、着替え、日常生活などの機能を測定する障害調査票を送り、全死亡例について、その発生年と原因を記録した。

フリースらは結果を手にするのに二〇年も待たなければならなかったが、本書の読者は、図29に私がまとめたグラフで即座に結果を見ることができる。この図は慎重な検討に値するものだ。上のグラフは、ランナーと非ランナーの、生存している確率を年度ごとに示したもので、下のグラフは障害を抱える確率を年度ごとに示している。見てわかるように、健康的な非ランナーではランナーに比べて、年を追うごとに死亡する確率が急激に増加し、研究終了時には、その年に死亡する確率が約三倍になっていた。死因について言えば、非ランナーは、心臓病で死亡する確率が二倍以上、がんで死亡する確率が約二倍、神経疾患で死亡する確率が約二倍だった。

さらには、肺炎などの感染症による死亡率も一〇倍以上になっていた。同じくらい重要なのは、下

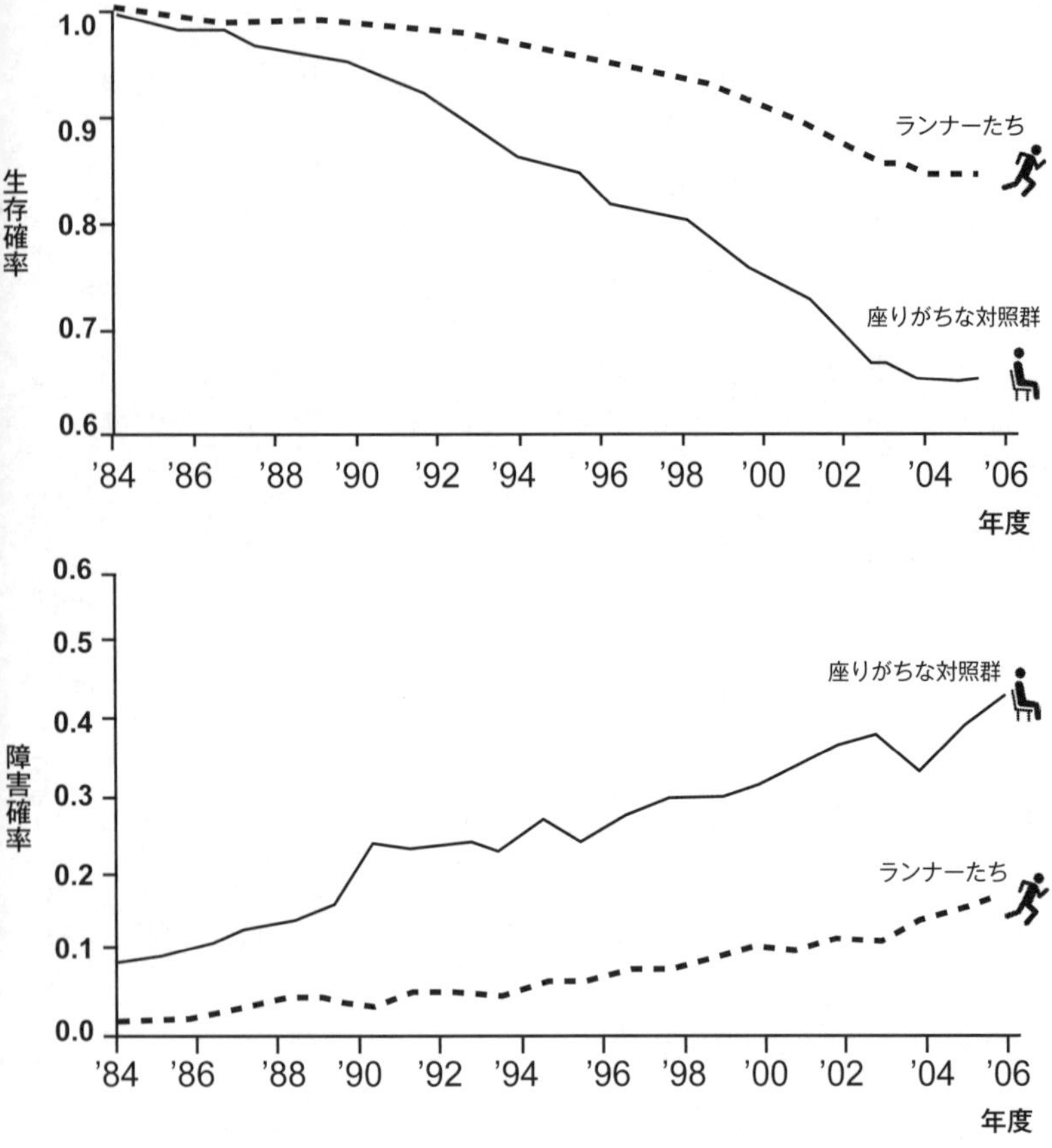

図29　スタンフォード・ランナーズ・スタディ。この研究は、1984年の時点で50歳を超えていたアマチュアランナーたちの各年度に生存している確率（上）と障害を持つ確率（下）を、健康だが座りがちな対照群と20年以上にわたって比較したもの。20年以上経過した時点で、ランナーの生存率は20％高く、障害率は50％少なかった。（以下の論文の著者から許可を得て部分修正してある。Chakravarty, E. F., et al.[2008], Reduced disability and mortality among aging runners: a 21-year longitudinal study. *Archives of Internal Medicine* 168:1638–46）

の図に示した障害スコアでわかるとおり、非ランナーはランナーの二倍の速さで機能的能力を失っていたことだ。研究終了時には障害スコアがランナーの二倍以上になっており、ランナーの体は、非ランナーの体より、およそ一五歳若かったことになる。要するに、ランニングは有病率を圧縮させ、ひいては寿命も延ばすことになったのである。

ヒポクラテスも予想したであろうことに、類似の結果は、身体活動が有病率や死亡率に与える影響について調べた他の多くの研究でも得られている。[61] だが、そうだとしても、身体活動が確実な「若さの泉」であるわけではないし、老化自体を防ぐことで死を遅らせているわけではないことも思い出してほしい。そうではなく、身体活動は、高齢期に健康でいられるチャンスを高める一連のメカニズムを発動させるのだ。そしてこれらのメカニズムが老化を遅らせ、時間の経過とともに死亡率を高める多くの慢性疾患を防ぐのである。この論理は、世界中のドナルド・トランプたちが座りっぱなしで太っていても早死にしない理由を説明する上で、次の三つの極めて重要な洞察をもたらす。

まず、最も基本的なことだが、私が引用してきた死亡率や有病率の統計値は「確率」だ。節度のある食習慣や運動をしていても、長寿や健康が保証されるわけではなく、単に病気にかかるリスクが低減されるだけである。同様に、喫煙者は肺がんになるリスクが高く、不健康な人や肥満の人は心臓病や糖尿病になる可能性が高いとはいえ、そうならない人もたくさんいる。

第二に、医療の進歩は、罹患率と死亡率の関係を変えつつある。[62] 糖尿病、心臓病、一部のがんなどの病気は、もはやただちに死を意味するものではなくなり、血糖値をコントロールしたり、有害なコレステロールの値を下げたり、血圧を下げたり、突然変異した細胞を攻撃する薬などによって、治療したり何年も抑え込んだりすることができるようになった。たとえば、ドナルド・トランプの場合、正常だとして公表された血圧やコレステロールの値は、おそらくこれらの危険因子を下げるために服用している薬の効果を反映したものだろう。[63]

最後に、病気になる確率には複雑な環境要因や遺伝要因が絡んでいるため、因果関係を解明するのは難しいということがある。双子の研究によると、八〇歳までの寿命の長短のうち、遺伝子で説明がつくのは約二〇％にすぎない。だが、八〇歳まで生きることができれば、その人が百寿者になれるかどうかについては、遺伝子がより大きな役割を果たすことになる。[64]とはいえ、遺伝子が病気にかかるうえで重要な働きをしていないわけではない。遺伝子の変異は、冠動脈疾患、不整脈、２型糖尿病、炎症性腸疾患、アルツハイマー病など多くの慢性疾患に影響を与える。[65]だが、これらのケースで弾丸の装塡を助けるのは遺伝子だとはいえ、引き金を引くのは環境だ。また、これらの病気の大部分の背後にある遺伝子は稀で、影響も小さい傾向にある。私は心臓病になるリスクを高める遺伝子を何百個も受け継いでいるかもしれないが、私が病気になることにおける個々の遺伝子の関与度はほぼ測定不能なほど小さい。

私たちを元気で生かしておくための医学の進歩には目覚ましいものがあるが、年齢を重ねても健康でいるための最良のアドバイスは、事実上何世紀も変わっていない。すなわち、タバコは吸わない、太らない、節度ある飲食をする、そしてもちろん、体を動かし続けることだ。そのため、これから後の章では、どのような運動をどれだけすれば、修復と維持のメカニズムを刺激することができるのかについて、より詳しく見てゆこう。その結果、運がよければ、私たちはアクティブな祖父母、いや、アクティブな曽祖父母にさえなれるかもしれない。

曾祖母になることを強く望んでいた妻の祖母は、私たちが結婚前でも子供を作れるようにと、一〇〇〇ドルを差し出してくれた。私たちはその申し出を丁重に断り、その代わり早めに結婚して、やがて娘を授かり、彼女が九三歳で大往生を遂げる前に、多くの喜びを与えることができた。もし私の義理の祖母が狩猟採集民だったら、おそらく塊茎や木の実を差し出してくれていたことだろう。孫やひ孫を持ち、生活の糧を提供したいという彼女の基本的な欲求は、何万世代ものあいだ人間に深く根差してきた人間特有の本能を証明するものだ。

先ほどの難問に話を戻すと、子供を産まなくなった後に何十年も生き続けるという私たちの種の特性は、子供や孫（そしてひ孫）を養うための適応であると同時に、こうした若い世代を養うために体を動かし続けた結果でもあるのかもしれない。[66] いずれにせよ、運動は若者だけのものではないということだ。私たちは年を重ねても体を動かすように進化してきた。そしてまた、体を動かすことにより元気に年が重ねられるのだ。さらに、アクティブであり続ける期間が長ければ長いほど、その利益は大きくなるし、健康の利益を得るのに遅すぎるというようなことは、ほぼ決してない。六〇歳を過ぎてから心機一転して健康になろうと決心する人は、座り続ける人に比べて死亡率を大幅に下げることができる。[67]

とはいえ、多くの人にとっての問題は、身体活動の有益性を認識することにではなく、どの年齢においても運動はしたくないという自然な気持ちを克服すること、そして、どのように、どのくらい運動をすればよいかを見つけ出すことにある。

パートⅣ

現代社会における運動

第一一章　動くべきか、動かぬべきか——どうやって運動させるか

神話その11——「とにかくやれ」と言えばいい

誰もが、手にするだけの価値のないものを手にしようとして懸命に足掻《あが》いているわけだ。

——W・M・サッカリー『虚栄の市』（中島賢二訳）

劇作家で歌手のノエル・カワードは、「近親相姦とフォークダンス以外なら、何でも一生に一度はやってみたいね」と冗談を飛ばした。私のタブーリストはもっと長いが、それでもいつも新しいことをしてみようと努めている。そんなわけで、ある日の朝七時、私は医療従事者たちに交じって、ドクター・ジョーダン・メッツル率いる「アイアンストレンクス・ワークアウト」に参加したのだった。精力的に運動を提唱している長身で痩せ型のドクター・メッツルは、余暇にアイアンマン・トライアスロンに出場している強者だ。それはあるスポーツ医学会議のことで、私がこのワークアウトに参加した理由は、興味があったことに加えて、「すごく面白いぞ」と確約されたからだった。それに、「運動は医学である」ことを論じる会議に出席しているのに、ワークアウトをしない唯一の参加者に

なるのはマズイと思われたからでもある。

　こうして私たちは、みなお揃いの会議用Tシャツを着込んで、朝食前にホテルの庭にあるヤシの木の下に集合した。ホテルのビーチに打ち寄せる波の音は、大型ラジカセから流れてくる、参加者を興奮させることを目的とした大音量の電子ワークアウト音楽にかき消されていた。拍動するリズムを刻む魅力的でエネルギッシュな旋律は、次第に大きくなって、気分を掻き立ててゆく。チームに分かれてからの四五分間、私たちは、プランク（床にうつ伏せになった状態で肘とつま先で全身を支えるトレーニング）、スクワット、腕立て伏せ、スプリント、バーピー（スクワット、腕立て伏せ、垂直跳びを組み合わせたもの）など、次から次へとエクササイズを行ない、そのあいだじゅう、みなハイタッチを交わし、大声で互いを励まし合った。最後には全員疲労困憊していたが、互いの健闘を称え合い、みな声高に「楽しかった」と言い合った。

　しかし、面白くはあったが、果たして「楽しかった」のだろうか？　私はできる限り熱心にワークアウトを行なったものの、実際に楽しんだのは、仲間意識、美しい環境、ハイタッチだった。音楽でさえ楽しかった。そして終わった後は、激しく運動した感覚も楽しんだ。だが正直なところ、プランク、スクワット、腕立て伏せ、スプリント、バーピーは楽ではなかった。これらのワークアウトが思い出させたのは、ランニングの教祖的存在、ジョージ・シーハンの言葉、「運動は自らの意に反して行なわれるものであり、運動をやる唯一の理由は、それ以外の選択肢がもっと悪いものだからだ」である。

　あの日の朝に私が運動をした理由は、「人間は運動《エクササイズ》をするように進化してきたのではない」という本書の主張と完全に一致している。つまり人間は、健康とフィットネスを目的として任意の身体活動をするように進化してきたわけではないのだ。私が参加した理由は、そうせざるを得なかったから、そしてそれが「楽しい行為」だということになっていたからだ。私たちの祖先は何世代にもわたり、老いも若きも、生きていることに感謝して目覚めると、次の日まで生き延びるために何時間もかけて歩いたり、掘ったり、他の身体活動をしたりしなければならなかった。ときには、楽しんだり、社会的な目的のために、遊んだり、踊ったりすることもあったろう。だがそうでないときには、進化が重視する唯一のこと、つまり「繁殖」に充てるべきエネルギーが奪われる不必要な身体活動はしないようにしていた。その結果、パラドックスが生じたのである。すなわち、人間の体は生涯にわたって動かさないと最適に機能しないように進化してきた一方で、人間の心は、必要に迫られない限り、そして喜びや、何らかの見返りがない限り、体を動かそうとはしないように進化してきたのだ。そして今、脱工業化時代の世界にいる私たちは、身体活動を運動《エクササイズ》——しばしば不快にさせられる行為を伴う任意の行動——で置き換えようと奮闘している。医師、トレーナー、ジムのインストラクターなどからしつこくせかされても、運動を避けようとする人は多い。

アメリカ政府が行なった二〇一八年の調査によると、ほぼすべてのアメリカ人が、運動は健康を促進すると知っており、運動すべきだと考えているにもかかわらず、成人の五〇％、高校生の七三％が、身体活動の最低レベルを満たしていないと答え、成人の七〇％が余暇に運動することはないと回答している。[1]

進化人類学的なアプローチは、こうした状況を改善するのに役立つだろうか？　人間は、「必要に迫られたから」、「楽しいから」という理由のいずれかで運動をするように進化してきたのだとすれば、私がやった「アイアンストレンクス・ワークアウト」のように、運動を必要かつ楽しいものにすればいいのでは？

いや、そんなに簡単なことではないのだ。運動は「自発的な身体活動」と定義されている以上、そもそも不必要な行為である。また、多くの人、とりわけ運動不足の人にとって、運動は楽しいことの対極にある行為だ。とはいえ私たちの社会制度は、大部分の若者が「必要性」と「楽しさ」という、この二つの目標を達成できるように促している。世界全域で小中学校の一部に、休み時間や体育、スポーツなどの実施が義務づけられており、一部の生徒にとっては、教室の授業から離れられるこうした機会は楽しめる時間になっている。[2] だが、大人ではそうはいかない。そして、私が知る限り、成人の全社員に対して、まさに運動を必要かつ楽しい行動にしようと試みている企業は、スウェーデンのストックホルムに拠点を置く、ある変わった企業だけだ。好奇心といくらかの疑念を抱いた私は、この「ビョルン・ボルグ・スポーツウェア・カンパニー」からの招待に応じて、その試みをこの目で確かめることにしたのだった。

ビョルン・ボルグ社のスポーツアワー

北極点までスキーで行くような非常識なことをする英雄的なバイキング役の俳優を探しているのなら、伝説的テニスプレーヤーにちなんで名付けられたスポーツウェア会社「ビョルン・ボルグ」のCEO、ヘンリク・ブンゲに勝る者はいないだろう。[3] ヘンリク（実のところ、ほんとうにスキーで北極点に到達するという記録を打ち立てた人物）は、背が高い痩せ型の男性で、彫りの深い顔、ブロンドの髪、射貫くような青い瞳を持ち、肩幅の広い上半身はセーターからはみ出しそうに見えるほどたくましい。彼の会社で働きたかったら、義務となっている「スポーツアワー」に参加する覚悟を決めなければならない。例外は一切認められない。役員もしかり、そして二〇一八年一二月の暗くて寒い数日間、ストックホルムのダウンタウンにある同社の本社で過ごした私のような訪問者もしかりだ。

ビョルン・ボルグ社のスポーツアワーは、毎週金曜日の午前一一時ちょうどに始まる。全員参加が義務づけられているこの毎週執り行なわれる儀式の前、社内は不気味な静けさに包まれる。午前九時から一〇時までの一時間、社員は黙って座り、自らの目標の確認と、さらに自分を向上させる方法について熟考するのだ。この「クワイエットアワー」が終わると、社員たちは立ち上がってコーヒーを取ってきたり、声を潜めて会話をしたりして、約四五分間業務に戻る。そのあと、にわかに会社全体が活気づいたかと思うと、CEOからメールルームの社員まで、ビル内にいる社員全員がスポーツバッグを摑んで、数ブロック先のジムに駆け込むのだ。彼らについてゆくと、数人の社員が私の背中をポンと叩いて「スポーツアワーは楽しいぞ」と請け合った。

ありがたいことに、ヘンリクは私にビョルン・ボルグ社のエクササイズウェア（同社製の「高機能アンダーウェア」を含む）を提供してくれていたので、同社のロゴが入ったハイテクシャツやショーツ、アンダーウェアを身につけた社員が集まる広く楽し気なジムに入ったとき、私も、そして私のプライベートな部分も完全に浮き上がることはなかった。社員の一部には、ヘンリクのように健康的でアスレチックに見える人もいたが、大部分は三十代、四十代、五十代の普通のスウェーデン人だった。太った人もいれば、大きなお腹を抱えた妊娠中の女性もいる。みなストレッチをしながらおしゃべりに興じていたが、一一時ぴったりにトレーナーのヨハンナが現れて大音量の音楽をかけると、クロスフィット・タイプのワークアウトのパートナーを選ぶようにみなに指示した。

じつに、すごいワークアウトだった。私は、義務的な運動プログラムにヘンリクと同じぐらい情熱を傾けている同社の人事部長、レナ・ノルディンとペアを組み、それからの一時間、ノンストップで、有酸素運動とウェイトトレーニングを混ぜたヘトヘトになるプログラムを行なったが、それは楽しいと認めざるを得ない運動だった。通常のプランク（私の嫌いな運動）をやる代わりに、私はレナと二人で、一種の綱引きのような形をとってそれを行なった。

続いてヨハンナは、ウェイトや巨大なバランスボールを使ったペアエクササイズを指示したあと、スクワット、ランジ、カールなどを組み合わせたゲームを私たちに行なわせた。そしてフィナーレでは、全員が二チームに分かれて、難易度の高いバーピーコンテストを行なった。その間じゅう、拍動を刻む電子的なワークアウト音楽に合わせて、延々とハイタッチし続けるのである。全員参加が義務ではあるものの、一部の人（妊娠中の女性を含む）の運動強度は抑えられている。そして、正午きっかりに音楽が止み、みな急いでロッカールームに戻ってシャワーを浴び、自分のデスクワークに戻るのだ。

あなたは、上司から運動するように要求されたらどう思うだろうか？　ヘンリクは、社員に運動させる理由は、社員を――ひい

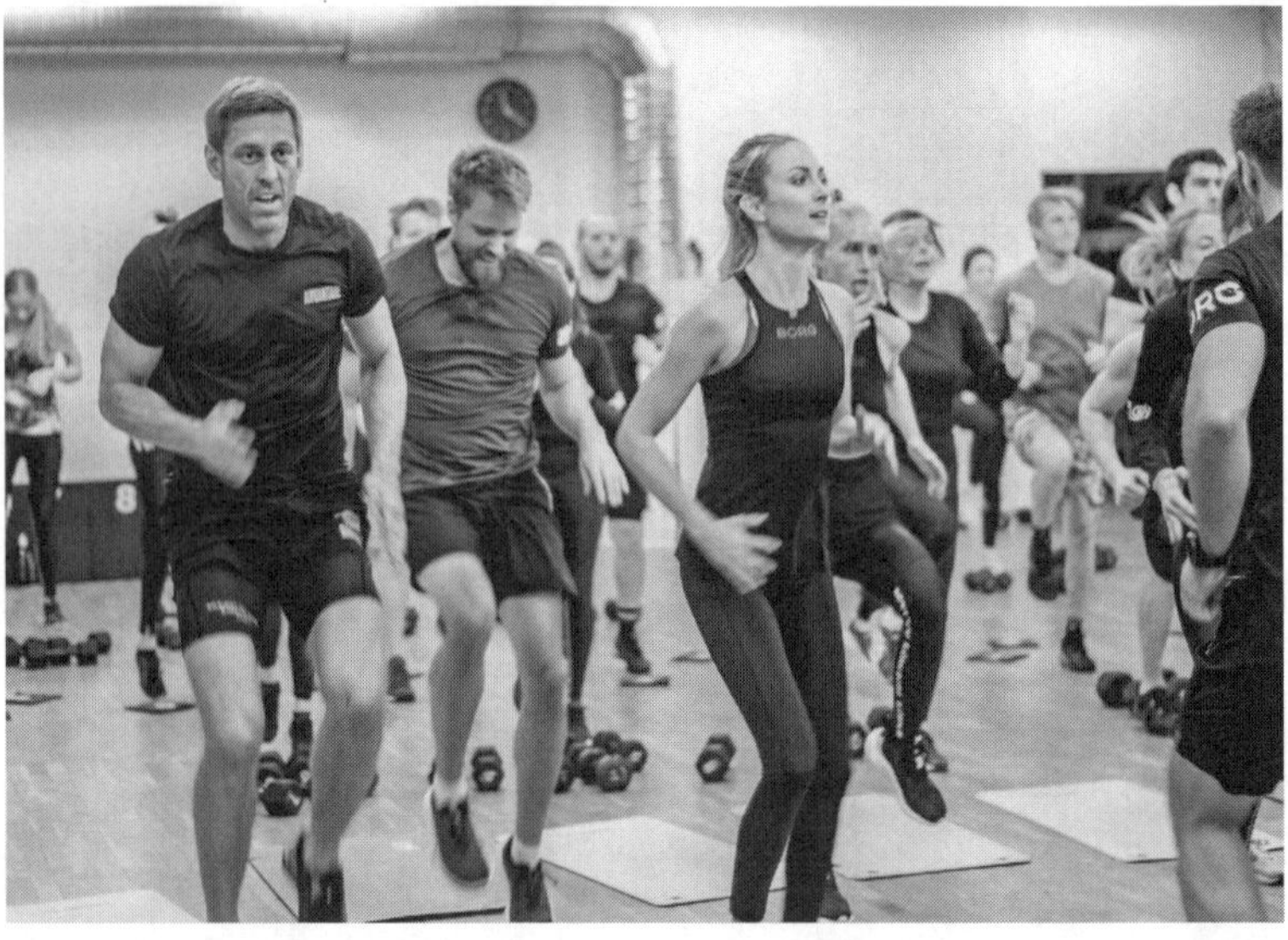

図30　ビョルン・ボルグ社のスポーツアワー。手前左がCEOのヘンリク・ブンゲ。（Photo © Linnéa Gunnarsson）

ては会社を——可能な限り最高の人々や企業にしたいと考えているからであり、そのためには運動が必要なのだと言う。だからこそ、「クワイエットアワー」をはじめとするビョルン・ボルグ社の珍しい企業文化と同様に、「スポーツアワー」も全員参加が義務づけられているのだ。このプログラムの成功度を評価するため、全社員は健康度を年二回査定される（その情報は個人単位ではなくグループ単位で管理者に提供される）。さらに運動は、ビョルン・ボルグ社の全般的なフィットネス文化の一部になっている。飲酒を伴うクリスマスパーティーの代わりに、同社では社員全員がそり遊びに出かけて、その後、みなでホットココアを飲む。また毎年夏には、ストックホルムの街中を約一〇キロ走って駆け抜ける「ファン・ラン（楽しいランニング）」を開催している。

正直なところ、私はヘンリクのアプローチに疑念を抱いていた。私は自らのことを、哲学的には「リバタリアン・パターナリズム」の賛同者とみなしている。これは、企業や政府をはじめとする諸機関は、人々の選択の自由を尊重しつつ、人々が最善の自己利益を得られるように促すべきだ、という考え方だ。[4] リバタリアン・パターナリズムは、「コーアーション（強制）」よりも「ナッジ（促し）」を優先する。リバタリアン・パターナリズムでは、人々に運動を強制する代わりに、インセンティブを与えるのだ。臓器提供者になったり、ウェイターにチップを渡したりすることを「オプト・イン（選択する）」する代わりに、リバタリアン・パターナリズムでは、臓器提供プログラムに賛同しない人だけが「オプト・アウト（拒否を選択する）」するような仕組みにしたり、会計時にチップを払うようにクレジットカードから自動的に促されたりするように図る。タバコを禁止する代わりに、リバタリアン・パターナリズムでは、タバコのパッケージに恐ろしい警告を表示して、重課税を提唱する。運動のどこが、タバコと違うというのだろうか？　人々に健康に悪くてもタバコを吸う権利があるように、運動をしない権利があってもいいのでは？

こうした考えに基づき、私は話を聞かせてくれる社員に取材するため、ビョルン・ボルグ社で数日間を過ごした。質問の内容は、次のような事柄に及んだ。もしヘンリクがタバコを禁止したり、ベジタリアンフードしか食べさせなかったりしたら、どう思う？　週に二回も三回も運動させられたら？「スポーツアワー」で、自分の体やフィットネスのレベルを恥ずかしいと感じることはないか？　強制されていると感じるか？　障害のある社員はどうしているのか？　運動を強要されるのが嫌などころか、裸の超ムキムキの上司の目の前でシャワーを浴びたりするのが嫌で会社を辞めた人を知っているか？

それらに対する回答は、予想通りでもあり、驚きでもあった。二〇一四年にヘンリクがビョルン・ボルグ社の「ヘッドコーチ」になったとき、一部のスタッフは動揺した。長年勤務しているある社員のヘンリクに対する最初の反応は「クソ！　こいつを俺の前から消してくれ！」だったという。はたして約二割の社員が同社を去ることになった。だが現在残っている社員のほぼ全員は、コストよりメリットの方が大きいと考えている。もちろん、運動が好きで入社した社員もいるが、多くの社員は「スポーツアワー」が一週間で体を動かす唯一の機会になっていると明かした。ワークアウトの一つで怪我をしたと言った女性もいた。運動に対する熱意の度合いにかかわらず、私が出会った人たちはみな、強制的に行なわれる「スポーツアワー」は自分の健康に役立ち、管理職と一緒に運動することでコミュニティ意識、仲間意識、目的を共有する感覚が高まると口にした。ある社員は、こう言ってまとめた。「私たちスウェーデン人は恥ずかしがり屋で、普通は飲み物を手にしないと心を開かないのですが、これはさらに効果的です。とても特別です」

数日後、体中をきしませながら飛行機で帰宅した私は、ヘンリクの運動方針が良いことなのか、悪いことなのか決めかねていた。ある面でヘンリクの運動方針は、私が「旧石器時代の処世訓」とみなすものに基づいている。すなわち彼は、運動を「必要」かつ「楽しい」ものにしているのだ。さらに、客観的に見ても、彼の方針は社員と会社の両方に利益をもたらしている。その一方で、「スポーツアワー」を強制することは、大人に強制することは間違いだ、という広く認められた原則を侵害している。運動の義務化は体に良いかもしれないが、非自由主義的だ。私は、人々が運動をすることを助ける、もう一つの効果的で、しかも権威主義的な意味合いの少ない方法を指し示す進化人類学的な観点があると考えている。

やりたくないのですが……

想像してみてほしい。あなたは、座りっぱなしの社員を多く抱えた企業のＣＥＯで、社員が身体的に不活発なせいで医療費が増大しているけれども、ヘンリクのように運動を義務化するようなことはしたくないという状況を。また読者の中には、運動を嫌がる不機嫌なティーンエイジャーの子供に運動させようとして苦労なさっている親御さんもいるだろうし、あなた自身もソファから離れる機会を増やそうと奮闘している最中かもしれない。このようなとき、どうやったら、他人や自分にうまく運動させることができるだろうか？

誰でも運動を先延ばしにしたい、避けたい、という衝動を抱えるものだ。そのため、運動を必要としない環境やそれを促さない環境は、必然的に身体的不活発さを助長することになる。[5] 椅子に座ってくつろぐか、汗だくになって運動するか、どちらかを選ばなければならないとしたら、私はほぼ常に椅子の方を魅力的に感じる。動きが遅く理性的な脳の部位は運動すべきだとわかっていても、本能が「やりたくない」と抗議し、別の魅力的な声が「明日運動したらどうか」と問いかけてくる。[6] 運動する時間やエネルギーがないかもしれないし、急な用事があったり、町に歩道がなかったり、住んでいる建物の階段は薄汚いし、使えない、というような理由で、わざわざ余計な努力を払わなければ運動できない場合もあるだろう。さらには、運動不足になりがちな遺伝子を受け継いでいるかもしれない。科学者たちは、トレッドミルで走ることを本能的に好む実験用マウスや、それを嫌う実験用マウスの作製に成功しているし、人間における研究では、運動が苦手な傾向を受け継ぐ人もいると示唆されている。[7]

運動嫌いを克服する方法を見つけるために、これまで何百もの実験が行なわれ、運動をしない人に体を動かすよう促す無数の介入手段が試されてきた。その一部は、人々に情報を与えることの効果を評価した研究で、運動の方法や運動をすべき理由についての講義、ウェブサイト、動画、パンフレットなどを提供したり、自分がどれだけ運動しているかがわかるようにフィットビットのようなデバイスを提供したりしたものもある。また、人々の行動に影響を与えようとした実験では、一人一人に適した量の運動を医師に処方させたり、人々にジムの会員権を無料で提供したり、お金を払って運動させたり、運動しないと罰金を課したり、自信をつけさせたり、電話やショートメッセージやメールでしつこく運動を促したり、といったことが行なわれた。環境を変えることで運動を促そうとした研究もある。たとえば、エレベーターの代わりに階段を使わなければならないように導く、歩道や自転車道を整備する、といったものだ。たとえどんなものであれ、たいていの方法は、これまですでに試されてきた。[8]

グッドニュースは、これらの介入のいくつかは、実際に違いをもたらせることだ。典型的な例は、四〇歳から七九歳までのほとんど体を動かさないニュージーランド人、約九〇〇名を対象に二〇〇三年に行なわれた研究である。被験者の半数は通常の医療を受けたが、残りの半数は、医師から個人的に運動を処方され、運動専門家から三カ月間に三回の電話と四半期ごとのメールが送られた。一年後、運動を処方された人は、標準的な治療を受けた人に比べて、週に平均三四分多く運動をするようになっていたのだった。[9]

一方、バッドニュースは、大きな成功は基準ではなく例外であることだ。前述のニュージーランド人に運動を処方することにより、週に三四分運動量が増えたことは進歩だとはいえ、その努力は身体活動を一日あたり五分増やすことにしかならなかった。何百もの質の高い研究を調べた複数の包括的なレビューによると、介入の多くは失敗に終わり、成功したものも、わずかな効果しか得られない傾向にあることが判明している。[10] さらには、ある研究で効果があった介入でも、他の研究では効果がないということが多い。米国保健社会福祉省は二〇一八年に、これまでに試みられたほぼすべての種類の運動介入手段について徹底的に調べた概説を発表したが、その概説に使用された諸研究に目を通すと、「小さいがポジティブな効果」という表現が繰り返し出てくる。[11] とはいえ、私がこうした努力を放棄すべきだと主張しているとは誤解しないでいただきたい。それどころか、小さな変化でも人々の健康を改善することはできるし、介入によって正真正銘のUターン現象が起こることもある。私の友人は、四十代で2型糖尿病と診断され、祖父になるまで生きられないかもしれないと心配した。だが、医師から処方された厳格な運動療法を忠実に実践することにより、今ではハーフマラソンを走るまでになり、薬物治療も一切必要としなくなっている。それでも、彼のような成功例の裏には、それ以上の失敗例が存在する。運動をしない人を説得したり、おだてたりして、十分な運動をするように仕向ける確実な方法はないのだ。

とはいえ、それは自明のことではないだろうか？　座りがちの人を定期的に運動する人に変えられる効果的で信頼できる方法があったなら、あっという間に広まっているはずだ。これらの介入手段は、通常失敗に終わる新年の抱負より成功しそうなのに、なぜそうならないのだろうか？

その理由の一つは、人間性の複雑さと多様性にある。欧米化された先進国に暮らす人々の間でも、その心理学的、文化的、生物学的多様性には目を見張るものがある。ロサンゼルスの大学生に有効な戦略が、ロンドンの高齢女性や東京郊外で時間に追われる親たちに有効であるとは限らない。太っている人、痩せている人、内気な人、外向的な人、自信がない人、自信のある人、男性、女性、大卒者、低学歴者、裕福な人、貧しい人、都会人、地方に住む人、頑固な人、おとなしい人などの多種多様な人々に、同じアクションプランが効果を発揮するとは到底思えない。実際、ある研究が定期的に運動する人としない人を見極めようとしたところ、運動する人に共通する要素は、運動経験がある、健康で太っていない、運動に自信がある、学歴が高い、運動が好きで運動する意欲がある、などの非常に明白な要素を除けば、ほとんど見つけることができなかった。[12] これらの属性のリストは、美術館に行く人はすでに美術が好きな人が多い傾向がある、というのと同じぐらい示唆に乏しい。

私は、運動を効果的に推進したいのであれば、「健康やフィットネスのために自発的に身体活動を行なうことは奇妙で現代的な任意の行動である」という現実に取り組まなければならないと考えている。好むと好まざるとにかかわらず、私たちの脳の中の小さな声は、「必要性」がなく、「楽しい」ものでなければ、身体活動を避けるようにとささやくからだ。そこで、この二つの特質を進化人類学の観点から再考してみることにしよう。

まずは、「必要性」である。日頃から十分な運動をしていない一〇億人ほどを含め、人はみな、もっと運動をすれば自分のためになると知っている。運動していない人の多くは自分自身に不満や嫌悪感を抱いており、運動を口やかましく勧めたり自慢したりする迷惑なエクサシストたちが、ジョギングし、長い散歩をし、ジムに通い、階段を使うようにと言っても、事態が好転することはないだろう。

問題の一部は、「すべきだ」と「する必要がある」の違いにある。私にしろ、より健康で幸せになり、障害を抱えにくくなって長生きする可能性を高めるには運動をすべきだとは思っているが、運動する必要がない正当な理由はいくらでもみつけることができる。実際、運動をしなくても十分に健康的な生活を送れることは火を見るより明らかだ。世界中のドナルド・トランプたちが証明しているように、運動をほとんどしていない五〇％のアメリカ人が、みな若くして病に倒れる運命にあるわけではない。確かに運動不足だと心臓病や糖尿病などの病気にかかるリスクは増えるが、これらの病気の多くは中年になってから発症するものであるうえ、その時点でかかったとしても、ある程度までは治療できる場合が多い。アメリカ人の五〇％以上がほとんど運動をしていないにもかかわらず、アメリカ人の平均寿命はほぼ八〇歳に達している。

　機械化された現代社会では、本質的に不要な運動だけでなく、かつて必要だった、運動以外の身体活動までもが排除されてしまっている。私にしても、まったく心拍数を上げたり、汗をかいたりすることなく毎日を過ごすことは可能だ。車で大学に行き、エレベーターでオフィスの階まで上り、椅子に座って一日過ごし、車で帰宅すればいい。水や食料の確保、夕食の支度、洗濯など、かつては手間のかかった家事も、ボタンを押したり蛇口をひねったりするだけで簡単にこなせる。床を掃くロボットさえ買えるご時世だ。こうした省力化機器は、ときに退廃的で堕落したものだと軽蔑されるが、私たちはそうしたものが実際に好きだからこそ、普及しているのである。

　運動は不要なだけでなく、貴重な「時間」を奪い、もっと優先順位の高い活動をできなくしてしまう。幸い、私は通勤時間が短く、仕事のスケジュールもフレキシブルなので、ほとんどの場合、ランニングをする時間や、犬の散歩のために家に帰る時間を作ることができる。だが、友人の多くは、通勤距離が長く、もともと座りっぱなしのオフィスワークで勤務時間も決まっており、育児や介護など時間のかかる仕事もこなさなければならない。逆説的なことに、今や歴史上初めて、富裕層の方がワーキングプアよりも身体活動量が多くなっているのだ。[13]自由になる時間が少ないと、運動のような任意の活動は週末に追いやられるが、そのときには一週間分の疲労が蓄積しているため、運動する気力が湧かなくなる。運動をしない理由を聞くと、ほぼすべての人が、主な問題に「時間」を挙げる。

そこで浮上してくるのが「楽しさ」の問題だ。時間がないことはストレスを募らせるが、私が知っている最も忙しい人たちでさえ、テレビを見たり、ネットサーフィンをしたり、おしゃべりしたりするなど、自分にとって楽しいことや、満足感が得られることをする時間は確保している。何百万人にも及ぶ運動をしない人も、運動がもっと楽しいものになれば優先順位を上げられるのではないかと思うが、そのような人々にとって運動は感情的に報われず、肉体的にも不快なものであることが多いようだ。これらのネガティブな反応は、おそらく古代に生じた適応の結果である。大部分の生物と同じように、人間にもセックスや食事をはじめとする繁殖に有利な行動を楽しんだり欲しがったりするように選択圧がかかり、断食のような子作りに不利な行動は嫌うように選択圧がかかったのだ。もし石器時代の祖先にとって、任意で行なう八キロのジョギングのような不必要な身体活動が不快なものだったとしたら、生殖に充てられるはずの限られたエネルギーをそうした活動に浪費することは当然避けただろう。

これは「ジャスト・ソー・ストーリー」（検証不能な物語的説明）かもしれない。だが、運動をしない人が完全に非理性的だというわけではないことに異論を唱える人はほとんどいないはずだ。なぜなら、運動は現代的な行動で、本質的に不必要であり、肉体的にも精神的にも報われないことが多いからである。また、多くの人にとって、運動は不便で手の届かないものでもある。運動を必要かつ楽しいものにすることができないのであれば、せめてもう少し必要かつもう少し楽しいものにすることはできないだろうか。

エクササイズをもう少し楽しいものにするには？

今まで私が経験した中で最も楽しくなかった運動は、二〇一八年のボストンマラソンだ。こう言うと、自慢話のようにも、本末転倒しているようにも聞こえるかもしれないが（マラソンが楽しいわけはないだろう?-）、あの日の最悪だったコンディションがこの話の重要なポイントであるので、どうかしばらくお付き合いいただきたい。四月下旬のボストンの天気は、晴れたり、肌寒かったり、暖かかったり、雨が降ったりと様々だが、あの日ボストンを襲った「ノーイースター」（強い北東の風を巻き込んでアメリカ北東部などで発生する温帯低気圧の嵐）はいつになく過酷だった。レースが始まる午前一〇時の何時間も前から雨が降り続け、気温は零度に近く、時速約五六キロの猛烈な向かい風が容赦なく吹きつけていた。私はふだんなら、いくらお金を積まれようと、これほどみじめな天候のもとでは走ろうと思わない。レース前に天気予報を何度もチェックしながら、それまでの数カ月にわたるトレーニングを無駄にしても、その日は家に引きこもろうかと考えていた。それでも結局、全身にワセリンを塗り、防水加工されたウェアを何枚も着込み、シャワーキャップの上に帽子を二枚かぶり、防水加工されていることになっている手袋をはめ、スタート前に濡らさないようにシューズをビニール袋に入れて、ボストンのダウンタウンでレミングのようにバスに乗り込み、レースのスタート地点のホプキントンという小さな町に出かけたのだった。

ホプキントンの光景は、第一次世界大戦の戦いに備えて塹壕に身をひそめる兵士を描いた映画を思い起こさせた。スタート前のランナーが待機する高校の運動場の地面は、びしょ濡れになって寒さに震える惨めな二万五〇〇〇人のマラソン参加者たちにかき乱されて、泥沼と化していた。レースの前には、いつも心細さと心配と興奮が入り混じった神経質な気持ちになるものだが、今回は、低体温症にならずに家に帰れるだろうかと不安になった。それでも指定された時間が来たとき、叩きつける雨と身を切るような風に身をかがめ、意気消沈しながら幸運のブルーベリーマフィンを食べ（私の儀式だ）、他の数千人の不安におののく惨めなランナーとともに、スタートの合図を待ったのである。

その後の四二・一九五キロはさんざんだった。ときには向かい風と雨があまりにも激しくて一歩も前に進めないこともあり、びしょ濡れになった靴は地面に着くたびに象の足音のような音を立て、体は隅々までヒリヒリ傷んだ。最初の数キロも進まないうちに、降りしきる雨、水たまり、止まない風にもかかわらず走り続ける唯一の理由は、「家に帰って、これ以上寒さに震えなくてすむ最速の手段は、立ち止まらないことだからだ」と自分に言い聞かせていた。ゴールラインを切る最大の動機は、できるだけ早くベッドに入って体を温めることになった。そして、それこそまさに、私がやったことだった。

その後の数日間にわたって心身が回復するにつれ、私は自分を含めた二万五〇〇〇人の変人が、なぜあの嵐の中を走ったのかと考えてみた。単に四二・一九五キロを走ることが目的だったのなら、翌日まで待って、ほぼ完璧ともいえる天候を楽しみながら走ることもできたはずだ。自分自身について提供できる唯一の説明は、社会的な理由のために走ったということである。私は一人ぼっちだったわけではなく、戦場の兵士のように、困難なことを一緒に行なう集団の一員だった。ボストンマラソンには一八九七年以来の伝統があり、二〇一三年にテロリストの襲撃を受けてからは、さらに重要な意味を持つようになっている。私は、自分だけのためではなく、嵐をものともせずに応援してくれる何十万人もの観客を含めた他者のために走っていると感じていた。最後に、認めるのは恥ずかしいのだが、私が完走したのは、臆病者や、簡単にあきらめる者として社会から非難されるのが嫌だったからだ。同調圧力は強力な動機になる。

そしてここに、私たちが運動する理由に関する重要な教訓がある。運動は本質的に不必要なものであるため、私たちが運動する主な理由は、感情的あるいは肉体的な報酬が得られるからなのだ。あのひどかった二〇一八年の四月の日には、感情的な報酬しかなく、それはボストンマラソンに備わる社会的な性質からもたらされたものだった。過去数百万年間にわたり、人類は、中~高強度の運動を何時間も一人で行なうようなことはほとんどしていなかった。狩猟採集民の女性が食料を探しに出かけるときには、たいてい集団で行動し、歩くときにも、塊茎を掘ったり、木の実を摘んだりするときにも、噂話などをして、互いの存在を楽しんでいる。男性が狩りや蜂蜜の採集に出かけるときにも、通常二人以上で行動することが多い[14]。農家は、耕したり、植えたり、除草したり、収穫したりするときにチームを組んで作業する。このように、友人やクロスフィトの仲間がジムで一緒にトレーニングをするとき、サッカーのチームが友好試合を行なうとき、そして数人でおしゃべりしながら長い距離のウォーキングやランニングをするとき、人々はみな社会的身体活動という長い伝統を引き継いでいるのである。

私が思うに、運動を奨励する方法について書かれた本、ウェブサイト、記事、ポッドキャストのほとんどが運動をグループで行なうように勧めていることには、さらに深い進化論的な理由がある。人間は非常に社会的な生き物で、他のどの種より血縁関係のない他人と協力する。かつては共同で狩りや採集を行なっていたし、今でも食料や住居などの資源を共有し、子育てを手伝いあい、共に戦い、一緒に遊ぶ。その結果、私たちは集団で行動することを楽しみ、互いに助け合い、他人の評価を気にするように選択されてきたのだ[15]。運動のような身体活動も例外ではない。疲れていたり、うまくできなかったりするときには、互いに励まし合って助け合う。そして成功したときには、互いに褒め合う。また、やめようと思っても、仲間がいることで思いとどまることができる。私は最もきつい運動はいつもグループで行なっており、ランニングやワークアウトをしたくないときにも、事前に友人と会う約束をしていたことが理由で出向くということもよくある。もちろん、人付き合いがなくても運動を楽しむことは可能だ。単独で行なうウォーキングやランニングには瞑想のような効果があるし、ジムでポッドキャストを聴いたりテレビを見たりしながら運動するのも（まさに現代ならではの現象だ）気晴らしになる。だが、多くの人にとっては、誰かと一緒に運動するほうが感情的な満足感が得られるため、スポーツ、ゲーム、ダンスなどは最も人気のある社会的活動となっており、定期的に運動する人はクラブやチーム、ジムなどに所属していることが多い。私の家の近所のジムには、顧客を惹きつけるために、「絶対に一人でワークアウトさせない！」と記した大きな看板が掲げられている。非常に人気のある効果的なエクササイズの一形態はグループで行なうワークアウトで、「クロスフィット」（様々な実用的動作を高い頻度で行なうストレンクス、コンディショニングプログラム）、「ズンバ」（主にラテン音楽を使って行なわれるダンスエクササイズ）、「オレンジセオリー」（心拍数に基づいて高強度インターバルトレーニング（HIIT）を行なうフィットネスプログラム）などがある。

また、運動すると気分が高まることがあり、そのために運動自体が楽しくなる。私は、良いワークアウトをすると、注意力が高まり、幸福感に包まれ、心が落ち着き、痛みから解放された気分になる――これらは、オピオイド（ケシから採取されるアルカロイドや、それから合成された化合物、また体内に存在する内因性化合物を指し、鎮痛、陶酔作用がある）を服用する効果とさほど変わらない。実のところ自然選択は、気分を変える薬物の素晴らしいカクテルを、身体活動に反応して脳に製造させることにより、この薬物による促進戦略を採用したのだ。[16] これらの内因性薬物の中で最も重要なのは、ドーパミン、セロトニン、エンドルフィン、エンドカンナビノイドの四種類だが、進化的デザインにおける典型的な欠陥として、主にすでに身体活動をしている人だけに報酬をもたらす仕組みになっている。

ドーパミン　この分子は、脳の報酬系の要となる物質で、脳の奥深くにある領域に「もう一度やって」と伝える。こうして私たちの脳は、繁殖成功度を高める行動に対してドーパミンを分泌するように進化してきた。それらの行動には、セックスや、おいしいものを食べること、そして——驚くなかれ——身体活動が含まれる。だが、運動をしない現代の人々にとって、この報酬系には三つの欠点がある。まず、ドーパミンのレベルが上がるのは運動している最中だけであること。そのため、ドーパミンが人をソファから立ち上がらせることはない。さらに悪いことに、運動をしていない人の脳内にあるドーパミン受容体の感度は、ふだんから活発に動いている健康な人の感度より低い。[17] そしてさらに追い打ちをかけるように、肥満の人では、活性化するドーパミン受容体の数が少ないのだ。[18] その結果、運動をしていない人や肥満の人は、受容体を正常に活動させるために、より強く、より長く（ときには数カ月も）努力することが必要になり、ようやくその時点に達したときには「運動中毒」とみなされることがある。定期的に運動をしている人は、数日間運動をしない日が続いたあとの感覚をご存じだろう。落ち着きがなくなり、イライラして、飢えたドーパミン受容体を満足させるために体を動かしたくてたまらなくなる。極端な場合、運動中毒は深刻な依存症になる危険性があるが、通常この言葉は、正常で無害かつ概して有益な報酬系に対して用いられる。[19]

セロトニン　未だに謎の多いこの神経伝達物質は、喜びを感じたり、衝動をコントロールしたりすることに役立っているだけでなく、記憶や睡眠などの機能にも影響を与える。脳は、愛する人とスキンシップしたり、赤ちゃんの世話をしたり、外で自然光を浴びたり、そしてもちろん、運動のような有益な行動をしたときに、セロトニンを生成する。[20] セロトニンのレベルが上がると幸福感が得られ

（「エクスタシー」という薬物は、セロトニンのレベルを猛烈に押し上げることで、この感覚を誇張する）、非適応的な衝動がうまくコントロールできるようになる。そのため、セロトニンの低下は、不安、抑うつ、衝動性と関連がある。うつ病患者の中には、セロトニンの機能を正常に保つために薬を服用する人もいるが、運動はしばしば医薬品と同等の効果を発揮できることが判明している。[21] だがドーパミンと同様に、運動をしない人はセロトニンの活性が低いおそれがあり、うつ状態になりやすく、運動を避けたいという衝動に勝てないため、さらにセロトニンのレベルが低下してしまうという悪循環に陥ってしまう。

エンドルフィン　エンドルフィンは天然のオピオイドで、体を動かしたときの不快感を和らげる。[22] 体内で作られるこのオピオイドは、ヘロインやコデイン、モルヒネに比べると作用は弱いが、それでも痛みを和らげ、幸福感をもたらしてくれる。長時間のハイキングやランニングも、オピオイドのおかげで、筋肉痛や足のマメの痛みに煩わされずに続けることができるのだ。そのためオピオイドは運動中毒の一因にもなる。だが、ここにも問題がある。エンドルフィンの効果は数時間持続する可能性があるとはいえ、二〇分以上集中して激しく体を動かさないと分泌されないため、そこまで激しい運動ができるすでに健康な人でないと、その恩恵が十分に受けられないのだ。[23]

エンドカンナビノイド　長年にわたり、「ランナーズハイ」はエンドルフィンに起因すると考えられてきたが、現在ではエンドカンナビノイド（体内で天然に生成されるマリファナの有効成分）のほうが、この現象により大きな役割を果たすことがわかっている。[24] 真に心地よい高揚感を引き起こしはするものの、通常数時間にわたる激しい身体活動をしないと脳はこれらの気分と感覚を高める物質を分泌しないため、この報酬系は、運動している人でも、その大部分にとっては関係がない。さらに、誰でもランナーズハイが得られる遺伝子を持っているわけではない。[25] 私は、ランナーズハイはそもそも、持久狩猟で動物を追走する狩猟者を助けるために知覚認識が強化された結果、進化してきたものと考えている。

運動によって放出されるこれらや他の化学物質は、運動を促すのに役立ちはするが、ほとんどの場合、好循環において機能するということに欠点がある。一〇キロ近く歩いたり走ったりすれば、ドーパミンやセロトニンなどの化学物質が分泌されて気分が良くなり、またやりたいと思えるが、座りがちの生活をしていると悪循環に陥ってしまうのだ。不健康になればなるほど、脳は運動に対して報いることができなくなる。これは典型的なミスマッチだ。私たちの祖先には、体を動かさない不健康な人はほとんどいなかったため、運動に対する脳の快楽的反応は、座りっぱなしの人によく働くようには進化してこなかったのである。

だとすれば、社会として、そして個人として、私たちは何をすべきだろうか？　とりわけ不健康な人にとって、どうすれば運動をもう少し楽しく、やりがいのあるものにできるだろう？

まずなにより、運動は必然的に楽しいものだ、というふりをするのはやめよう。とりわけ、定期的に運動をしない人にとってはそうではないのだから。もし自分がその一人だと思い当たる人は、まず、一番楽しいと思えるタイプの運動、もしくは最も不快ではないタイプの運動を選ぶことから始めよう。[26]それと同じくらい重要なのは、運動している間、自分が楽しいと思えることで気を紛らわす手段を見つけることだ。少なくとも、そのような気晴らしがあれば、運動の不快感を軽減することができる。運動をより楽しく（または、より嫌いにならないように）するために、よく勧められる賢明な方法には、次のようなものがある。

・社交的になろう――友人やグループ、あるいは資格を持つ優秀なトレーナーと一緒に運動する。[27]

・自分を楽しませよう——音楽やポッドキャスト、朗読を聴いたり、映画を見たりしながら運動する。
・戸外の美しい環境のもとで運動する。
・ダンスやスポーツやゲームをする。
・多様性は楽しさをもたらすため、様々な運動を試したり、組み合わせたりしてみる。
・成績ではなく、時間に基づいた現実的な目標を設定することにより、失望感を味わう事態を避ける。
・運動した自分をねぎらう。

次に、運動が苦手な人は、運動が楽しくなったり不快でなくなったりするためには、なぜ、どのように時間がかかるのかを覚えておくと役に立つだろう。人間は運動不足や不健康になるように進化してきたわけではないため、体を動かすことにやりがいを感じ、それを習慣化する適応は、数カ月間の努力を重ねて体力を向上したあとに初めて手に得られるものなのだ。その過程で、不快感や報酬感のなさによって再び運動することを抑制する負のフィードバックループは、運動に満足できる正のフィードバックループへと、時間をかけて徐々に切り替わってゆく。

運動を、よりやりがいがあり、より楽しいものにすることは可能だ。とはいえ、自分や他人を欺くのはよそう。運動をより楽しくするために何をしようとも、これから運動するという見通しは、動かずにじっとしていることより好ましくなく、不快に思えるのがふつうだからだ。私は運動をしようとするたびに、運動したくないという本能に打ち勝たなければならない。運動したあとに後悔することは決してないが、この惰性を克服するために、どうやって自分に運動の必要性を感じさせようかと、いつも頭をひねっている。

運動が必要だと思わせるには

私の友人は何年もの間、運動を習慣づけようとして努力したが、どうしても続けることができなかった。新年の抱負を立て、ジムの会員になり、運動のスケジュールを立てても、努力と熱意の波が押し寄せては去るたびに、座りがちの生活に戻ってしまっていた。そこで、フラストレーションを溜めた彼女は、まったく別の方法を試してみることにした。ニンジンの代わりに、鞭を使うことにしたのである。その方法とは、次のようなものだった。まず、「stickK.com」（イェール大学で行動経済学を研究するチームが開発した習慣化を促すサービス）というサイトに一〇〇〇ドル送って一日四マイル（約六・四キロ）歩くという目標を宣誓し、夫を公式なレフリーに任命した。そして、夫が確認して、目標を達成できなかったと判断した週には、このサイトから、アメリカにおける銃規制に反対して物議をかもしている全米ライフル協会（ＮＲＡ）に二五ドルが寄付されるようにしたのである。彼女はこう話す。「ウォーキングをしたくないときが幾度もあったけれど、ＮＲＡに一セントでも入ることを考えると、選択の余地はなかったわ」。この取り組みは大成功した。その一年のあいだ、目標を達成しなかった週は一度もなく、今では熱心なウォーカーに変身している。この友人とビョルン・ボルグ社の大きな違いは、彼女が自ら自分を強制する方法を見つけたのに比し、ヘンリク・ブンゲは社員を強制したことだ。

あなたは「強制」についてどう感じるだろうか。もし私と同じ考えを抱いているとしたら、人を強制することには概して反対だろう。人に運動を強要することは、自らの人生を決定するという、その人の権利を尊重しないことになる。これは、「黄金律」（聖書に記された「おのれの欲するところを人に施せ」という教訓）に反する行為だ。人には、ビタミン剤を飲まない、野菜を食べない、デンタルフロスを使わないといった権利があるのと同じように、運動をしない権利もあってしかるべきである。

それでも、人に運動を強要しないという原則には、議論の余地のない例外がいくつかある。その一つの例は、第一対応者（緊急事態の際に最初に現場に駆け付ける人たち）や兵士など、一定の体力を必要とする職業の人たちだ。たとえば兵士は当然のことながら、戦闘に必要な体力を維持するために運動を必要とする。入隊時には、やがてブートキャンプで教練係の教官に怒鳴られながら、義務付けられている腕立て伏せ、腹筋運動、懸垂、周回走などをやらされ、訓練を拒否すれば、罰せられることがわかっている。もう一つの大きな例外は子供たちだ。子供たちにはよく、ためになるという理由で運動が強制される。専門家の間で一致している子供に推奨される運動量は、一日に少なくとも一時間の中〜高強度の運動というものなので、世界中のほぼすべての国は、学校に体育の授業を行なうよう義務付けている。[28] それでは、運動がためになるという理由で子供たちに強制するのは許されるのに、兵士や消防士ではない私のような大人にそれが許されないのは、なぜなのだろうか？

それを正当化する理由の一つは、子供は大人と違い、自分の利益に資する判断ができないからだ。子供に対して、健康的な食事、就寝、登校、チャイルドシートへの着座、予防接種といった有益なことを強制したり、喫煙や飲酒を禁止したりすることは、万人に受け入れられている。ある年齢に達すると、大人は自分でそのような判断を下すことを認められるが、それでもいくつか例外がある。成人のアメリカ人には、運動しない権利や好きなだけタバコを吸う権利があるが、コカインを吸引することは禁じられているし、シートベルトは依然として着用が義務付けられている。

運動を要求することは、純粋に功利主義的な観点から見て、シートベルトの着用を義務付けることとどう違うのだろうか。国家運輸安全委員会によると、シートベルトは米国で年間約一万人の死亡を防いでいるそうだ。[29]一方、米国防疫センターによると、運動不足は米国内で年間約三〇万人の死亡を引き起こしているという。まさに、シートベルト非着用による事故死の三〇倍だ。[30]全世界では、運動不足が原因で死亡する人の数は年間約五三〇万人に達しており、その数は喫煙が原因で死亡する人の数とほぼ同じである。[31]だが、心理的には、これらの死は非常に異なるものだ。重大な交通事故現場の横を車で通り過ぎたり、車の中に残されたズタズタの遺体の映像をテレビで見たりすれば、ベルトの着用を強制させられた方が良いと嫌でも感じさせられるだろうが、鬱血性《うっけつせい》心不全や2型糖尿病による死は、通常、病院の中でひっそりと目立たずに生じる。さらに、二〇歳の若者が交通事故で早死にすることは、七〇歳の高齢者が大腸がんや心臓発作で亡くなることより悲惨だと広くみなされる。また、私たちはシートベルトの着用を強制されることに慣れている。シートベルト法が制定された当初、私の義父は「自由が侵害される」という理由で着用を拒否していたが、私の娘の世代の感覚ではまったく正常な行為だ。

功利主義的な利点はあるとしても、私は、運動を普遍的に義務付けることには反対だ。なぜなら、大人には不健康な決断を下す権利があるからである。ジレンマは、運動することに困難を抱えている人のほとんどが、実際には運動したいと思っていることだ。[32]不必要な運動を避けようとする傾向を受け継いだにもかかわらず（一部の人は他の人よりもその傾向が強い[33]）、通勤、デスクワーク、エレベーター、ショッピングカート、歩道のない道路、階段が使いにくいビルなどのおかげで、身体活動が必要とされず、そうするのがますます困難な世界に生まれてしまったのは、誰のせいでもない。人々は、身体的に不活発であることを恥ずかしく思わされたり責められたりする代わりに、運動をより必要なものにするための思いやりのある支援を受けるべきなのだ。そうするための最も容認できる方法は、合意に基づく「ナッジ（促し）」や「シャヴ（押し付け）」を通して自分自身を強制する方法を見つけることである。

ナッジは、強制したり、選択肢を制限したり、経済的なインセンティブを変えたりすることなく、人々の行動に影響を与える方法だ。[34] 典型的なナッジには、デフォルトの選択肢を変更する（たとえば、臓器提供者になることを選択する《オプト・イン》代わりに、臓器提供者になるのを拒否することを選択する《オプト・アウト》）、環境を少し変える（たとえば、サラダバーの手前に健康的な食品を目立つように置く）などといったことがある。言うまでもなく、これから運動をしようとする人の多くには、運動を選択することをデフォルトにし、それをより簡単で煩わしくないものにするために、様々なナッジを試すことが勧められる。その例をいくつか挙げよう。

・運動する前の晩に運動着を揃えておく。そうすれば、朝一番にそれを着て、すぐ運動しに出かけられる（または、運動着のまま寝てもいい）。
・運動する日を決めて、それをデフォルトにする。
・友達やアプリを使って、運動する予定を思い出させてもらう。
・エレベーターやエスカレーターを使うより、階段を使った方が便利になるように図る。

シャヴは、より思い切った自己強制の形態で、私の友人がＮＲＡへの寄付を避けるためにウォーキングをしたのがその例だ。自発的に行なうため、疑問のある行為ではないが、ナッジより強制的だ。シャヴの例には、次のようなものがある。

・あらかじめ、友人やグループと一緒に運動の予定を立てるようにする。そうすれば、社会的な義務を果たすために参加しなければならなくなる。
・クロスフィットのクラスのようなグループに参加する。そうすれば、行かなくなりかけたときに、グループが支えてくれる。
・stickK.com のような組織とコミットメント契約を結び、運動をしなかったときに嫌いな組織に寄付金が送られる（鞭）、あるいは、運動をしたときに好きな組織に寄付金が送られる（ニンジン）ようにする。
・トレーニングを必要とするレースなどのイベントに申し込む（そして費用を支払う）。
・自分が行なっている運動をオンラインで公開する。それにより、自分が運動をやっている（あるいはやっていない）状況を人目に晒すようにする。
・友人や身内、あるいは尊敬している人や恐れている人をレフリーに指定して、自分の進捗状況をチェックしてもらう。

これらの方法にはみな、ある共通する重要な特質が含まれていることに注目されたい。それは、社会的なコミットメントだ。友人、ヨガクラス、チーム、クロスフィットの小隊、五キロレースのランナー仲間などと一緒にエクササイズをしたり、自分の運動成果（または失敗）をオンラインで報告したりすることは、自分が体を動かすことを他人に約束することになる。その見返りとして、励ましや支援という形で「ニンジン」を、そして恥や非難という形で「鞭」を手にすることになるのだ。社会的コミットメントが有効であることを知るには、人々に希求する行動をとらせている最も一般的かつ永続的な社会制度、すなわち結婚、宗教、教育について考えてみるといい。程度の差こそあれ、いずれの制度も、その制度と原則へのコミットメントを公に示すことを伴い、その見返りに何らかの利益や、社会的な支援、そして非難を手にする。結婚と宗教は適切なモデルとはいえないが、運動は教育に近いものとして扱うべきだと私は考えている。

子供たちの場合は、すでにそれが実現しており、学校に強制的に通わせるのと同じように、運動をすることが要求されている（十分であることは、ほぼないが）。そして学校生活と同じように、運動を社会的なものにすることによって楽しめるものにしようとする努力が払われている。そこで、大人も同じように、運動を大学のように扱ってみたらどうだろうか？　大学に進学することは本質的に、ニンジンと鞭の双方を伴う、大人の高度な社会的コミットメント契約だ。私の大学の学生は高額の授業料を払い、悪い成績を付けられたり落第させられたりするという罰のもとで、私のような教授から読書、勉強、研究を行なうように強制される。学生たちは、大学からのナッジ、シャヴ、要求がなければ、それだけのことが達成できないとわかっているから、そうした条件の下で学ぶことを競い、了承するのだ。その見返りとして、学生は、仲間の学生やスタッフからの支援が受けられ、自分より偉大なものに加わることを奨励されるという、たいていの場合楽しい社会経験を積むことになる。このようなコミットメント契約モデルは、運動の促進、とりわけ若者の運動を促進するのに役立つだろうか？

若者に焦点を当てる

若者は体を動かす必要がある。人間の節約型の生理機能は必要に応じて能力を高めるように進化してきたため、生後数十年のあいだに十分な身体活動を行なうことは、健康な体を築くうえで絶対に欠かせない。一日最低一時間にわたって中~高強度の運動を行なうと、子供の肥満のリスクが減り、健康な筋肉、骨、心臓、血管、消化器系、さらには脳の成長が促される。運動量の多い子供は、学習能力が高く、頭が良く、幸せで、うつ病などの気分障害になりにくいと言われている。

だが、私たちは子供たちに対する義務をまったく十分に果たしていない。アメリカでは、一日に一時間以上の身体活動を行なう子供の数は四人に一人を下回る。[35]女子の運動量は男子よりさらに少なく、年長の子供は年少の子供よりも座っている時間が長い。[36]世界保健機関（ＷＨＯ）によると、世界全体の状況は概してもっと悪く、身体活動時間が一日一時間未満の子供は八一％以上にも及ぶという。[37]その原因は多岐にわたる。今日の子供たちは、より長い時間、大小のスクリーンに釘付けになっている。そして、徒歩で学校に通う回数も減り、近所の公園や道が危険な場合もある。そして、体育の授業時間をわずかなレベルにとどめる学校が数を増している。ほとんどの学区では何らかの体育の授業を義務づけているが、十分な量を提供している学区は驚くほど少ないのが現状だ。アメリカ全土の小学校区で、登校日の休み時間に、定期的に「教室内で体を動かす機会（classroom physical activities）」を設けているところは一一％しかなく、高校では二％にとどまっている。[38]そして、私自身の経験から言うと、生徒たちはこうした機会の運動時間の半分以上を、ベンチに座ったり、ボールを打ったりドリブルしたりする列に並んだりして、無為に過ごしている。[39]さらに悪いことに、多くの学校で行なわれている競技スポーツは排他的で、ブラッドレイ・カーディナルが言う「逆の」システムを助長している。つまり、ある生徒が上達すればするほど、脇に追いやられたり、排除されたりする他の生徒が増えるのだ。[40]全般的に見て、私たちは青少年の運動不足という切迫したエピデミックに直面しているのである。

私の住むマサチューセッツ州も例外ではない。マサチューセッツ州の一般法第七一章三条には、「体育は、全学年において、全生徒の必須科目として教えられなければならない」と記されている。

だが一九九六年、州教育委員会は、標準テストの準備に費やす時間を増やすため、体育授業の最低時間を廃止してしまった。地元紙によると、マサチューセッツ州の生徒が学校のある週に体育の授業に費やす一日あたりの平均時間は、わずか一八分から二二分にすぎないという。[41]

これは、優先順位と政策の失敗だ。子供の運動不足がもたらす長期的な悪影響の知識が広く欠落していることに加えて、親や教育者は、テストの点数やしつけ、安全度のほうをより気にしているように見受けられる。だが、これらはすべて、適切な量の身体活動を行なえば、低下どころか向上するはずなのだ。[42]まるで私たちは、身体と心がどれほど深く結びついているかを忘れてしまったかのようである。

残念なことに大学は、「健康な体は健康な心を育む」という古来の知恵を集団的健忘症によって無視するという格好の例になっている。教育者たちは、学生が体を動かすことによって利益を得ることを常々知っており、かつてアメリカのほぼすべての四年制大学は、中強度のレベルの体育履修を義務づけていた。[43]だがこうした義務はほとんど廃止され、残っているいくつかの義務も内容の乏しいものになっている。私の所属するハーヴァード大学では、一九二〇年に初めて体育履修を義務付けたが、一九七〇年に完全に廃止してしまった。現在では、うつ病や不安症などの精神衛生上の問題が急増しているにもかかわらず、ほとんどの大学と同様に、基準レベルの定期的な運動を行なっている学生はおよそ四分の一にすぎない。これまでのところ、学部生に対する何らかの運動プログラムを復活させようという私の試みは成功していない。最も多い批判は、運動を義務付けることは強制である、教授陣の仕事は学生の体ではなく精神を教育することだ、学生には十分な時間がない、運動を勧めることは障害のある学生や過体重の学生あるいは自分の体に違和感を抱く学生にとってトラウマや差別になりかねない、というものである。

これらの懸念の中には確かに気がかりなものもあるとはいえ、すべて対処可能だ。最も説得力の弱い懸念は「強制」である。すでに見てきたように、大学はコミットメント契約モデルに基づいて成功している。学生は入学時、教授や学部長から長大な要件のリストを満たすように強制されることを自ら進んで約束する。そのような要件が気に入らなければ、それらのない他の大学に行けばよいだけだ。私はまた、学生に体を動かすことを求めるのは教授陣の権限の範疇にないという意見にも同意できない。私たちの第一の使命は教育にあり、身体活動は学生たちの知的、社会的、個人的な成長を助けるからだ。運動は若い成人に精神的な健康を維持させて良い習慣を育む。こうした習慣は長続きするようだ。ある研究で、大学時代に定期的に運動していた学生の八五％はその後も運動を続けたが、大学時代に体を動かさなかった学生の八一％は高齢になっても座りがちであったことが判明している。[44]だが、目的が逆効果になることを避けるため、体育は義務化すると同時にポジティブなものにすることが必要だ。逆説的なことに、身体活動を選択制にすると、すでに運動していてやる気のある生徒が主に集まるため、それ以外の生徒では不活発さが強まることが諸研究で見出されている。また、体育の授業におけるネガティブな経験（いつも最後まで選ばれない、ベンチを温めている時間がほとんどである、など）は、生徒が大人になってから運動をする可能性を損なうことにつながるという。[45]

時間に関しては、私は同情するものの、納得はできない。学生は忙しい生活を送っているが、論文の締め切り前や試験の間際という修羅場を除けば、週五回、各三〇分の運動時間を確保できないという理由は、主に運動の優先順位を他の課外活動（ソーシャルメディアに長々と費やす時間も含む）より低く設定していることにある。[46]実際、時間に追われている人が運動をサボることは、ときに逆効果になる。大学生を対象とした無作為化比較研究は、私たちの多くが本能的に知っていることを裏付けている。すなわち、たとえ短時間であっても、中強度の運動を行なうと、記憶力や集中力が高まるのだ[47]。

最後に、障害のある学生や、運動に不安を感じていたり、不健康だったり、運動することに不快感を抱いたりしている学生に配慮する必要性については心から同意する。個々の学生には個々のニーズがある。また、他人の体型をけなしたり、運動しないことを馬鹿にしたりすることは誤りだし、逆効果だ。だが、不健康な学生に対して運動するように手を差し伸べないのは、その人のためにならない。なぜなら、運動の恩恵は誰にとってもかなりのものになり、とりわけ最も不健康な人には最大の価値をもたらせるからだ。課題は、あらゆるレベルのすべての人を、その人が納得し、やりがいを感じる方法や程度で、偏見を持たずに、支援したり手助けしたりできるかどうかだ。

要するに、私たちはみなナッジを必要としているのである。さて、自分や他者に運動させる方法がわかったとして、次に問題となるのは、どのようなタイプの運動をどれだけすべきか、ということだ。

第一二章　どれぐらいの量？　どんな種類？

神話その12――運動には最適な量と種類がある

万物は毒であり毒のないものはない。量だけがものを無害にする。

パラケルスス（一四九三～一五四一）

遠く離れた、とある国の偉大な王に、この世の何よりも愛している一人娘がいました。王女は親切で思いやりに満ち、哲学、数学、歴史、言語に秀でています。けれども、王と同じく、座りがちで不健康でした。アドバイザーもトレーナーも看護師も家庭教師も、体の弱い王と王女に運動させようと努めましたが、ことごとく失敗に終わっていました。これではいけないと思った王は、王女が結婚適齢期に達したとき、近隣や遠方の国々から何十人も王子たちを招いて、王女をめとるための一日かぎりの特別競技会を催すことにしました。王が課した競技は、馬上槍試合や剣術、レスリングなどではなく、城の大広間で執り行なわれる筆記試験でした。午前九時一五分、王子たちは一斉に青い本を開き、三時間をかけて、みな同じ問いに答えを出しました。その問いとは「最も効果的な運動方法とは何ぞや？」でありました。

王国がそれほど静寂に包まれたことは未だかつてありませんでした。屈強な王子たちがペンを振るう中、犬の吠え声、馬の鳴き声、ドアのきしむ音は一つとして聞こえず、城の周り数キロ内のすべての生き物が息を潜めて見守っていました。そして、午後一二時一五分きっかりにペンが置かれると、解答用紙が集められてスキャンされ、あらゆる人が読めるようにウェブ上に掲載されました。一方、王の審査員たちは、勝者を選ぶ審議のために密室へと向かいました。

何と多岐に富む、見事な答えが集まったことでしょう。最も人気がある解答の一つは、一二ステップからなるプログラム「ライオンのごとく強くなろう」で、中強度のウェイトトレーニングを何度も繰り返す中に、より重いウェイトのトレーニングを数回挟むというものでした。もう一人の利発な王子は、一〇ステップからなる「歩いて、走って、永遠に生きよう」というプログラムを提唱しました。これは、長距離のウォーキングから始めて、徐々に短距離のランニングを加え、最終的にランニングの距離を一六キロまで伸ばすというものです。民衆に人気があったのは、一日七分の高強度インターバルトレーニングを行なって最適な健康を約束する「七分やるか、人生をあきらめるか」と名付けられたプログラムと、裸足で歩いたり、木に登ったり、岩を持ち上げたりすることによりパレオフィットネスを再現する「穴居人より長生きしよう」というプログラムでした。さらには、ストレッチ、水泳、サイクリング、ジョギング、ダンス、ボクシング、ヨガ、果てはホッピングの使用などを推奨するプランもありましたし、遺伝的な個人差を考慮したものや、男性と女性とで異なるプランを用意した処方もあり、多くは体重を最大限に減らすことを目的にしていました。ある解答などは、女性の月経周期に合わせた巧妙なプランを推奨していました。審査員が熟考を重ねるあいだ、ジャーナリストや、ブロガー、著名人、熱狂的なファン、そしてネット荒らしなどが、それぞれの解答の良し悪しについて激しい議論を戦わせ、日を追うごとに新たな本命が登場しては消えてゆきました。

一週間の待機と議論を経て、ついに審査結果を発表する日が訪れました。そしてその日の正午、王室のウェブサイトに、たった二文からなる次のメッセージが掲載されたのです。「厳正なる審議の結果、審査員らは、最良の運動方法というものは存在しないという結論に達した。来年には、より良い問いを再び提示するので、ぜひまたこのサイトを訪問されたい」

＝

ここまでの一一章を読んできた読者の方には、このおとぎ話の審査員の判断が、「ソロモンの審判」（旧約聖書『列王紀』に記された逸話で、子供のことで争う二人の女の一件でソロモン王が賢明な判断を下した）と同じぐらい賢明なものであったこと、そして、そもそもの質問が思慮に欠けていたことに同意してもらえると思う。世の中の主張とは裏腹に、「最良の」あるいは「最適な」量やタイプの運動など、存在するはずがないのだ。そもそも「最良」とは何を意味するのか？　寿命が何年延びるかという意味で最良なのか？　時間効率の良さにおいて最良なのか？　それとも、心臓病の予防において最良なのか？　あるいは、体重を減らすうえで、怪我をしないようにするうえで、アルツハイマー型認知症を防ぐうえで、最良だというのだろうか？　それにたとえ、いずれかの目的を達成する最良のプランを選ぶ方法があったとしても、年齢、性別、体重、健康度、怪我歴などが異なるのに、同一のプランがあらゆる人に最良となるなどと言えるだろうか？

最適な運動処方などというものは存在するはずがないとはいえ、それでも身体活動は成長・維持・修復のメカニズムを刺激して身体の能力を育て、老化を遅らせる。そのため私たちは運動を医療化してきたのだ。それに応じて（運動を薬としてとらえるのは奇妙ではあるものの）、一定の量と種類の運動が処方されるようになった。だが、どのくらいの量と種類が適切なのだろうか？　楽しみのために運動するのか、フィットネスのために運動するのかにかかわらず、明らかに、目的や状況により、健康に良い、あるいは悪い運動量や種類というものは存在する。私たちは、筋肉のためにウェイトトレーニングをし、心臓のために有酸素運動をし、親を怖がらせるためにバンジージャンプをする。次の最終章では、私たちを死に至らしめたり障害をもたらしたりする可能性が最も高い一般的な病気に対して、異なる運動処方がどうやって、なぜ影響を与えるのかについて見てゆくことになる。だが、その前にまずは、「何をどれだけすればいいのか」という一般的な問題について考えることが必要だ。

どこから見ても、運動量と健康の関係は分かりにくい。私の知り合いのノーベル賞を受賞した科学者たちでさえ、世の中に流布している矛盾した推奨事項の不協和音には困惑している。多くの専門家は、どんな運動でもしないよりはマシだから、好きなことをすればいいと言う。また、高強度トレーニングを短時間行なうことが最も効果的だと主張する専門家もいる。有酸素運動については、ランニング、一日一万歩のウォーキング、水泳、あるいはエリプティカルマシン（クロストレーナー）のような低負荷のマシンなどを熱心に推奨する者がいる。また、ウェイトについては、自重を処方する人、フリーウェイトを処方する人、ウェイトマシンを処方する人など様々だ。しかし、あらゆる処方の中でも飛びぬけて一般的に広く普及し、世界の主要な保健機関のほとんどが提唱しているのは、「週に少なくとも一五〇分間の中強度または七五分間の高強度の有酸素運動を行ない、それに加えて二回のウェイトトレーニングを行なう」ことである。[1]

一週間に一五〇分？

エクササイズの教祖、ジャック・ララン（九六歳で天寿を全うした）は、「人は年をとったせいで死ぬのではない。不活発だから死ぬのだ」とよく言っていた。[2] これは誇張ではあるが、文明の曙以来――おそらくはそれ以前から――身体活動が健康を促進することは誰の目にも明らかだった。それでも、ラルフ・S・パフェンバーガー・ジュニア医学博士（「パフ」という愛称で呼ばれていた）が先駆的な研究を行なうまで、運動量と寿命との間にある薬のような関係（用量反応曲線）を示した者はいなかった。一九二二年に生まれたパフェンバーガーは、当初米国政府機関でポリオワクチンの研究に携わっていたが、ハーヴァード大学とスタンフォード大学の医学部で教鞭を執るあいだに、研究対象を慢性疾患に変更した。彼は素晴らしい研究を多数発表したが（チョコレートを定期的に食べると一年近く寿命が延びると強く主張した研究を含む）[3]、大きなブレークスルーが訪れたのは、大学が同窓生に連絡を取り続けて寄付金をしつこく要求している状況を利用するという名案がひらめいたときだった。一九六二年、パフェンバーガーはハーヴァード大学とペンシルベニア大学を説得し、両大学から五万人の同窓生に身体活動の習慣や健康に関する情報提供を依頼してもらえるようにとりつけた。そしてそのあと、同窓生が高齢化して多くの者が亡くなるのを、何十年も辛抱強く待ち続けたのである。最終的に彼は、一万七〇〇〇人を超える人々のデータを活用することができた。

図31（左）は、一九八六年に《ニューイングランド・ジャーナル・オブ・メディシン》誌に掲載されたパフェンバーガーの画期的な論文の主な結果を再現したものだ。[4] 横軸は用量で、身体活動に費やした一週間あたりの平均カロリー数を表し、縦軸は同窓生が死亡した割合を表す。各ポイントの上に記載された数字は、相対リスク（各年齢グループにおける、座りがちの人と比較した死亡確率）だ。予想通り、最年長の同窓生は最年少の同窓生の一〇倍以上の割合で死亡しているが、年齢区分ごとに

用量反応関係の傾きが異なっていることに注目されたい。この傾きは、年齢区分が高いほど急になっている。週に二〇〇〇キロカロリー以上の運動をしている中年の同窓生は、座りがちの同級生より死亡リスクが二一%低く、七〇歳以上で同じ量の運動をしている同窓生は、運動していない同級生と比べて、ある年に死亡するリスクが半減している。そう、半減しているのだ。この研究は、発表当時、運動と死亡率の間に強力な用量反応関係があることを示す初めての明確な証拠となった。運動は万能薬ではないものの、運動量が多ければ多いほど長生きできる可能性が高くなり、運動量が長寿に与える影響は年齢が上がるほど大きくなるのである。

その後もパフェンバーガーらはデータをさらに追加していった。一九九三年には十分なデータが得られたため、図31の右図のように、長寿と身体活動の関係が直線的なものではないことも示すことができた。[5]

右図は、全年齢区分に属する被験者を合わせて活動量別にグループ分けし、その死亡相対リスクをプロットしたものだ。控え目なレベルの身体活動（一週間に一〇〇〇キロカロリー）でも死亡率は四〇%近く低下し、その二倍の身体活動（二〇〇〇キロカロリー）の場合は、さらに良好な結果が得られていることに注目されたい。しかし、活動量が増えるにつれ、その効果は小さくなっている。また、グラフには示されていないが、中強度の運動や高強度の運動をしていると答えた同窓生では、軽い運動しかしていない同級生よりも良い結果が得られた。最後に、中年以降に運動を始めた同窓生でも、ずっと運動をしてきた同窓生と同様に死亡率が低いことがわかった。運動を始めるのに遅すぎるということはないのだ。

パフェンバーガーの先駆的な研究以来、米国をはじめとする欧米化した諸国において、健康と運動量との関連を調べる研究が数多く行なわれてきた。これらの研究の多くは、パフェンバーガーの研究

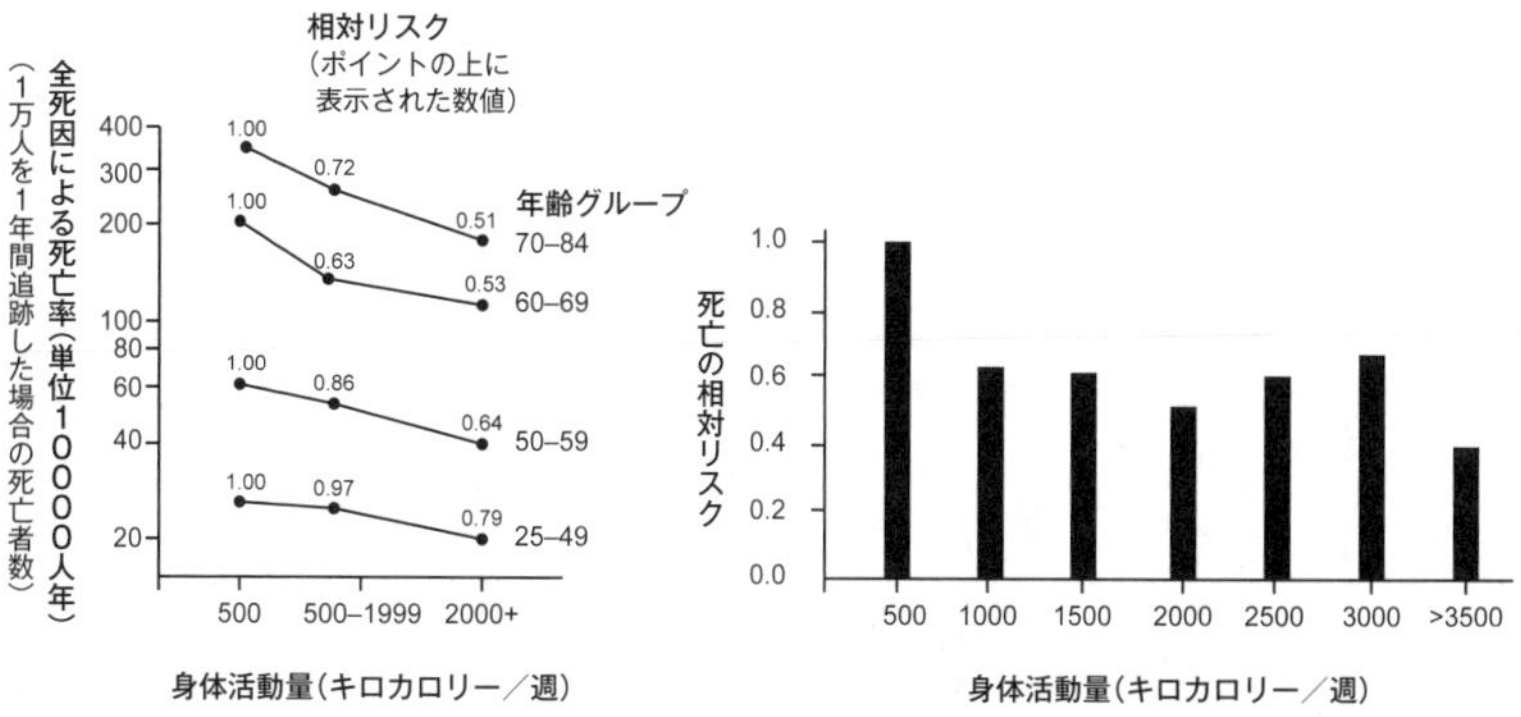

図31　ハーヴァード大学同窓生の死亡リスクに対する運動の用量反応効果。ハーヴァード大学卒業生の死亡率を年齢と身体活動量によりグループ分けしたグラフ（左）、および、年齢グループを一まとめにし、死亡率を身体活動量別に表したグラフ（右）。（出典は以下。部分的に修正してある。Paffenbarger, R. S., Jr., [1986], Physical activity, all-cause mortality, and longevity of college alumni, *New England Journal of Medicine* 314:605–13; Paffenbarger, R. S., Jr., et al. [1993], The association of changes in physical-activity level and other lifestyle characteristics with mortality among men, *New England Journal of Medicine* 328:538–45）

と同様に、運動量の異なる個人を集めた大規模サンプルの死亡率や疾病率を調べている。一方、血圧やコレステロール値、糖を消化する能力といった健康状態が予測できる要素に、様々な用量の運動がどう影響するかを測定した無作為化比較実験も行なわれてきた。そして一九九〇年代までには非常に多くの研究結果が蓄積されたため、ついに三つの主要保健機関がそれぞれ専門家パネルを招集し、証拠を検討して勧告を行なうことにしたのである。こうして一九九五年と一九九六年に、三つの委員会すべてが、基本的に同じ勧告を公表した。すなわち、慢性疾患の全体的なリスクを減らすには、成人は少なくとも三〇分間の中強度の運動を週五回行なうべきだとしたのだ。[6]さらには、子供たちは一日六〇分の運動をすべきであるという結論も下した。以来、この処方——大人は週に一五〇分、子供は一日に六〇分の運動——は何度も見直されて、その都度追認され、修正はわずかなものに留まった。

ここで、二〇一八年に米国保健社会福祉省（ＨＨＳ）が発表した最新の更新内容を見てみよう。この考え抜かれた包括的な報告書に記載されている数多くの結果の中に、パフェンバーガーが行なった有名な運動と死亡率における用量反応関係分析を改訂したグラフがある。それを示したのが図32（左）だ。[7] このグラフの元になっているのは、一〇〇万人以上にも及ぶ成人のデータである！　パフェンバーガーの研究と同様に、横軸は運動量を一週間当たりの有酸素運動の累積量（分）で表し、縦軸は性別、喫煙、飲酒、社会経済的地位などの要因を補正した該当年齢における死亡相対リスクを表している。見てわかるように、死亡率が約三〇％と最も大きく減少しているのは、座っていることが多い人と週に六〇分の運動をしている人の間だ。とはいえ、死亡リスクは、運動量が多いほど低下する。週に三時間と六時間の運動をしている人では、それぞれさらに約一〇％および一五％、死亡リスクが低下する。この分析では、運動量を強度の観点からも検討しており、三〇分の激しい運動と一時間の中強度の運動は、同じ効果をもたらすと結論づけている。[8]

最終的に、二〇一八年のＨＨＳパネルは、次のように結論付けた。一部の身体活動は何もしないよりも優れており、より多くの身体活動はさらなる健康上の利点をもたらし、「実質的な健康上の利点」を得るために、成人は少なくとも週に一五〇分間の中強度の有酸素運動、または週に七五分間の高強度の有酸素運動、あるいはこれら二つに相当する組み合わせの運動を行なうべきである、と。（中強度の有酸素運動とは、その人の最大心拍数の五〇〜七〇％に当たる運動量、高強度の有酸素運動とは、最大心拍数の七〇〜八五％に当たる運動量と定義されている）。また、子供には一日一時間の運動が必要であるという長年の推奨事項も追認された。最後に、すべての人は、週に二回、何らかのウェイトトレーニングを行なうべきであるとも勧告している。

結局、パフェンバーガーは正しかったのだ。だが、成人の推奨最低運動量については、より詳しく、かつ懐疑的に見てみよう。図32の左のグラフの用量反応曲線は多くの研究から得られたものであることを思い出してほしい。図32の右のグラフは、そのうち一二の研究を、私の共同研究者であるミーガン・ワスフィとアーロン・バギッシュが個別にプロットしたものだ。左のグラフと同様に、横軸は一週間当たりの中～高強度の身体活動の分数の中央値を、縦軸は一週間当たりの運動時間が一時間未満の人と比較した死亡相対リスクをプロットしている。[9] 太い線は、一二の研究すべてにおいて最も頻出する値を示したものだ。

この図から見えてくる、いくつかの注目すべき点に留意されたい。まずその一つは、研究ごとにばらつきがあることだ。身体活動の死亡リスクに対する影響は、ある集団では他の集団に比べて半減している。おそらくこれは、年齢や運動の種類などの要因によるもの

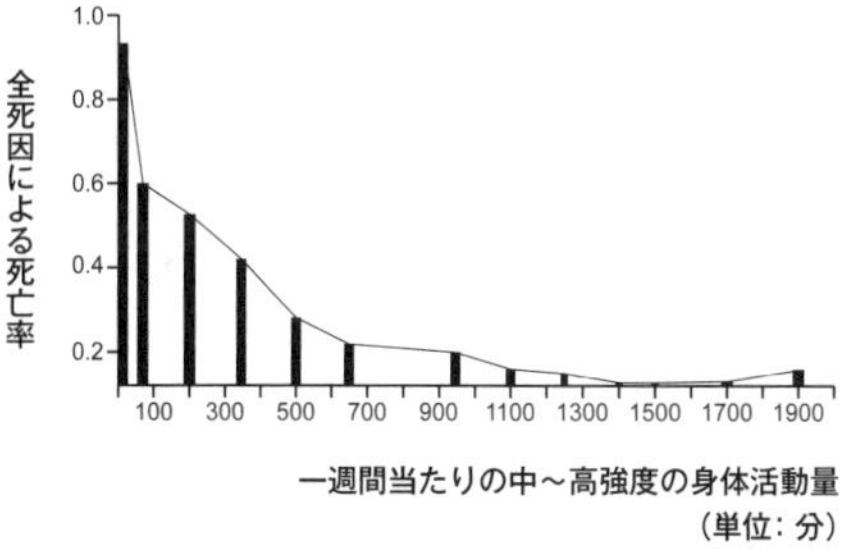

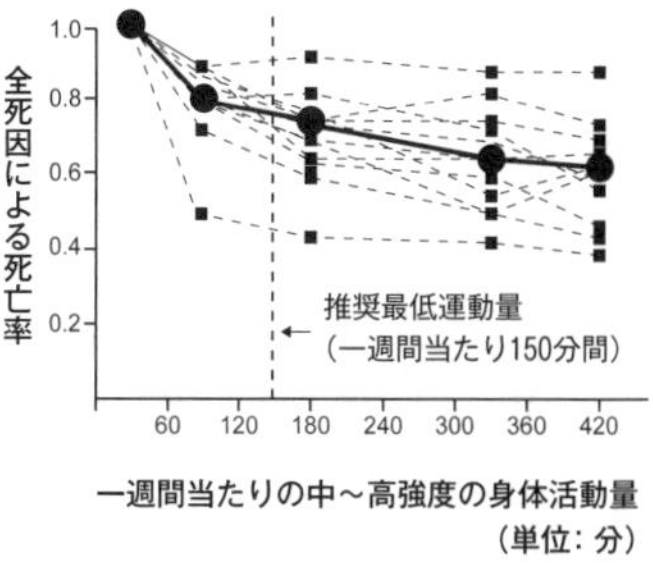

図32　一週間の身体活動量と死亡の相対リスクにおける用量反応関係の大規模研究。（左）100万人以上を対象とした多くの研究の結果をまとめたグラフ。少しの運動でも大きな効果をもたらすが、その効果はやがて横ばいになる。週に1900分（30時間以上という極端なレベル）で相対リスクがわずかに上昇しているが、統計的有意性はない。（右）最頻値の用量反応関係（太線）の上下に示される12種類の研究結果のばらつき。（以下の出典のデータを修正したもの。Physical Activity Guidelines Advisory Committee [2018], *Physical Activity Guidelines Advisory Committee Scientific Report* [Washington, D.C.: U.S. Department of Health and Human Services]; Wasfy, M. M., and Baggish, A. L. [2016], Exercise dosage in clinical practice, *Circulation* 133:2297–313）

だろう。次に、このようなばらつきにもかかわらず、身体活動と死亡率の用量反応関係が描くパターンは共通しており、どの研究でも最大の効果が得られているのは、週当たりほんの九〇分程度の運動をした場合であり、死亡リスクは平均で二〇％減少していることだ。その後は、運動量の増加に伴って死亡リスクが低下するが、その程度は緩やかになる。それぞれの研究結果の最頻値が妥当な目安であるとすれば、週九〇分の運動で得られる効果から、さらに二〇％低い死亡リスクを達成するには、さらに五時間半、合計すると週七時間もの運動をしなければならなくなる。

まとめると、週に最低一五〇分の運動は、他のどれにも劣らない良い処方であり、明確で達成可能な量という利点を持つ。だが、最適かつ最も有益な運動量というものは存在しない。運動量が最も少ない人は、わずかな努力をするだけで運動から最大の効果を引き出すことができる。運動はすればするほどよいが、運動量を増やすことによる効果は徐々に低下してゆく。だとすれば、運動しすぎるということはあるのだろうか？

運動しすぎることはあるのか？

二〇一五年二月初旬のある日、権威ある《ジャーナル・オブ・ジ・アメリカン・カレッジ・オブ・カーディオロジー》誌（アメリカ心臓病学会の学術誌）に掲載されたばかりの論文[10]に関して、怒りと困惑と「ほらみたことか《ゴッチャー》！」という言葉にまみれたメールが、私のメールボックスに押し寄せた。二〇〇一年から、デンマークの研究者たちは、コペンハーゲンに住む一〇〇〇〇人以上の自称ランナーと、彼らに年齢を一致させた座りがちなデンマーク人約四〇〇〇人を追跡調査していた。一二年後に両群の死亡率を比較したところ、中程度の距離をゆっくり走るジョギングをした人は、運動をしなかった人に比べて死亡率が三〇％低かったが、最も長い距離を最速で走る本格的なランナーの死亡率は、運動をしない人と同じ割合だったのである。こうして、世界中のメディアの一面に、「疾走はソファに座っているのと同じくらい致命的」、「カウチポテトへの朗報」、「スローランナーが優位に立つ」などといった見出しが躍った。

これまで私たちは、ほぼ全面的に推奨されている週一五〇分という運動量を含め、様々な運動量がいかに運動不足の有害な影響を克服するかについて見てきた。だが、運動についても、「どんな良いものでも多すぎると害になる」という格言が当てはまるのだろうか？　進化の観点から見ると、運動量と死亡率の間にU字型の関係があるのは、想定の範囲内だ。狩猟採集民はカウチポテトでもウルトラマラソンをするような人間でもなく、概して中強度の身体活動をしているので、おそらく私たちは、極端な運動ではなく適度な運動をするように適応してきたと考えられるからだ。とはいえ、アメリカ大陸を走って横断したり、大西洋を泳いだりするのが理にかなった行動だと考える人はほぼ皆無だとしても、このコペンハーゲン市心臓研究の「ソファに座り続けることの健康度はマラソンをするのと同じ」という結論に慰められた人は、少なくなかっただろう。

かつて哲学者のジョージ・サンタヤーナは、「懐疑心は、貞操観念と同じように、簡単に手放すべきではない」と言った。科学やジャーナリズムも他の分野に負けず劣らず人間の欠点に影響されやすいため、こと健康に関するニュースについては疑念を抱くことが必要だ。「走るより、運動しない方がまし」という話を聞きたかった人にとっては残念ながら、このコペンハーゲン市心臓研究は「真《トゥ》実《ルース》」ではなく、「真実であってほしいこと《トゥルーシネス》」だった。この研究では一〇〇〇人以上のランナーを対象にしてはいたものの、激しい運動をしたのはわずか八〇人（七％）で、そのうち死亡したのはたった二人だった。さらに、研究者らは死因を調べておらず、交通事故と心筋梗塞の区別すらしていなかった。この研究の結論が無意味で誤解を招くものであることは、統計学の学位などなくてもわかるだろう。

幸いなことに、それ以来、より優れた研究が発表されてきている。また、運動量と死亡率にはU字型曲線の関係があるという予測に反して、極端なレベルの運動が、有害あるいは健康増進をもたらすという確かな証拠はほとんどない。多くの研究で、エリートアスリート、とりわけ持久系のスポーツをする人は、そうでない人に比べて長生きし、医療を受ける必要性も低いことが判明している。[11] アスリートは私たちのようなふつうの人より優れた遺伝子を持っているために過酷な運動から身を守ることができるのではないか、と疑念を抱く人のために付け加えると、二万二〇〇〇人近くのアスリートではない一般人を一五年間追跡調査した研究がある。その結果、運動量が最も多かった人の死亡率は、心臓病による死を含め、適度な運動をしている人に比べて高くも低くもなかった。[12] 六〇万人以上を対象としたさらに大規模な分析では、標準的な推奨運動量である週一五〇分の一〇倍以上の運動をしていた〝過激派〟でも、標準的な運動量の五～一〇倍の運動をした人に比べて死亡率が有意に高いということはなかった。[13] このデータをまとめたミーガン・ワスフィとアーロン・バギッシュは、「これらの知見は、軽度から中強度の運動は健康にかなりポジティブな影響を与えるが、運動量をさらに増やしても、それに応じて良くなることも悪くなることもないという考えを補強するものである」と結論づけている。[14]

正直なところ、極端な運動は害を及ぼす可能性があるとはいえ、それほどのレベルの運動をしている人はほとんどいないため、過度の運動の影響を厳密に研究するのは困難だ。だがそうは言っても、もしあなた自身やあなたの大切な人が、ウルトラマラソンやツール・ド・フランスに出場するような滅多にない機会に恵まれたら、きっと心配になることだろう。

ずっと以前からある、非常にもっともな懸念の一つは、過度の運動が潜在的に免疫系に及ぼす影響だ。スペイン風邪が世界を席巻し、何百万人もの死者を出していた一九一八年、ウィリアム・カウルズという医師が、ボストン郊外のグロトン・スクールで職員や生徒を治療した経験を踏まえて、〝乱暴な運動〟による疲労が肺炎の発生率を高めていると指摘した。[15] この懸念は一九八〇年代に、マラソン選手やウルトラマラソン選手の自己申告に基づく研究が行なわれ、彼らは適度な運動をしている健康な人に比べて、過酷なレース後に呼吸器感染症にかかる確率が高いという結果が発表されたため、新たな広がりを見せることになった。[16] さらにその後の研究で、激しい運動をした直後の血流や唾液には、病気と闘う白血球の量が少なくなっていることが判明した。[17] これらや他のデータにより、激しい運動によるエネルギー的要求は、感染に対する〝開かれた窓〟を一時的に築くという仮説が生まれたのである。

この〝開かれた窓〟仮説は常識にかなうものではあるが、過剰な運動とはどの程度のものなのかについては、さらなる研究が必要だ。研究者らが、マラソン選手やウルトラマラソン選手における呼吸器感染症に関する研究を、自己申告ではなく医学的な診断に基づいて追試したところ、急激な運動後における感染症発生率の上昇は見出されなかった。[18] さらに、新たに行なわれた高度な諸実験では、免疫細胞の量を血流においてのみ測定するのではなく、長時間の運動後に免疫細胞がどのように全身に移動するのかを追跡して調査している。これらの研究によると、長時間の激しい運動は、感染症と闘う重要な免疫細胞を血流レベルでは確かに低下させるものの、これらの細胞の一部は、粘液で覆われた肺の表面や他の傷つきやすい組織に再配置されるため、監視と保護が潜在的に強化される可能性があるという。[19] これから第一三章で見てゆくように、定期的に行なう適度の運動は一部の伝染病の予防になるという証拠があるものの、大量の運動が感染症を防ぐ免疫システムの能力をどの程度まで抑制するのか、また、どのような状況下で抑制するのかについては、より多くの臨床データが必要だ。[20] とはいえ、重篤な感染症と闘っている人は無理な運動を避けるべきだということに疑問の余地はない。マウスに致死性のインフルエンザを感染させ、症状が出る前に運動させた実験では、低レベルの適度な運動（一日二〇～三〇分のランニング）をしたマウスは、動きの少ないマウスに比べて生存率が二倍になったが、極端に高いレベルの運動（一日二時間半のランニング）をしたマウスでは、動きの少ないマウスより死亡率が高かった。[21] 私が知る医師はみな、本格的な感染症、とりわけ首から下の感染症にかかっている際には、安静を保つことを勧めている。

もう一つの大きな懸念は、心臓にかかる負担だ。ときおり、マラソンなどの競技中に心臓発作で亡くなる人がおり、運動のしすぎは危険だという記事が出る。また、超耐久スポーツの選手には、心臓が異常に肥大したり、心臓の障害を示す冠動脈の石灰化や線維組織の過剰な蓄積が見られる人がいるという記事も目にする。[22] 運動を含め、あらゆることにはトレードオフが伴うため、極端な運動が心血管系に何らかのリスクをもたらすとしても不思議ではない。筋骨格の損傷が増えることのほかに、非常に高い運動量がもたらす危険性として最もよく文献で裏付けられているのは、心房細動（鼓動が異常に早くなる症状）が発症する可能性の増加だ。[23] とはいえ、アスリートについて報告されている他の気がかりな危険因子の多くは、医師らがアスリートの心臓を、心臓病にかかっていない座りがちの「正常な」人々の心臓と比較したことによる、誤った証拠解釈に原因があるようだ。今まで何度も見てきたように、進化の観点からすると、座りがちであることは決して正常な状態ではなく、そのような人は活動的な人に比べて慢性疾患を発症しやすく、早死にする可能性が高い。座りがちな人々を「正常」な対照群として誤ってみなす医学的習慣は、正常な修復メカニズムを病気の兆候と勘違いするような診断上の重大ミスを引き起こしている。その代表例が冠動脈の石灰化だ。

アンブローズ・〝アンビー〟・バーフットは、六五歳になったおりに心臓の精密検査を受けることにした。誰が見ても、バーフットはエクストリーム・エクササイザーだ。二〇一一年のあの日に医師の診察室に入るまでに、一七万七〇〇〇キロを超える距離を走り抜き、七五回以上のマラソン大会に出場したほか（一九六八年のボストンマラソンでは優勝している）、より短距離のレースにも数え切れないほど出場してきた。《ランナーズワールド》誌の優れたエディターで、ランニングの科学と健康への影響について頻繁に記事を書いている彼は、地球上のほぼ誰よりも、ランニングの利点とリスクについてよく知っていると言えるだろう。だが医師から告げられたバッドニュースは不意打ちだった。彼の心臓のスキャン画像には、心臓に血液を供給している冠動脈に、白く輝く斑点がたくさん映っていたのだ。この石灰化したプラークが動脈を塞ぐと、心臓発作を起こしかねない。プラークに含まれるカルシウムはCTスキャンでくっきり映し出されるため、医師たちはプラークのカルシウム含有量を点数化した「冠動脈カルシウム（CAC）スコア」を常時調べる。CACスコアが一〇〇点を超えると、通常、懸念すべき状態にあるとみなされるが、バーフットのCACスコアは、九四六点という驚異的なものだった。諸研究に基づくと、彼と同じ高リスクを抱えている同年代の男性は、一〇%にも満たない[24]。

バーフットは、CACスコアに怯えながら診察室を後にした。「一〇分後に《ランナーズワールド》のオフィスに向かって運転したときには、頭がぼおっとして、めまいがした。ハンドルには、手のひらの汗じみができていた」。それでも、バーフットは他の点ではまったく健康で、コレステロール値も素晴らしく、他の心臓病の兆候もなかった。医師らはしばらく前から、多くの競技ランナーのCACスコアが一〇〇を超えることを指摘しており、これらの患者では心臓病のリスクが高まっていると考えていた[25]。だが、これらのリスク推定値はスポーツ選手以外の人々に基づいて導かれたものであり、プラークの大きさや密度についても、プラーク周囲の冠動脈の太さについても、また、プラークが成長したり剥離したりして心臓発作の原因となる可能性についても考慮されていない。進化論的な考え方に基づくと、プラークの石灰化は、発熱や吐き気のような、体の正常な防御機構の一つであると考えられる。さらに、研究者たちがより詳しく観察すると、バーフットのようなアスリートによく見られる高密度の冠動脈石灰化は、実際に心臓発作の危険因子となる、より柔らかくて安定性の低いプラークとは異なる傾向があることがわかった。むしろアスリートの冠動脈石灰化は、保護的な適応であるように見受けられる。いわば、ハードな運動による強いストレスから動脈壁を修復するための〝バンドエイド〟のようなものだと考えられるのだ[26]。二万二〇〇〇人近くの中高年男性を対象としたある大規模な分析では、最も身体活動の盛んな人々のCACスコアは最も高かったものの、心臓病のリスクは最も低かったという結果が示された[27]。

バーフットのCACスコア騒動は、大量に運動することへの恐れは、よく理解されていない危険因子に基づくものであり、それらの危険因子がもたらす実際の死亡例に基づいたものではないという傾向を示す典型例だ。もう一つの例は、いわゆる「スポーツ心臓」である。バーフットのような持久系のアスリートでは、心臓が収縮するたびに多くの血液を送り出せるようにするため、心室が肥大し、筋肉質になる傾向がある。その結果の一つは、安静時の脈拍が低くなることだ（一分間に四〇～六〇回）。このような大きくて強い心臓は、一見すると、鬱血性心不全を患っている人の肥大した心臓に似ているため、過度に運動すると心臓が病的に肥大するのではないかという懸念が払拭されていない。今まで、心臓が〝大きいことは悪いことだ〟と考えられていたからだ。だが、スポーツ選手と心不全患者の心臓の大きさが表面的に似ていたとしても、その原因と結果は同じではない。潜在的な不整脈（特に心房細動）を除けば、大きくて強い心臓が健康上のリスクをもたらすという証拠はまったくない[28]。

過度の運動が心臓や他の臓器に及ぼす影響についてはさらなる研究を待ちたいが、たとえ新たな懸念が生じたとしても、公衆衛生上の大きな問題になることはまずないだろう。それでも、高レベルの運動量は、根本的なパラドックスを露呈する。今まで何度も見てきたように、定期的に運動している人は、極端な運動をする人も含め、運動をしない人より若死にする可能性が低いが、吹雪の後の雪かきやマラソンのように体に非常に大きなストレスのかかる活動では、突然死のリスクが高まるからだ[29]。だがほとんどの場合、このような死は先天性の症状や後天性の疾患が原因で、運動をしていなかったら、もっと若くして亡くなっていた可能性もある[30]。マラソンを観戦しているときより実際に走っているときのほうが死ぬ可能性は高いとしても、マラソンのためのトレーニングをすれば、人生を何年も延長することができるのだ。

では、運動のしすぎが悪影響を及ぼすことはあるのだろうか？　おそらくその答えは、極端なレベルの運動をする場合や、重篤な感染症にかかっているとき、怪我をして回復に努めなければならないようなときには、イエスだろう。また、オリンピックレベルのウェイトリフティング、一日五セットのテニス試合、マラソン、そしてその他のスポーツを夢中になってやり過ぎたときなど、大きな力が繰り返しかかるストレスに骨や筋肉などの組織が適応していないと、筋骨格系の損傷のリスクが高まる。それ以外では、過度な運動による悪影響は、しなさすぎによる悪影響より、途方もなく少ないようだ。私の妻が指摘するように、運動のしすぎによる最大のリスクは結婚生活の破綻だ。私はそれに、運動のしなさすぎによる最大のリスクは、長生きして結婚生活を楽しむことができなくなることだと付け加えたい。

ミックスする？

運動量もさることながら、どのような種類の運動をどのくらいの強度で行なえばよいのか悩む人は多い。これはとても現代的な問題だ。人々——主に特権階級の人々——は、少なくともソクラテスの時代から健康増進を目的として運動を行なってきたが、有酸素運動とウェイトトレーニングを毎週組み合わせて行なうことを計画するような運動愛好家は、最近までほとんどいなかったからだ。その代わり人々は、楽しめる運動を職業と同じぐらい様々なワークアウトと組み合わせて、とりわけ戸外で行なう方法を考案していた。アメリカ建国の父の一人、ベンジャミン・フランクリンは、泳いだり、歩いたり、跳ねたり、ウェイトを持ち上げて振り回したりするのが大好きで、〝空気浴〟もしていた。これは、裸の体を冷たい空気にさらすというものだったらしい[31]。第二六代アメリカ合衆国大統領のテディ（セオドア）・ルーズベルトは、ボクシング、乗馬、ウェイトリフティング、ハイキング、氷の張った川での水泳などを行なっていたことで有名だ。その二〇年後、大統領在任中に散歩したり馬に乗ったりするのが難しくなることを心配したハーバート・フーヴァーは、雨の日も風の日も毎朝きっかり七時から七時三〇分まで、閣僚やスタッフを参加させてゲームを競うという名案を思いついた。「フーヴァー・ボール」と名付けられたこのゲームは、テニスとバレーボールを掛け合わせたようなもので、ホワイトハウスの芝生に設置された高さ八フィート（約二・四メートル）のネット越しに、重さ六ポンド（約二・七キロ）のメディシン・ボール（リハビリ用の重いボール）を投げてキャッチするというものだった。それにちなんで、大統領の閣僚やスタッフは「メディシン・ボール内閣」というニックネームで呼ばれるようになり、フーヴァーは在任中に一〇キロも減量することができたのである[32]。

しかし第二次世界大戦後、運動は徐々に医療化されてゆく。エビデンスが蓄積されてゆくにつれ、医師や医学者は、座りがちであることを病的な状態とみなすようになり、運動は治療の一形態になった。そしてこの医療化により、一般の人々は、主に医学的根拠に基づいて、特定の運動量、強度、そして特定の種類の運動――有酸素運動かウェイトトレーニングか――を選択したり、処方されたりするようになった。運動は医療になったのである。この転換に最も影響を与えたのが、中強度の有酸素運動をほとんどの運動療法の基本に据えることに貢献したケネス・クーパー医学博士だ。

中強度の有酸素運動

クーパーは、オクラホマ大学の陸上競技とバスケットボールのオールスター選手だったが、医学部の学生時代に運動をやめると急速に太りだし、二十代後半には心臓病を患うほど不健康になってしまった。恐れをなした彼は、食生活を見直して、ランニングを始めた。一年後、一八キロ体重を落としたクーパーは初めてマラソンに挑戦したが、順位は最下位で、彼の妻は大会関係者に最後まで残ってくれるように懇願して、六時間二四分というタイムを記録してもらわなければならなかった。体型を元に戻したクーパーは、フィットネスや運動の効果をどのように測定するかという問題に興味を持つようになる。幸い、彼はそうした研究を行なううえで、これ以上ないほど適切な場所にいた。クーパーは、サンアントニオにある米空軍航空臨床医学研究所の所長として、無重力宇宙空間で筋肉や骨を消耗する宇宙飛行士のトレーニングを任されていたのだ。クーパーは、宇宙飛行士を歩かせ、走らせ、サイクリングさせ、泳がせる中で、ポイント制を開発し、これが最終的に一二分間で心肺機能の健康度を測定する検査法になった。クーパーはこの検査法とその科学的根拠を一九六八年に『エアロビクス』（クーパーによる造語）と名付けた本にまとめた（邦訳は、『エアロビクス――新しい健康づくりのプログラム』、広田公一、石川旦訳、ベースボール・マガジン社、一九七二年）。同書は世界的ベストセラーとなり、一九七〇年代のフィットネスブームをもたらす大きなきっかけとなった[33]。今日《こんにち》でも、人々は「エクササイズ」と聞けば、ふつう、持続的中強度有酸素運動のことを思い浮かべる。これはあまりにも口幅《くちはば》ったい専門用語なので、ここでは単に「有酸素運動」と呼ぶことにしよう。

有酸素運動とは、酸素を燃やすことで推進力を得る持続的な身体活動のことで、主な指標は心拍数と酸素消費量である。有酸素運動は、慣例により、心拍数を最大値の五〇〜七〇％に高める程度の運動であるとされている（体力や年齢に応じて異なるが、大部分の人の最大心拍数は一分間に一五〇〜二〇〇回程度だ[34]）。運動強度を測る別の方法には、最大酸素摂取量（VO_2 max）に対する割合を調べるものがある。測定方法にかかわらず、有酸素運動は呼吸の程度を、歌が歌えないほど速くて深いものにするものの、普通の文の会話ができないほどにはしない。代表的な有酸素運動には、早歩き、ジョギング、サイクリング、そして（ジャック・ラランヌとジェーン・フォンダが始めて以来）自宅においてテレビの前で行なうワークアウトなどがある。健康な人であれば、より激しい有酸素運動（慣例により心拍数を最大値の七〇〜八五％に高める程度とされている）を長時間続けることも可能だ。高速で走る（ただしスプリントではない）のような激しい有酸素運動中は、通常、数語の会話はできるが、完結した文による会話をすることはできない。

有酸素運動の多岐にわたる利点は、一九六八年以降に行なわれた何千もの研究によって裏付けられている。疾患に対する効果については後に詳しく見てゆくが、簡単にまとめると、最も明らかな効果は心臓血管系に対するもので、有酸素運動がしばしば「カーディオ（心血管運動）」と呼ばれる所以《ゆえん》だ。有酸素運動の根本的な課題は、いかに多くの酸素をより速やかに筋肉や他の器官に供給できるかということなので、この要求は心臓の心室を刺激して、より強く大きく弾力的にする。これらの適応により、心臓の心拍出量（心拍数と、一回の収縮によって送り出される血液量の積）は増加する。血液中では、有酸素運動により赤血球数が増加するが、血漿量も増加するため粘性が低下し、心臓は血液を送り出しやすくなる。また、心拍出量の増加が維持されると、心臓の筋肉自体を含む体中の筋肉において、細動脈や酸素交換が行なわれる毛細血管が刺激されて拡張する。さらに有酸素運動は、いわゆる善玉コレステロール（ＨＤＬ）を増やし、いわゆる悪玉コレステロール（ＬＤＬ）や血中脂肪（中性脂肪《トリグリセリド》）を減少させる。まとめると、これらの効果は、動脈を不純物の付着していない、しなやかで詰まりのないものにし、安静時の血圧を低く保つことによって心臓を丈夫にしてくれるのだ。

さらに有酸素運動は、体内のほぼあらゆるシステムの成長と維持を促す。筋肉内では、ミトコンドリアの数を増やし、筋線維の成長を促し、糖質を蓄えて脂肪を燃焼させる能力を高める。代謝面では、有害な内臓脂肪を燃焼させ、糖分を利用する能力を向上させ、炎症レベルを下げ、エストロゲン、テストステロン、コルチゾール、成長ホルモンなどの多くのホルモンのレベルを有益に調整する。体重をかけて行なう有酸素運動（残念ながら水泳は含まれない）は、若い時には骨を大きく高密度なものに成長させ、年を重ねてからは骨を修復するとともに、他の結合組織を強化する。適度な量の有酸素運動は、免疫系を刺激して、一部の感染症を予防する能力を高める。そして最後に、有酸素運動は脳への血流を増加させ、脳細胞の成長、維持、機能を刺激する分子の産生を高める。良い有酸素運動は、ほんとうに認知機能や気分を向上させてくれる。

高強度の有酸素運動

私たちが行なう身体活動のほとんどは、持続的な低～中強度の有酸素運動だ。とはいえ、すべての心血管運動（カーディオ）が完全な有酸素運動というわけではない。運動をまったくしない人でも、息が上がるような最大限の努力を要する動作を短時間行なうことがある（最大強度の運動は無酸素運動になる）。たとえば、階段を駆け上がったりするときなどがその例だ。あるいは、キリンを追いかけて疾走するのも……。一九五七年に公開された『ザ・ハンターズ』という風変わりなドキュメンタリー映画で、製作者のジョン・マーシャルは、ずっと獲物にありつけずに飢えに苦しんでいたカラハリ砂漠のサン族狩猟者たちが、ついにキリンの群れに遭遇した姿を追う。ある惹きつけられるシーンで、狩猟者の一人が、キリンを毒矢で効果的に射ようとして、約一分間にわたり草の中を裸足で全力疾走する。矢は命中したものの、狩猟者とその仲間はその後、傷つき毒を盛られて逃げるキリンを四八キロ以上にわたって追跡しなければならない。追跡の大部分は徒歩で行なわれるが、ときおりゆっくりしたジョギングが伴う。この最初の疾走は、ときおり行なわれる短時間の高強度運動が、通常の低〜中強度の有酸素運動を補うものとしていかに重要であるかを印象的に物語っている[35]。

高強度の有酸素運動を短時間で行なうと、心拍数と酸素消費量が上限に近づき、通常、最大値の八五〜九〇％以上に達する。アスリートたちの間では、強度の運動を繰り返し行なう「高強度インターバルトレーニング（HIIT）」を行なうと、パフォーマンスを効果的に向上させられることが以前から知られていた。HIITは通常、一〇秒から六〇秒の短い時間、息が切れるほど（ただし、危険ではない程度で）体を動かし、その間に休息を挟む。HIITワークアウトがランナーや他の持久系アスリートの間でとりわけ人気を博すようになったきっかけは、一九二〇年代にフィンランドの偉大な中長距離ランナー、パーヴォ・ヌルミ（〝フライング・フィン〟）が、四〇〇メートルの短距離走を全力で繰り返すトレーニングを行ない、オリンピックで九個の金メダルを獲得したことだった[36]。

HIITは近年、運動科学者たちによる研究が始まり、それをポジティブに評価して一般の人々への健康上のメリットがあると称賛したため、トレーニングの主流になってきた。この転換の影の立役者は、影響力のあるカナダ人生理学者、マーティン・ギバラである。彼の研究室は、大学生を対象に、二週間に六回のＨＩＩＴ（三〇秒間の全力運動を六回繰り返した後、短時間の休息を取る）を行なった場合と、従来の長時間の有酸素トレーニングを行なった場合を比較した。その結果、驚いたことに、ＨＩＩＴは学生たちの心肺機能や、血糖値や脂肪を燃焼させる能力などの代謝機能に、有酸素運動と同等あるいはそれ以上の効果をもたらしていたのである。[37] 以来、何百もの研究が、年齢、体力、肥満、健康状態にかかわらず、男性女性の双方にＨＩＩＴの効果があることを確認している。ＨＩＩＴは中強度の有酸素運動より急激に心血管に負荷をかけるため、短期間で劇的な効果が得られる。適切に行なわれれば、ＨＩＩＴは有酸素と無酸素の健康度を大幅に向上させ、血圧を下げ、有害なコレステロール値を下げ、脂肪を燃焼させ、筋肉の機能を向上させ、脳を保護する成長因子の産生を促すことができる（詳しくは第一三章で）。[38]

三〇分程度のジョギングやサイクリングを週に数回行なっている方は、一週間のルーチンにＨＩＩＴを少し取り入れてみてはいかがだろう（ただし、そうしようと思われる方は、医師に相談してからにしよう）。見方によっては、数分間のＨＩＩＴは、三〇分の有酸素運動より多くとまでは言えなくても、それと同等の効果があり、体力の維持だけでなく向上まで望めるというメリットがある。また、ＨＩＩＴはありがたいことに短時間ですむため、何時間もとぼとぼ歩くより退屈しない。ちょっとスプリントしてみたり、階段ダッシュをやってみたりといった、自分にできる短時間のＨＩＩＴセッションを行なうことは、運動する時間がない人にとって特に有益だ。

それならＨＩＩＴだけをやればいいのだろうか？　いや、私ならそうはしない。ＨＩＩＴを適切に行なうには、ものすごくハードな負荷をかけなければならないため、大きな不快感を伴なうだけでなく、体力のない人や、関節痛や心肺機能の低下などの健康上の問題を抱えている人には、不適切なものとなる可能性がある。さらに、週に数回以上ＨＩＩＴを行なうのは賢明なことではない。カロリー消費量は少ないし、怪我もしやすくなるからだ。そして何より、ＨＩＩＴは、通常の有酸素運動に備わる様々なメリットをすべてもたらしてくれるわけではない。あなたも、週に数分程度の激しい運動をするだけで健康になったという人の話は聞いたことがないだろう。結局のところ、ＨＩＩＴは健康度を向上させるための迅速な方法であり、適度な有酸素運動を補完する重要な手段ではあるものの、体を鍛える唯一の方法ではないのだ。さらに、激しい心血管運動の一形態としてのＨＩＩＴワークアウトの多くでは（すべてではないが）、ウェイトを使用することが、まったく、あるいはほとんどない。[39]

抵抗運動

運動の中には、収縮しようとする筋肉をさまたげる重いウェイトを使って、筋肉を鍛えるものがある。繰り返しになるが、大きな負荷がかかったとき、筋肉は短くなることもあるが（コンセントリック筋収縮）、同じ長さのまま留まる（アイソメトリック筋収縮）、または伸びる（エキセントリック筋収縮）ことを余儀なくされる場合は、より大きなストレスをこうむることになるため、筋肉はより太く、より強くなる。人間は常に、この三種類すべての収縮を伴う厳しい抵抗運動をしてこなければならなかった。先ほど述べたサン族の狩猟者たちを思い出してほしい。ついにキリンを仕留めた後、彼らはそれを解体しなければならなかった。だがキリンは重い。ドキュメンタリーでは、巨大なキリンを切り分け、厚い皮を剝ぎ、何百キロもの肉を運ぶために、どれほどの努力を払ったかが描写されている。石器時代には他にも、掘ることや登ることなどの抵抗運動が一般的に行なわれていた。

今では、巨大な動物を解体することはもちろん、重いものを運んだり、掘ったりするといった抵抗を伴う作業をしなければならない人はほとんどいない。そのため、そうした活動に代えて、腕立て伏せや懸垂のように自分の体重を利用した運動をしたり、専用のウェイトを持ち上げたりする必要がある。一八世紀には、舌を外して鳴らなくした（「口をきかないように（ダムに）」された）教会の鐘を持ち上げることが流行った。それが「ダン（ダム）ベル」の由来である。今日のジムには、様々な種類のダンベル、フリーウェイト、そして筋肉の可動域全体に一定の抵抗をかけるように調整できる器具が揃っている。

どのようにやるかにかかわらず、抵抗運動は筋肉量、特に力強さとパワーを生み出す速筋線維を維持するためには欠かせない。抵抗運動にはまた、骨量の減少を防ぎ、筋肉の糖分利用能力を高め、一部の代謝機能を強化し、コレステロール値を改善する効果もある。そのため、主要な医療機関ではどこでも、心血管運動に加えてウェイトトレーニングを行なうことを、とりわけ年を重ねるにつれて欠かさないように推奨している。ほぼ一致している提案は、主要な筋群すべて（脚、腰、背中、体幹、肩、腕）を使う筋トレを週に二回行なうというものだ。回復のために数日間隔を空けるようにし、重いウェイトを使う必要はないが疲れてやめたくなる程度の動作を、それぞれ八〜一二回繰り返そう。一連の動作を二回または三回行なうことは、一回だけ行なうより効果がある。[40]

＝

私の周りには、心血管運動を疫病のように避けているジムラットもいれば、お金を積まれてでもバーベルに触れようとしないエアロビクス信奉者もいる。だが、ウェイト、中強度の有酸素運動、そしてＨＩＩＴは、それぞれ独自の補完的な効果を体にもたらすため、それらを混ぜ合わせることによって、誰でも恩恵が得られる。私たち一人一人は、それぞれ異なる背景、目標、そして年を重ねるにつれて変わる好みを持つ〝唯一無二の実験体〟（ジョージ・シーハンの言葉）なのだとすれば、最適な運動量というものが存在しえないのと同じぐらい、運動の種類の最適な組み合わせ量というものも存在しえないはずだ。[41] そのため、運動《エクササイズ》には奇妙で現代的な性質があるとはいえ、進化論的視点は使う言葉こそ違え、人々が何世紀にもわたって実践してきた身体活動を行なうことを常識的な目標として支持する。すなわち、週に数時間、有酸素運動を主眼に据えるが、ウェイトトレーニングも行ない、年齢が上がっても頑張り続けるということだ。具体的な処方については、有効性が実証されている二〇一八年版ＨＨＳの勧告が妥当な最低ラインと言えるだろう。

　運動は究極的に、そしてもっともなことに、常にある程度まで医療化される。運動は、気力、活力、楽しみを育むものではあるが、私たちの多くはまた、体重や、心臓病、がん、アルツハイマー病などの病気を心配するがゆえに運動を行なっている。そこで本書の締めくくりとして、私たちを死に至らしめたり障害をもたらしたりする可能性が最も高い一般的な病気に対して、異なる量と種類の運動がなぜ、どのように影響を与えるのかについて見てゆくことにしよう。

第一三章　運動と病気

私の唯一の運動は、日頃から運動していた友人の葬儀に出て、ひつぎを担ぐことだ。

――マーク・トウェイン

運動には薬効があるとしても、万能薬ではない。この事実を最もよく例証しているのは、ジェイムズ・〝ジム〟・フィックスだろう。一九三二年にニューヨークで生まれたフィックスは、雑誌の編集者になったあと、〝超インテリ〟たちの頭脳に挑むトリッキーなパズル本を何冊も執筆した。若い頃は、一日に二箱タバコを吸い、ハンバーガーやフライドポテト、ミルクシェイクなどのジャンクフードを食べまくって、体重は一〇〇キロに達していたという。だが、同じくらい不健康だった父親が三五歳で心臓発作を起こし、四三歳のときに二度目の心臓発作で他界したことを気にかけていた彼は、三五歳を迎えて心機一転することにし、タバコをやめ、食生活を改善し、ジョギングを始めた。三年後、初めて八キロのレースに出場したときには最下位だった。それでもあきらめずにトレーニングを続けてマラソン選手になり、最終的には二七キロの減量に成功した。健康増進と長寿におけるランニングのパワーを確信したフィックスは、一九七七年に *The Complete Book of Running*（邦訳は『奇跡のランニング――だれにでもできる心と身体の健康法』ジェイムズ・F・フィックス著、片岡義男・茂木正子訳、CBS・ソニー出版、一九八一年）を上梓する。ベストセラーとなったこの本はランニングブームの火付け役となり、フィックスを有名にした。だがその七年後、彼は重度の心臓発作を起こしてこの世を去ったのだった。バーモント州の道路を一人で走っていたときのことで、五二歳という若さだった。[1]

私はその後長年にわたり、フィックスの死はランニングが健康に害を及ぼすことの紛れもない証拠だという皮肉なコメントを耳にしてきた。だが、フィックスには肥満と喫煙の経歴や先天性心疾患の可能性もあったことを考えると、彼の心臓発作は、悪い食習慣や一日二箱のタバコを何十年も吸い続けるような永続的なダメージからは逃れられないことを思い出させる悲しい出来事だったと言うべきだろう。ランニングを始めていなければ、ほぼ確実に、もっと若くして亡くなっていたはずだ。[2]

フィックスの例はあるものの、運動の健康促進効果を信じないのは、よほどの懐疑論者だけだろう。それでも、運動とは実に奇妙な種類の薬であるという事実は覚えておくべきだ。運動に薬効がある理由は、主に、運動をしないと不健康になるからだ。さらに運動は、進化論的に見て異常な行動であるだけでなく、治療手段として進化したわけでもない。むしろ私たちは、必要に迫られて、あるいは他の社会的な理由のために、（類人猿のいとこたちより多く）エネルギーを運動のために使うが、それ以外の場合には、自然選択が最も優先する繁殖を成功させるために、希少なカロリーを合理的に節約するよう進化してきたのだ。エネルギーを倹約するため、体を維持する遺伝子の多くは、身体活動がもたらすストレスを利用する。若い頃は、体を動かすことにより、骨を丈夫にする能力や記憶力を向上させる能力が発達するし、年を重ねたときには、体を動かすことにより、中高年になっても元気でいられるようにする多くの重要な維持・修復メカニズムにスイッチが入る。こうして私たちの祖先は数えきれない世代にわたり、できる限り体を休めながら、一日何時間も歩いたり、運んだり、掘ったりし、ときには走ったり、登ったり、投げたり、踊ったり、戦ったりもしてきた。彼らの暮らしは厳しく、若くして死ぬ人もたくさんいたが、子供時代を生き延びた人の多くは、身体活動に助けられて、活動的で繁殖力豊かな祖父母になれただろう。

そんななか、私たちは、ほぼ一瞬で現代の脱工業化社会を作り出してしまった。突然、以前の世代には想像もできなかった方法で、朝から晩まで一年中楽に暮らせるようになったのだ。歩いたり、運んだり、掘ったり、走ったり、投げたりする代わりに、一日の大半を人間工学に基づいて設計された椅子に座り、スクリーンを見つめ、ボタンを押せば事が足りる。唯一の難点は、活発だった祖先のつつましい遺伝子を受け継いでいることだ。これらの遺伝子は、身体活動に依存して体を成長させ、維持し、修復する。そのため、座りっぱなしの生活と現代的な食習慣や発明が組み合わさった現代の暮らしは、「進化的ミスマッチ」を助長する。進化的ミスマッチの定義とは、「新しい環境条件に体がうまく適応できないことにより、以前に比べてより多く、より深刻に見られるようになった現象」というものだ。[3]もちろん、二一世紀の世界は目を見張るような恩恵を私たちにもたらしてくれている。今日では、ほぼ七〇億近い人々が、石器時代の祖先の大部分が経験したことのない長寿と健康を享受し、私たちの多くは、かつてのファラオや皇帝が想像だにできなかった快適な生活を楽しんでいる。だが人間の体は、時差ボケに対処したり、清涼飲料水を浴びるように飲んだりするようには進化してこなかったのと同じように、身体的に不活発な状態のままとどまるようには進化してこなかったのだ。年を重ねるにつれ、最小限の身体活動（典型的には椅子に座りっぱなしの状態）を日々続けると、心臓病、高血圧症、様々ながん、骨粗鬆症、変形性関節症、アルツハイマー病など、かつては稀だったり存在しなかった一連の慢性疾患や障害にかかりやすくなる。これらの症状は、長生きの必然的な副産物だと一般的にみなされているが、一概にそうとも言えないのだ。運動は万能薬ではないかもしれないが、成長、維持、修復を促すことにより、これらミスマッチ病の多くにかかりにくくする。この意味で、運動は薬と言えるだろう。しかも他の薬とは違い、運動はタダで、副作用もなく、楽しく行なうこともできる。だからこそ、多くの人が健康を維持し、元気でいるために運動しているのだ。

だが、運動はどのような形で、どれぐらい病気を防いでくれるのだろうか。これまでの一二章では、運動が加齢、代謝、体重、筋肉の機能、膝の怪我など、健康に関わる諸問題にどのように影響するかを見てきたが、私たちを死に至らしめたり、障害をもたらしたりする可能性の高い病気に、運動がどのように、そしてなぜ影響を与えるのかについては、焦点を当ててこなかった。そこで、実用的な指針と、いくぶん注意が必要な面も紹介するため、最後にもう一度、進化人類学のレンズを使い、ミスマッチ病と仮定される身体的・精神的症状を含めた疾患へのかかりやすさに、身体活動の量や種類の違いが、どのように、そしてなぜ影響を与えるのかをざっと見直すことにしよう。そして、それぞれの主要疾患について、三つの問いを提起したい。すなわち「この疾患は、身体活動が減ったせいで、以前より増えているのだろうか?」、「身体活動はこの疾患の予防・治療にどのように役立つのだろうか?」、そして「どのような種類と量の運動が最適なのだろうか?」という問いである。

ここで、あらかじめ注意点について述べておきたい。まず、この章はある種の大要のようなものであり、知りたい症状や疾患のセクションを読んで、身体活動がどのように影響しているのか、そして運動がどのように予防や治療に役立つかがわかるようになっている。また、この章では、運動が健康を促進する主なやり方について説明してはいるが、運動の方法やその量を処方するものではない。これから運動を始めようとする方、とりわけ持病のある方や不健康な方は、かならず医師に相談し、経験豊富なトレーナーを雇うことを検討してほしい。最後に、運動は何百もの疾患に影響を与えているため、この章は包括的な概説ではない。身体活動の影響を明確に受けている、最も懸念され、広く認知されているいくつかのミスマッチ病に焦点を絞って簡略に説明したものだ。では、これらを前置きしたうえで、最初に取り上げるべき症状は、世界最多かつ最速で増加している慢性疾患の危険因子——肥満である。

●肥満

二〇一三年、米国医師会は、肥満を疾病に分類して議論を巻き起こした。医師たちは、体重（キログラム）を身長（メートル）の二乗で割ったＢＭＩ（体格指数）を用いて肥満を定義している。ＢＭＩは必ずしも体組成を測る最適な手段ではないが、慣例として、ＢＭＩが一八・五〜二五・〇の場合は正常、二五・〇〜三〇・〇の場合は過体重、三〇・〇以上の場合は肥満とされている[4]（日本では「過体重」のカテゴリーはなく、ＢＭＩ二五以上を「肥満」としている）。肥満を疾患に分類した理由は、肥満が持つ様々な健康上のリスクについて明確な警告を発し、医療業界が治療費を負担する方法を変え、肥満の汚名を払拭するためだった。だがこうした崇高な目的にもかかわらず、肥満を疾病に分類したことは依然として論争の的となっている。その理由の一つは、肥満は多くの病気の危険因子ではあるものの、すべての肥満の人が不健康であるわけではないからだ。さらには、全アメリカ人の三分の一を病人に分類するというのは驚くべき行為であるうえ、肥満を病気とみなすことは、肥満が固定された変えられない状態であると示唆することになる危険をはらむからである。私たちは決して肥満を非難したり、それに汚名を着せたりしてはならないが、それと同時に、体重の増加を防ぎ体重を減らすために、お互いに助け合える思いやりのある方法を見つけることも必要だ。では、運動は、そのような方法の一つになるだろうか？

この疾患におけるミスマッチ仮説

ミスマッチは遺伝子と環境の有害な相互作用によって引き起こされるものであり、最近変化したのは遺伝子ではなく環境だとすれば、肥満よりミスマッチの顕著な例を探すのは難しいだろう。私たちの中には、肥満になりやすい遺伝子を持っている人もいるにはいるが、環境が肥満に関与していることについては議論の余地がないからだ。肥満は採集民のあいだにはほぼ見当たらず、それ以外の人々のあいだでも数世代前にはもっと少なかったにもかかわらず、今や二〇億人近くが過体重か肥満に陥っている。

肥満は明らかにミスマッチだが、運動と肥満の関係は論争の的になっている。肥満と運動量を結びつけているのが、エネルギーバランスであることは、覚えておくべきだろう。エネルギーバランスがプラスになるとき、つまり摂取カロリーが消費カロリーを上回るときには、余剰カロリーは脂肪に変換されて脂肪細胞に蓄えられる。一方、エネルギーバランスがマイナスになるとき、つまり消費カロリーが摂取カロリーを上回るときには、脂肪の一部が燃やされる。だが、このカロリー出し入れの方程式は、ホルモンによって調節されており、そのホルモンは、食事や、心理社会的ストレス、腸内の微生物、そしてもちろん身体活動などの要因から強い影響を受ける。

肥満の主犯格が食生活、とりわけ食物繊維が少なく糖分の多い加工食品にあることは論を待たないが、運動が体重の増減に影響を与えるかどうかについては議論の的になっている。運動は体重減少にはあまり役に立たないと主張する人々は、専門家を含め少なくない。運動で体重をコントロールすることに異を唱える人々が最もよく使う論拠は、食事から摂取するカロリーは運動が消費するカロリーを圧倒的に上回ること、そして運動すると空腹感と疲労感が増すため、運動後には、よけい物を食べ、カウチポテトになってしまうというものだ。実際、三・二キロ歩くと、座っているときより約一〇〇キロカロリー多く消費されるが、その後に飲む爽やかなコカコーラには一四〇キロカロリーも含まれている。だが諸研究は、より多く運動する人が必ずしも食事量を増して空腹を補うとは限らないし、通常、その日の終わりまでの活動量が減ることもないと示している。[5] つまり、運動しても体重が減らないというのは真実ではないのだ。運動による体重減少は、ダイエットによる体重減少よりはるかにゆっくりとしたペースで緩やかに進む。一年間にわたって、毎日三・二キロ余分に歩けば、二・三キロの減量につながる可能性がある。さらに、運動はダイエット後の体重の戻りを確実に防ぎ、そもそも体重の増加を防ぐことに大きな役割を果たすと考えられる。[6]

肥満になった理由は何であれ、肥満がもたらす弊害は疑う余地がない。過剰な脂肪細胞は、関節に負担をかけたり、呼吸を妨げたりするだけでなく、ホルモンを過剰に分泌して代謝を変えてしまう。また脂肪細胞が膨張すると、その中に白血球が侵入して慢性的な軽度の炎症を引き起こし、全身の組織にダメージが及ぶ。内臓の内部や周囲にびっしり蓄積する肥大化した脂肪細胞（内臓脂肪、腹部脂肪、異所性脂肪などと呼ばれる）は、ホルモンに敏感に反応し、血流とより直接つながるため、とりわけ危険だ。まとめると、肥満、特に内臓脂肪の過剰な蓄積は、心筋梗塞や脳卒中などの心血管疾患、2型糖尿病、一部のがん、変形性関節症、喘息、腎臓病、アルツハイマー病などの重要な危険因子であり、他の多くの疾患の発症や進行にも重要な役割を果たすのである。

身体活動はどう役立つか？

体重減少や体重増加防止に必要な運動量やその程度における議論はさておき、すでに過体重や肥満になっている人がその悪影響の進行を食い止めるために、どの程度の運動が必要なのかについても多くの議論が交わされている。〝太っていても健康《ファット・バット・フィット》〟であれば問題ないのだろうか?

この問いに対する答えのばらつきの背景には、異なる観察結果がある。何十もの研究で、運動している過体重の人は、運動していない過体重の人より健康で長生きすることが示唆されているが[7]、その一方で、過体重や肥満の人すべてが、病気になったり早死にしたりするわけではない[8]。いくつかの研究によると、高齢になって少しふっくらした人（ただし、肥満や極端な過体重ではない）は、やや長生きする傾向がある。おそらくその理由は、肺炎のような重篤な病気を乗り越えるためのエネルギーの貯蓄量がより多いからだろう[9]。一見すると、いずれの観察結果も、論争を呼ぶようなものには見えない。体重に関係なく運動することが健康に良いこと、少し体重が増えたからといって早死にするわけではないこと、そして健康な高齢者の多くが以前よりふっくらしていること（エリザベス二世を思い起こされたい）などを耳にして驚く人が、いったいどれだけいるだろうか?

私の知る限り、〝太っていても健康〟という考えが物議をかもしている理由は、運動をしている限り肥満は健康上の問題にはならない証拠としてでっち上げられることがあるからだ。それは真実ではない。過体重でも運動をしていて体力があれば慢性疾患のリスクは軽減されるものの、「健康で太っている」状態と「不健康で痩せている」状態のどちらかを選ばなければならないとしたら、「不健康で痩せている」ほうに賭けるべきだという証拠が圧倒的に多いのだ[10]。運動不足と体重の独立した影響を解き明かそうとした最大の取り組みに、一九七六年に始まった「看護師健康研究」がある。これは、ハーヴァード大学の研究者に自分の人生と死について明かすことを志願した一〇万人以上の看護師の生活習慣、健康、死を追跡するという並外れた規模の研究だ。それから得られた数多くの教訓の中に、活発に体を動かす看護師の死亡率（一年あたりの死亡数）は、同じ体重の不活発な看護師に比べて約五〇%低いのに対し、同じように活発に体を動かしていても肥満の看護師は、痩せている看護師に比べて死亡率が九〇％高いというものがある[11]。だとすれば肥満は、運動不足の約二倍も死亡率に影響を与えたことになるわけだ。最も良いのは、両方のリスク要因を避けることである。痩せている健康な看護師の死亡率は、肥満で不健康な看護師に比べると二・四倍低い。

結局のところ、身体的に活発であっても肥満に伴う死亡リスクが相殺されるわけではないが、肥満の人にとって運動することは依然として有益だ。これは重要なメッセージである。というのは、非常に多くの人が体重を減らすのに苦労しているとはいえ、体を動かすことはできているからだ。運動すれば、慢性炎症などの肥満がもたらす多くの有害な結果を軽減したり打ち消したりすることができる。

最適な運動量とその種類は？

これについては簡単で、肥満にはウェイトトレーニングより有酸素運動の方が適している。後に見てゆくことになるが、ウェイトトレーニングは肥満による代謝の低下をいくらか抑える効果があるが、体重増加の予防や回復には有酸素運動の方が効果を発揮するのだ。過体重と肥満の成人を対象に、有酸素運動とウェイトトレーニングの効果を比較したある無作為化対照研究によると、ウェイトトレーニングだけを処方された人では体脂肪がほとんど減らなかったのに対し、週に一八キロのランニングを処方された人では、かなりの量の脂肪、とりわけ有害な内臓脂肪が減少していた[12]。だが、体重減少に効果のある有酸素運動の強度については、議論の余地がある。個人によって反応は大きく異なるとはいえ、通常、高強度の運動はそれより強度の低い運動よりカロリーを多く消費するが、高強度の運動は長時間継続するのが難しいため、結果的に総エネルギー消費量が少なくなる場合があるからだ[13]。最も重要なのは、おそらく累積投与量である。一週間に一五〇分のウォーキングは、大幅に体重を減らすには不十分だと思われる。

●メタボリック症候群と2型糖尿病

失礼なことを訊くようだが、あなたは他人の尿を飲んだことがあるだろうか？　むかつくような話に思えるかもしれないが、もしあなたが数世紀前の医者だったら、おしっこの目利きになっていたことだろう。医師は、お決まりの診断として、患者の〝黄金の液体〟を採取し、その味、色、匂い、粘り気などを調べていた。当時の医師が尿にみとめたほとんどのものには意味がないが、一つだけ例外がある。それは甘さだ。イギリスの医師トーマス・ウィリス（一六二一～一六七五）は、「蜂蜜や砂糖を入れたように素晴らしく甘い」尿に基づいて、この症状を〝diabetes mellitus〟（ラテン語で「蜂蜜で甘くした」の意）と名付けた。この疾患は現在、糖尿病（diabetes）と呼ばれている。[14]

良いか悪いかは別にして、医師はもはや尿を飲むことはなくなり、ルーチンとして患者の血液を検査室で分析し、血圧、体重、身長、ウエスト周囲径を測定している。慣例により、メタボリック症候群の診断は、高血糖値、高コレステロール値、高血圧、高いウエスト周囲径の四つの特徴のうち、ほとんどのものが見られる場合に下される。[15]これらの特徴は、脂肪肝や肥満がもたらす他の症状とセットになっていることが多く、代謝にトラブルが生じていることを示す明らかな兆候だ。メタボリック症候群は、２型糖尿病を導くことも少なくない。

この疾患におけるミスマッチ仮説

メタボリック症候群と2型糖尿病は、紛れもないミスマッチ病である。狩猟採集民ではほとんど記録がなく、自給自足の農民では稀で、最近になって初めて流行し始めた疾患だからだ。[16]今や、世界中の成人の二〇〜二五％という驚異的な数の人々がメタボリック症候群を抱えており、この割合は今後数十年で倍増すると予測されている。[17] メタボリック症候群は、心血管疾患、脳卒中、認知症など、様々な疾患のリスク要因となるが、その代表格は2型糖尿病（成人型糖尿病とも呼ばれる）だ。2型糖尿病（1型糖尿病や妊娠糖尿病とは異なる）[18] は、現在、世界で最も急激に増加している病気で、一九七五年から二〇〇五年の間に有病率は七倍以上に増加しており、二〇三〇年までには2型糖尿病の患者が六億人以上に達するとまで言われている。[19]

尿や血液中に糖が過剰に含まれるのは2型糖尿病の兆候の一つではあるものの、この病気の根本的な原因は「インスリン抵抗性」と呼ばれる問題にある。たとえば、今、クッキーを一ダース一気に食べたとしよう。クッキーの糖分が血液に流れ込むにつれ、血糖値は上昇する。糖分の摂り過ぎは多くの細胞にとって有害なので、糖分が過剰になると、膵臓が刺激されて、インスリンというホルモンを分泌する。インスリンの基本的な働きは、体にエネルギーを蓄えさせることだ。インスリンの作用機序は多々あるが、その一つに、脂肪細胞や筋肉細胞の表面にある特殊な分子に働きかけて、血流から糖分を細胞内に取り込ませ、蓄えさせたり燃やさせたりするというものがある。2型糖尿病は、これらの細胞にあるインスリン受容体がメタボリック症候群の影響を受けてインスリンと結合できなくなると（「インスリン抵抗性」と呼ばれる現象）発症する。こうなると、体は悪循環に陥る。インスリンの結合が起こらないと、ブドウ糖輸送担体が血液中の糖を取り込まなくなる。血糖値が上昇するにつれ、脳は膵臓にインスリンを増産するよう必死に命令するが、効果は薄れてゆき、血糖値は危険なほど高いままになる。症状には、頻繁な喉の渇きと排尿、吐き気、皮膚のチクチク感、足のむくみなどがある。最終的には、働きすぎた膵臓が機能不全に陥り、死なないためには、インスリンの注射が必要になる。

他のミスマッチ病と同様に、2型糖尿病になる可能性を高める遺伝子は多々あるものの、この疾患を引き起こしている第一の環境的要因は、現代の欧米化かつ工業化したライフスタイルがもたらす悪質な四要素（肥満、不健康な食生活、ストレス、運動不足）の組み合わせによる「プラスのエネルギーバランス」だ。繰り返しになるが、膨張した脂肪細胞が、とりわけ肝臓内や他の臓器内で過剰になると、炎症を引き起こしたり血液中の中性脂肪を高濃度にしたりしてインスリン抵抗性を誘発し、問題をさらに悪化させる。不健康な食生活は肥満を助長し、血液中に糖や脂質を大量に放出する。ストレスはコルチゾールのレベルを上昇させ、それが血液中に糖を放出することにより内臓脂肪を蓄積させて炎症を促進する。最後に、座りがちの生活を続けると、血糖値や脂肪値が上昇し、炎症が抑えられなくなって、メタボリック症候群を助長する原因になる。

身体活動はどう役立つか？

2型糖尿病に罹患すると、死亡リスクが高まる。リスク増加の割合は個々のケースにより、わずかだったり、大幅だったりするが、薬、食事療法、運動を用いて治療することは可能だ。薬は有効だが、必ずしも必要であるとは限らず、食事療法や運動によって、体が自然に治癒することもある。この考え方が証明された劇的な例に、2型糖尿病を患う一〇人の過体重のオーストラリア先住民がアクティブな狩猟と採集の生活に戻ったところ、わずか七週間で病状が回復したというものがある。[20]

身体活動が2型糖尿病の予防と治療に役立つメカニズムはよく研究されている。根本的には、運動すると（食事療法と併用した場合）、過剰な内臓脂肪、高血圧、高レベルの血糖・脂質・コレステロールをはじめとする、あらゆるメタボリック症候群の特徴が改善される。さらに、運動は炎症を抑え、ストレスによる悪影響の多くを打ち消してくれる。最も注目に値するのは、運動が、遮断されたインスリン受容体を回復させ、糖を血液中から運び出す輸送体分子を筋肉により多く産生させるため、インスリン抵抗性が回復することだ。[21] この効果は、排水管の詰まりを解消してパイプ内部を洗い流すことに似ている。要するに運動は、血糖の供給・輸送・利用を同時に改善することにより、かつて抵抗力のあった筋肉細胞を蘇生させ、五〇倍もの血糖分子を吸い上げることができるようにするのだ。これほど強力な薬は他にない。

最適な運動量とその種類は？

メタボリック症候群や2型糖尿病の原因は運動不足だけではないため、運動が単独の治療法として十分であることはほとんどない。それでも、中強度から高強度の運動は、食事療法や薬物療法を強力に補完してくれる。今まで医師や患者は、週に一五〇分以下のウォーキングなどの控え目な運動を処方した臨床試験の結果が冴えないことに失望してきたが、[22] 中強度の運動を週に一五〇分以上課して行なった臨床試験では、より好ましい成果が得られている。[23] デンマークの研究者らが行なった説得力のある研究では、2型糖尿病患者を無作為に二つのグループに分け、双方のグループに健康的な食生活についてアドバイスをしたあと、片方のグループに週に五〜六回の三〇〜六〇分の有酸素運動と週に二〜三回のウェイトトレーニングを課した。その結果、一年後には、運動をした人たちの半数が糖尿病の薬を飲まなくてよくなり、二〇％が薬の量を減らすことができた。さらに、運動の量が多ければ多いほど、正常な機能が回復していた。一方、それとは対照的に、食事療法だけをした人のうち、薬を減らすことができたのはわずか四分の一で、四〇％は標準的な優れた医療を受けていたにもかかわらず、薬の量を増やさなければならなかった。[24] 今まで何度も見てきたように、運動はしないよりはしたほうがいいし、多くすればするほどメリットがあるのだ。

運動の種類としては、メタボリック症候群や2型糖尿病は「プラスのエネルギーバランス」が続くことと強い関連があるため、ほとんどの治療計画では有酸素運動が基本となっている。だが、毎日トレッドミルに乗るのは拷問だと思っている人は、運動の種類は組み合わせることができるし、むしろそうするべきだと聞けば、安心できるだろう。HIIT有酸素運動は、メタボリック症候群対策には特に有効で効率がよい[25]。さらに、インスリンに対する筋肉の感度を回復させたり、血圧を下げたり、コレステロール値を改善したりするには、ウェイトトレーニングが有効であることが多くの研究で判明している[26]。ある気の利いた研究では、運動のタイプを組み合わせることが最良の処方箋であることも示唆されている[27]。

●心血管疾患

統計上は、あなたも私も、何らかの心血管疾患で死亡する確率が最も高い。だが幸いなことに、ジェリー・モリス医師の画期的な研究以来、このリスクはライフスタイルによって大幅に低減できるという確かな証拠が得られている。一九一〇年に生まれたモリスは、グラスゴーのスラム街で育ち、医師になったあと、第二次世界大戦中に英国陸軍医療部隊に所属した。終戦後ロンドンに移り住んだ彼は、心臓発作が多発するようになったことに興味を抱く。モリスによると、一九四六年当時、この病気についてわかっていることは、ほぼ何もなかったそうだ。「文献はほとんどない――なんと素晴らしい状況だったことか！ 王立医学協会の図書館に行き、文献調べをしても、午後のお茶を飲む前には終わっていた[28]」。遺体安置所や病院からデータを集めたモリスは、ロンドンの有名な二階建てバス運転手の心臓発作発症率が、通路や階段を歩いて切符を売るバスの車掌より多いことに気づき、興味を抱いて大規模な研究に乗り出した。そして一九五三年に発表した二篇の魅力的な記述に富む論文で、座りっぱなしの運転手は車掌に比べて心臓発作の発生率が二倍に及ぶことを示したのである。[29] モリスはまた、オフィスで一日中座っている郵便局員は、ロンドン中を歩き回る配達員に比べて、心臓発作を起こす確率が二倍になることも示した。モリスの研究結果はその後裏付けられて、さらに発展され、なぜ運動不足が、不健康な食習慣、喫煙、慢性的なストレス、他の新たな環境条件と相まって循環器系に害を及ぼすのかを説明する根拠となっている。

この疾患におけるミスマッチ仮説

心臓は基本的に筋肉でできたポンプで、複雑に枝分かれした管のネットワークにつながっている。心血管疾患にはいくつか種類があるが、ほぼすべてが、管またはポンプのいずれかに異常が生じることによって生じる。大部分の問題は、管の部分、それも主に、心臓から体の隅々まで血液を運ぶ動脈から始まる。建物の排水管と同じように、動脈は不要な堆積物で目詰まりを起こしやすい。動脈が硬くなるこの「アテローム性動脈硬化症」は、動脈の壁に脂肪、コレステロール、カルシウムなどからなるベトベトしたプラークが付着することで発生する。だがプラークは、パイプに溜まったゴミのように、単に動脈に溜まるわけではない。それは動的で、変化し、成長し、移動し、ときには壊れることもある。プラークは通常、高血圧といわゆる悪玉コレステロールの組み合わせが動脈の壁を刺激して生じさせる損傷に、動脈内の白血球が反応して炎症を起こすことにより発生する。白血球はダメージを修復しようとして、コレステロールや他の物質を包み込む泡状の混合物を作るが、それがのちに硬化するのだ。プラークが蓄積すると、動脈は硬く狭くなり、組織や臓器に必要な血液が十分に流れなくなって、血圧がさらに上昇する。ある潜在的に致命的なシナリオは、プラークが動脈を完全に塞いだり、剥離して別の場所にある細い動脈を塞いだりする場合だ。これが起こると、組織は血液不足に陥り（「虚血《きよけつ》」とも呼ばれる）、壊死《えし》してしまう。また、プラークは動脈壁を拡張させたり、弱めたり、膨らませたり（動脈瘤）、引き裂いたり（破裂）して、大量出血を引き起こすこともある。

動脈が詰まったり破裂したりすると、体のどこであってもトラブルが起こるが、最も脆弱な部位は、心筋自体に血液を供給している細い冠動脈だ。冠動脈の閉塞が原因で起こる心臓発作は心筋にダメージを与え、血液の送り出しが弱くなるか、電気的な障害を引き起こすかして心臓を完全に停止させかねない。もう一つの非常に脆弱な動脈は脳にある。この動脈が血栓で塞がれたり、破裂して出血したりすると脳卒中が引き起こされる。この他にも、網膜、腎臓、胃、腸なども脆弱な部位だ。冠動脈疾患の最も極端なものは心臓発作で、命をながらえたとしても、心臓が弱まって以前のように効果的に血液を送り出すことができなくなり、心不全に陥ってしまう。不整脈も健康問題や死をもたらす原因としてよく見られるし、感染症、先天性欠損症、薬物、心臓の電気の流れの異常なども心臓にダメージを与える。それでも、圧倒的に多い原因はアテローム性動脈硬化症で、それに近い頻度で見られる原因は慢性高血圧症だ。

高血圧症は、心臓や動脈をはじめ、様々な臓器に絶えず負担をかけ続ける無言の病気である。心臓は一日に少なくとも一〇万回、約五リットルの血液をのべ数千キロにもわたる動脈を通して体中に送り込んでおり、動脈はその都度、心臓の収縮に抵抗して圧力を発生させている。運動すると一時的に血圧が上がり、心臓の筋肉質の心室は、主により強く、より大きく、より弾力性を増すことによって、一回拍動するたびにより多くの血液を送り出せるように適応する。[30] 同様に、動脈も運動に適応し、主に拡張、新生、弾力性の維持により血圧を低く保つ。[31] だが、慢性的に血圧が高くなると、心臓は心筋壁を厚くして自己防衛する。厚くなった壁は硬くなり、瘢痕組織で埋め尽くされ、やがて心臓が弱まる。そのあとに来るのは悪循環だ。血液を送り出す心臓の能力が低下すると、運動するのが難しくなり、その結果、高血圧のコントロールができなくなる。心臓の弱体化が進むと血圧が上昇し、やがて正常な血圧を維持することができなくなって、通常の場合、死に至るのだ。

冠動脈疾患の歴史は古く、ミイラにおいてさえ見つかっている。[32] だが、非工業化社会の集団を対象とした研究により、冠動脈疾患と高血圧は、主に進化的ミスマッチがもたらしたものだという有力な証拠が挙がっている。医学の教科書の多くには、加齢に伴って血圧が上昇するのは正常なことだと書かれているが、サン族やハッザ族のような狩猟採集民の間ではその通りではないことが一九七〇年代以来判明しているのだ。[33] 七〇歳のサン族の狩猟採集民の平均的な血圧は一二〇／六七で、二〇歳と変わらない。また、自給自足の農耕民の多くは、生涯にわたって血圧が低いことに特徴がある。私は共同研究者のロブ・シェイヴとアーロン・バギッシュとともに、一〇〇人を超える、あらゆる年齢層のタラウマラ族農民の血圧を測定したが、十代の若者と八十代の高齢者との間に差はまったく見られなかった。[34] さらに、先進国に暮らす人々でも、賢明な食生活を送って体を動かし続ければ、高齢になっても正常な血圧を保つことは可能だ。[35]

低血圧と健康的なレベルのコレステロール値の組み合わせは、活動的な非工業化社会の人々を冠動脈疾患から守っている。ヒラード・カプランとマイケル・ガーヴェンらが、七〇〇人を超えるアマゾンの採集農民、チマネ族の中高齢者の心臓をＣＴスキャンで調べたところ、最高齢者の冠動脈にさえ脅威となるプラークは見当たらなかった。[36] だが予測にたがわず、こうした人々の社会が工業化し、ライフスタイルが変化すると、冠動脈疾患や高血圧の発生率は急上昇する。[37] 過去一二〇年の間に、冠動脈疾患は二・五倍以上も増加し、世界中で主な死因になってしまった。[38] ジェリー・モリスがロンドンのバス運転手における研究で最初に指摘して以来、冠動脈疾患は、高コレステロール、高血圧、慢性炎症という、かつては稀だった危険因子の組み合わせによって引き起こされる、ほぼ予防可能なミスマッチであることが疑う余地のないものになった[39]。これらの病気の前兆は、遺伝子の影響も受けるとはいえ、ほとんどの場合は、これまで何度も目にしてきた相互関連する行動上の危険因子、すなわち、喫煙、肥満、不健康な食習慣、ストレス、運動不足が原因で引き起こされている。

身体活動はどう役立つか？

二〇一八年、ボストンマラソンのレースディレクターとして皆に愛されていたデイヴ・マギリヴレイは、迫りくる心臓発作を回避するためにトリプルバイパス手術を受け、手術は成功に終わった。何百回もマラソン大会に出場し、チャリティ活動の一環として走ることも少なくなかったデイヴは、何十年もの間、膨大な量のジャンクフードを食べ続けてきたと最初に告白したランナーになった。ジム・フィックスの例と同様に、彼の心臓病も、身体活動は悪い食習慣から身を守る役には立たないことを示している。とはいえ、あれほど身体を動かしていなかったら、デイヴはもっと早い時点で死に瀕していたかもしれない。

身体活動が、心血管疾患の予防には役立っても、それを完全には防げないことの理由を探るため、ここで、問題の根底にある高コレステロール、高血圧、炎症という三位一体の絡み合った要因に立ち戻って考えてみよう。

コレステロール　コレステロール検査では通常、血液中にある三種類の分子のレベルを測定する。一つ目は、よく悪玉コレステロールという名で呼ばれる「低比重リポタンパク（ＬＤＬ）」だ。肝臓は、この風船のような分子を生成することによって、脂質やコレステロールを体中の血液に運んでいるが、一部のＬＤＬには、動脈壁に潜り込むという有害な性質があり、これはとりわけ血圧が高いと顕著になる。動脈壁に侵入したＬＤＬは、炎症反応を起こしてプラークを形成する。二つ目のタイプのコレステロールは「高密度リポタンパク（ＨＤＬ）」で、ＬＤＬを回収して肝臓に戻すため、善玉コレステロールと呼ばれることもある。三つ目のタイプは「中性脂肪（トリグリセリド）」だ。中性脂肪は、血液中に自由に浮遊している脂肪分子で、メタボリック症候群の指標となる。かいつまんで説明すると、糖分と飽和脂肪分の多い食事は、プラークを形成するＬＤＬを大量に生成させるため、心血管疾患の原因となる。逆に身体活動は、中性脂肪を減らし、ＨＤＬのレベルを上昇させ、ＬＤＬを多少なりとも低減させることで、心血管疾患の予防に役立つのだ。

血圧　血圧検査をすると、二つの数値が表示される。高い方（収縮期血圧）の数値は、左心室が全身に血液を押し出す際に被る圧力で、低い方（拡張期血圧）の数値は、左心室が血液で満たされる際に被る圧力だ。慣例により、高血圧とは一三〇／九〇または一四〇／九〇を超える数値とされている。これより高い値は懸念を呼ぶ。というのは、対策が講じられないままになると、動脈の壁が傷つき、プラークを形成するＬＤＬが侵入しやすくなるからだ。すでに見てきたように、一旦プラークが形成されると、血圧が上昇し、さらに多くのプラークが形成される可能性がある。また、慢性的な高血圧は心臓に負担をかけ、心臓の壁が異常に厚くなって心臓が弱まる。身体活動は動脈に迅速に血液を流すことを強制するため、全身で動脈新生を促し（動脈が閉塞した際、閉塞部位の近位の側枝と遠位の小動脈が発達して代わりを務めること）、既存の動脈をしなやかに保ち、高血圧を予防することができる。

炎症　プラークは何もない状況でいきなり生じるわけではなく、ＬＤＬと高血圧がもたらす炎症に血流中の白血球が反応することで発生する。また、慢性的な炎症があると、高コレステロールや高血圧がプラークを発生させる可能性が高くなる。[40]これまで見てきたように、炎症は肥満、不健康な食生活、過剰なアルコール摂取、喫煙などの要因によって引き起こされるが、身体活動を行なえば大幅に低減させることができる。

最適な運動量とその種類は？

心血管疾患になりやすい遺伝子を受け継いでいる人もいるが、そのことが運命を決めるわけではない。それどころか、高血圧や冠動脈疾患などを予防するには、まずは禁煙し、糖分・飽和脂肪・塩分の多い加工食品の摂《と》り過ぎを避けることが常識となっている。運動も重要だ。なぜなら、心臓血管系は、需要がない限り、能力を向上させて自らを維持するようには進化してこなかったからである。そのため体を動かさないと、高血圧や心臓病にかかりやすくなる。

心臓血管系には心血管運動（有酸素運動）が最適であることは周知の事実だ。長時間の有酸素運動は、心臓に大量の血液を体の隅々まで送り出させ、有益な反応を促して、血圧を低くとどめ、心臓を強化する。心血管運動はまた、他の心血管疾患の危険因子、とりわけ炎症やコレステロールの増加と闘ううえで効果がある。[41] そのため、有酸素運動の効果が最も大きく表れる心肺機能の健康度は、心血管疾患のリスクを予測する有力な指標となる。一万人近くの男性を対象としたある大規模研究で、心肺機能が高い人は低い人に比べて心血管疾患にかかるリスクが四分の一以下であり、心肺機能を向上させた人はリスクを半分に低減できることが判明した。[42] 心血管運動は病気を未然に防ぐだけでなく、治療にも役立つ。高血圧の人、悪玉コレステロールの値が高い人、あるいは完全に症状の出ている冠動脈疾患を抱えている人は、週に一五〇分以上の運動をすると若干の効果が得られ、それ以上の運動をすれば、さらなる効果が得られる。[43] また、すでに見てきたように、短時間の高強度の有酸素運動を行なえば、低強度の有酸素運動を長時間行なったときと同等、またはそれ以上の効果を得ることができる。[44]

有酸素運動が心血管系を活性化し強化することに議論の余地はないが、ウェイトリフティングもまた、コレステロール値を改善し（ＨＤＬを上昇させ、ＬＤＬを低下させる）、安静時血圧を低下させる（ただし有酸素運動ほどではない）。[45] とはいえ、ウェイトトレーニングだけを行なうことは、有酸素運動だけを行なった場合より、心血管系を保護する効果が低いようだ。[46] 私は共同研究者のロブ・シェイヴとアーロン・バギッシュとともに、この保護効果の差は、ウェイトトレーニングと有酸素運動が突きつける対照的なチャレンジに適応する能力を、心血管系がトレードオフすることにより生まれるという仮説を提唱した。[47] 持久力増強だけを目的としてトレーニングを行なうランナーのようなプロスポーツ選手は、低血圧を維持し、大量の血流に対応できる大きくて弾力性のある心臓を発達させるが、重いウェイトを持ち上げるときに必要となる高い圧力にはうまく対応できない。一方、アメフトのラインマンのような持久系アスリートは、高い圧力に対応できる、より分厚くより硬い心臓を発達させるが、有酸素運動に必要となる大量の血流への対応力は弱い。したがって、ウェイトトレーニングのみを行なって、有酸素運動を行なわないアスリートには、座りがちな人と同様に、慢性的な高血圧や心血管疾患を発症するリスクがあると考えられる。このリスクは、一九二〇年から一九六五年の間にオリンピックに出場した全アスリートを含むフィンランド人集団について行なわれた大規模な研究に反映されている。この研究では、クロスカントリースキー選手のような持久系アスリートが心臓発作を抱えるリスクは、一般的なフィンランド人より三分の一少ないという驚きの結果が得られた一方で、重量挙げ選手やレスリング選手のようなパワー系アスリートの心臓発作発生率は一般の人より三分の一高かった。[48] 結論はこうである――ウェイトトレーニングは悪くはないが、有酸素運動を怠ってはならない。

●呼吸器感染症および他の伝染病

この原稿を校正している二〇二〇年三月現在、一九一八年のスペイン風邪以来最悪のパンデミックである新型コロナ感染症が世界中で猛威を振るい、厖大な数の人々を病気にし、多くの人々の命を奪い、世界を経済危機に陥らせている。このウイルスは、人類の健康にとって伝染病は未だに深刻な恐ろしい脅威であることを痛感させるものだ。感染者の大半は軽度から中程度の症状ですむとはいえ、新型コロナ感染症の致死率は、インフルエンザを含む大部分の呼吸器系ウイルス感染症の何倍にも及んでいる。アメリカ疾病管理予防センターによると、通常一年間にインフルエンザで死亡するアメリカ人は約五万人で、そのほとんどが高齢者だという。また、エイズ、肝炎、結核などの他の感染症も、毎年、世界中で多くの人命を奪っている。

読者の方は、呼吸器感染症（ＲＴＩ）のような伝染病に、身体活動が関係することなどあるのかと思われるかもしれない。新型コロナウイルス感染症などのエピデミックが勃発すると、保健当局は徹底的かつ頻繁な手洗い、ソーシャルディスタンスの実践、咳をするときは腕に向けてすること、そしてこれが何より難しいのだが、顔を触らないようにと促す。これらの基本的で賢明な対策は、ウイルスの感染を防ぐのに有効だ。他の立証済みの主な治療法としては、特定のウイルスから体を守るように免疫システムを教育するワクチンの接種や、抗ウイルス薬の投与などがある。最後に、補足的な方法だが、ときに軽視されがちなものとして、免疫システムの強化がある。そしてこの点において、万能薬ではないものの、定期的な運動が役立つ可能性があるのだ。

この疾患におけるミスマッチ仮説

ウイルスやバクテリアなどの病原体が、私たちの体内に侵入し、免疫システムをかわして自らのコピーを増やし、くしゃみや咳などを通して他の人を感染させようと常に進化を続けるのと時を同じくして私たちの免疫システムも、それらに対抗するため進化し続けてきた。このような進化的軍拡競争は何億年も前から行なわれてきたものだが、農耕が始まってからというもの、人類はコレラや天然痘、呼吸器感染症などの、人から人に移る伝染病に対して非常に脆弱になってしまった。狩猟採集民は人口密度の低い少人数の集団や、家畜のいない一時的な野営地で生活を営むが、農業が発達し、さらに工業化が進むと、人々は人口密度の非常に高い村や町、都市に定住するようになり、家畜やネズミなどの生物と密接して暮らすことも少なくない。さらに悪いことに、ほとんどの町や都市では、比較的最近まで上下水道が整備されておらず、世界の多くの地域では今でも公衆衛生が不十分な状態にある。伝染性の病原体は混雑した不衛生な環境で繁殖し、他の生物種から人間に飛び火した場合は、免疫システムにとって初めて遭遇する病原体になるため、とりわけ危険度が高い。狩猟採集民も常々数多くの感染症に悩まされているが、新型コロナ感染症のような伝染性の強い流行病の原因の一部は、文明がもたらしたミスマッチにあり、だからこそ、ソーシャルディスタンスや手洗いが対策の重要な手段となるのである。[49]

継続的な運動不足も、免疫系にとっては、さらなる部分的ミスマッチの可能性がある。マラソンのように過度に体に負荷がかかる運動は、免疫系の機能を低下させるのではないかという長年にわたる懸念があるが、いくつかの研究により、定期的に中強度の運動を行なうと、呼吸器感染症を含むある種の伝染病にかかるリスクを減らせることが証明されている。[50]さらに運動には、加齢に伴う免疫系の劣化速度を遅らせる効果もあるようだ。[51]それでも、運動は特効薬ではない。免疫系は、多数の異なる構成要素が互いに結びついた迷路のようなもので、通常はそれらが見事に連携して機能しているが、ときおり互いに対立しあうようになる。アレルギーや全身性エリテマトーデスなどの自己免疫疾患が示すように、まれではあるが、重大な反応として、私たちを守るべき免疫反応が私たちの体を攻撃することがあるのだ。さらに、病原体は私たちの免疫防御機能を回避するための新たな方法を常に進化させている。

体を動かさないことがなぜ免疫系にとってミスマッチになるのかについても、一般的に座りがちであることが健康全般やストレスのレベルに悪影響を及ぼすこと（これまで見てきたように、ストレスも免疫力を低下させる）を除けばわかっていない。一つの可能性は、私たちの祖先が狩猟や採集のために灌木地帯に出かけるようになって病原体に遭遇する可能性が高まったため、免疫システムは、活動しているときに防御力を高めることにより体を守るように進化した、というものだ。それに関連するもう一つの仮説は、私たちの体がカロリーを使うケチケチした方法に由来する。風邪をひいたときに被《こうむ》る疲労感は、免疫システムがエネルギー的に大きな負担を強いられていることを示す証拠だ。そのため、私たちの免疫システムは、必要とされていないときには警戒心を緩めるように進化してきた可能性がある。大部分の工業化社会に暮らす人々とは異なり、狩猟採集民にとってのそのような機会とは、身体的活動度がより低いときであり、したがって病原体に晒される可能性も低いときだった。

身体活動はどう役立つか？

呼吸器感染症を含む伝染病のリスクを、身体活動がどのように、どの程度まで低減できるかを測定するのは困難だ。この問題に対処する一つの方法は、呼吸器感染症などの感染症発生率を、身体活動のレベルが異なる人々の間で比較することである。そうした研究では全体的にポジティブな結果が得られているが、すべてが文句なしの良いニュースであるわけではない。ある研究では、シアトル地域に住む身体活動の少ない女性一一五人を、座りがちの生活を続けるグループと、週に五回、各四五分間のウォーキングをするグループに無作為に割り付けて一年間追跡調査した。当初はどちらのグループにも差は見られなかったが、六カ月後、ウォーキングを定期的に行なったグループの呼吸器感染症発症率は、およそ二分の一から三分の一になっていた。[52]また、体重との関係を調べる研究では、肥満女性を含む一〇〇人以上の女性に、呼吸器感染症が最もよく生じる冬季の一二週間、一週間に四五分間のウォーキングを五回行なってもらった。その結果、ウォーキングをした女性たちの間では、体重にかかわらず、呼吸器感染症に罹患した日数がほぼ半減していた。[53]ストレスもまた免疫機能を低下させることから、別の研究では、スウェーデン人一〇〇〇人以上を四カ月間にわたって追跡調査し、運動のレベル、ストレス、そして感染症の発生率についてデータを収集した。その結果、中強度の運動をした人たちの間、および強度の運動をした人たちの間の双方で、呼吸器感染症にかかるリスクが、座りがちな人々より一五〜一八％減少していた。とりわけ、ストレスを感じていたと答えていた人では、減少幅がより大きかった。[54]最後に、一〇万人以上の看護師（その三分の二は女性）を対象に、喫煙歴、体重、飲酒量、性別、年齢を調整して行なわれた研究では、身体活動レベルと肺炎リスクとの間に逆の用量反応関係が認められ、最も活発に身体活動をしていた女性（男性の場合ではないことに注意）と最もしていなかった女性との間には三〇％以上の開きが見られた。[55]だが、このような前向きな発見があった一方で、すべての研究が運動をしている人における呼吸器感染症発生率の低下を報告しているわけではない。その理由の一つは、この種の試験は実施が難しいことにある。[56]そのため、大勢の被験者たちを長期間にわたって追跡調査し、感染症の発生率を正確に測定するとともに、身体活動のレベルやストレスなどの危険因子を調べる研究がさらに必要だ。ただし、運動が感染症対策にどの程度役立つかを検証し定量化するにはより厳密な研究が必要であるとはいえ、中強度の運動がリスクを高めるという証拠は一切挙がっていない。

もう一つの研究戦略は、免疫系の構成要素が、いかに様々な量と種類の身体活動に反応するかを実験的に調べることだ。最も簡単な方法は、運動の前後に人や実験動物の血液や唾液を採取し、白血球や抗体および他の免疫系を構成する物質の濃度変化を測定することである。これらの研究の限界は、臨床結果ではなく、免疫活性しか測定できないことだが、一般に、定期的に中強度の運動をしている人では、感染防御細胞のベースライン値がより高く、激しい運動を長時間行なった直後はこの値が低くなることが判明している。[57]あるエレガントな実験では、一三人からなる若い男性のグループに固定式自転車で疲労困憊するまでペダルを漕がせたあと、彼らを二つのグループに分け、一方には運動を禁止し、もう一方には毎日三〇分、中強度でペダルを漕がせた。そして二カ月後に再び、両グループに疲労困憊するまでペダルを漕がせて検査を行なった。その結果、二カ月間の中強度の運動は、運動した男性たちの白血球のレベルを上昇させていたものの、急激な運動は逆の影響をもたらすことになり、特に運動を禁止された男性たちの間では、この現象が顕著に表れた。[58]中強度の運動のあとには免疫活性が高まるが、激しい運動の直後には白血球数が減少するという、これらや他の研究から、運動量と免疫機能の間にはJ字型の関係があるという仮説が立てられている。[59]この仮説によると、長期にわたる運動不足は免疫力を低下させ、中強度の運動量は免疫系を向上させる。そして非常に高い身体活動量は一時的に免疫機能を低下させるため、特に不健康な人では感染症に対する脆弱性が高まると考えられている。[60]

フルトライアスロンのような長時間の激しい運動は感染症に〝開かれた窓〟をもたらす、という広く支持されている見解は常識にかなったものではあるが、どの程度の運動が過剰となるのか、なぜそうなるのかを明らかにするには、さらなる研究が待たれている。白血球や抗体が外敵と戦う兵士だとすれば、白血球がどこに配備されるかを調べるのは、血液中の白血球の数を数えることより重要かもしれない。この監視仮説をある程度まで支持している研究は少なくない。とりわけ、定期的な運動は白血球数を増加させるだけでなく、特定の細胞を血流を通して最も必要な部位に配分するようだ。そうした部位には、粘液に覆われた気道や腸の内壁などの脆弱な部位が含まれる。[61] さらには、最も多く再配置される細胞の一部は、ウイルスとの戦いに最も効果を発揮するナチュラルキラー細胞や細胞傷害性T細胞といった細胞だ。[62] ワクチンを投与された座りがちな人々と活動的な人々を比較した研究では、運動すると、抗体がより迅速かつ効果的に産生されることが示されている。[63] 重要なのは、この運動によるワクチン効果の増加は、高齢者でも起こることだ。実際、高齢者は一般的に感染率が高く、回復が遅く、ワクチンへの反応が低い傾向にあるが、定期的な運動はこれらの免疫機能の老化を遅らせるように見受けられる。[64]

以上のことから、定期的に中強度の身体活動をすることは免疫系の能力を高めると考えられるが、どの程度が最適で、どのような伝染病に効果があるのかについてはよくわかっていない。繰り返しになるが、多くの敵対的な病原体と闘うために進化してきた免疫系は、その敵と同じくらい複雑で多様なのだ。特定の感染症（新型コロナウイルス感染症も含む）に対する免疫系の働きを数値化しようとしても、個人差、病原体の違い、そして運動量の違いなどの様々な要因により曖昧になってしまう。さらに、潜在的に致命的な病気から免疫系がどの程度人間を守っているかについて比較対照実験を行なうことはできない。また、マウスなどの実験動物で行なわれた免疫機能の研究結果を人間に外挿するのは、種間の免疫系の違いと戦う敵の違いによって複雑になる。それでも、生命を脅かすインフルエンザの株をマウスに投与し、症状が出る前の三日間、一部のマウスに運動をさせるという、人間では決してできない実験を行なった注目すべき研究がある。その結果、中強度の運動（激しくない速度で一日二〇〜三〇分）をさせられたマウスの八二％は見事に生き延びたが、体を動かさなかったマウスは四三％、そして一日二時間半の運動を課せられたマウスは三〇％しか生き延びられなかった[65]。これらのマウスにとっては、少しの運動でもしないよりはましだったが、やりすぎると致命的になったのだ。重篤な感染症と闘う際には休息が極めて重要であることが浮き彫りになった実験である。

最適な運動量とその種類は？

身体活動が免疫系に及ぼす影響に関する研究のほぼすべては有酸素運動を対象としたもので、ウェイトトレーニングを対象とした数少ない研究では、効果はほとんどないとされている（ただし害もないとされている）[66]。まだ十分に分かっていないのは投与量だ。身体活動がもたらす多くの利点がそうであるように、免疫機能の多くの面にとっては、運動したほうが、しないよりよいと考えられるが、どの程度行なうと過剰になるのか、そしてどの程度免疫系を一時的に低下させるのかについては、さらなる研究が待たれる。第一二章で見てきたように、この問題に関する一致した見解は、〝開かれた窓〟仮説だ。免疫系が全力で戦っているときには豊富なエネルギーが必要となるため、極端に強い運動をすると、侵入してきた病原体と戦うために必要とされるカロリーを減らしてしまう可能性がある。その一方で、免疫監視仮説は、激しい運動をすれば、必要な細胞が最も効果的な部位に優先的に送られるとしている。個人や病気に影響を与える要因は多岐にわたるため、さらなる研究が必要だ。とはいえ、中強度の運動は害より益をもたらすということについては、すべての研究者の意見が一致している。ただし、重篤な感染症と闘わなければならない場合には、高レベルの運動はしないように強く勧められる。免疫システムは手に入る限りのエネルギーを必要としているからだ。

●慢性的な筋骨格系の疾患

加齢は、筋肉、骨、関節に不親切なことで悪名高い。幸いにして高齢まで達した人でも、筋肉の衰え（サルコペニア）、骨量の減少（骨粗鬆症）、関節の軟骨変性（変形性関節症）という三つの障害を抱えている人は少なくない。高齢者は筋肉が衰えると、階段を上ったり、買い物をしたり、歩いたり、椅子から立ち上がったりするといった基本的な動作をするにも疲れてしまう。また、骨量が減少すると、椎体《ついたい》が潰れたり骨折したりして痛みをもたらすために身体活動が妨げられる。悪夢のようなシナリオは、ベッドから降りるというような一見些細な行動により、大腿骨頸部を骨折してしまうことだ。股関節骨折は、高齢者にとって、終わりの始まりになることがある。寝たきりになって、血栓や肺炎など、体を動かさないことがもたらす致死的な合併症を引き起こしやすくなるからだ[67]。最後に、関節炎による激痛は体を動かすことを困難にさせてさらなる身体的障害を引き起こすため、高齢者はやりたいことや必要なことができなくなり、老化が一層進む。ときには、それにより孤立やうつ病に陥ることもある。

だが幸いなことに、進化人類学的な視点は、加齢が必ずしも筋肉、骨、関節にとって悲惨なものになるわけではない理由とその機序を示してくれる。

この疾患におけるミスマッチ仮説

高齢になると多少の不調は避けられないが、筋骨格系の加齢疾患の一部はミスマッチによるものだという証拠がある。すでに見てきたように、狩猟採集民は、同年齢の平均的な欧米人ほどには、筋力を落とさずに加齢していくことが握力テストによって示唆されている。[68] そして、狩猟採集民の骨粗鬆症率を正確に推定することはできないものの、世界中で行なわれた骨の質と骨折率の研究から、脱工業化社会の国々では、骨粗鬆症率が急増していることが判明している。[69] 現在、骨粗鬆症の生涯リスクは、女性で四〇～五〇％、男性で一三～二二％に上《のぼ》っており、先進諸国で発生する骨折は年間一〇〇〇万件以上だ。[70] 最後に、私は共同研究者のイアン・ウォレスとともに、五〇歳以上で亡くなった二五〇〇人以上の骨格を調査し、変形性関節症は何百万年も前から存在していたが（ネアンデルタール人でさえ罹患していた）、同じ年齢でこの病気になる確率は第二次世界大戦後に二倍以上になったことを示した。[71] 現在では、米国の成人人口の二五％以上が何らかの変形性関節症にかかっていると診断されている。最も多く生じる部位は膝だ。[72]

毎度のことながら、遺伝子も、サルコペニア、骨粗鬆症、変形性関節症の発症に影響を与える。だが、私たちの遺伝子は過去数世代にわたって変化したわけではないため、これらのミスマッチの主犯は環境の変化であるはずだ。現代の加工食品と肥満が主な原因だが、筋肉と骨の基本的な機能を考えれば、運動不足もその一因であることは驚くに値しない。しかし運動がもたらす保護効果は、疾患ごとに異なる。

身体活動はどう役立つか？

運動の恩恵を最も受けるのがサルコペニアであることは一目瞭然だろう。筋肉はコストがかかる器官であるため（たった今も、あなたは筋肉を維持するだけのために五キロカロリーのうち約一キロカロリーを消費している）[73]、筋肉は〝使わなければ失われる〟というエネルギー配分原則の典型例だ。筋肉により多くの要求、とりわけ抵抗を伴う収縮を要求すると、筋線維を太くしたり、筋肉細胞を修復・維持する遺伝子が活性化する。そして筋肉は使わなくなると、すぐに衰えてしまう。そのため、加齢によりホルモンや神経の特性に影響が出て筋力が低下することは避けられないものの、体を動かし続けることで、低下を食い止めることは可能なのだ。現代の退職者たちにとって、活発に体を動かし続けることは任意の行為だが、狩猟採集生活を送っていた私たちの祖先の高齢者には、毎日毎日、歩いたり、運んだり、掘ったり、登ったりする以外の選択肢はなかった。実際、すでに見てきたように、狩猟採集民の高齢の祖父母は、若い親たちより活動的であることが多い。幸いなことに、身体活動、特に体重をかけて抵抗を生み出す動作が筋肉を維持し筋萎縮を回復させるメカニズムは、年齢が上がっても有効だ。八十代の高齢者でさえ、ジムに通えばムキムキになれる。[74]

骨粗鬆症は、より複雑な廃用症候群（身体の不活動状態が引き起こす二次的障害の総称）の一つであり、この症候群のうち運動によって予防できるのは、ごく一部だけだ。骨は、ビルを支える鉄骨のように不動のものだとよく誤解されている。だが実際には、骨は動的な組織だ。私たちは、人生の最初の二〇〜三〇年をかけて骨格を支える骨を作り上げるが、その後は、年に一％というゆっくりとしたペースで、骨量と骨密度が徐々に減少してゆく。[75] このような骨量の減少は、必ずしも骨粗鬆症の原因となるわけではない。なぜなら、通常の環境下では、このような段階的な減少に対して、弱くなりすぎる閾値《いきち》を下回らないようにするために、骨は十分に強化されているからだ。骨粗鬆症になるのは、若いときに十分なピーク時の骨量が得られなかった場合や、加齢に伴って急激に骨量が減少した場合に限られる。[76] 骨の強度が不足すると、脊椎骨は潰れ、手首は折れ、大腿骨は骨折してしまう。骨粗鬆症にならないようにする一つの手段は、若いうちに、後の骨量の減少に耐えられるような強い骨を作ることだ。もう一つの手段は、加齢による骨量の減少を遅らせることである。加齢による骨量減少は男女ともに起こるが、女性の場合は閉経後に骨吸収を防ぐエストロゲンの量が減少するため、骨量の減少が悪化する。[77] カルシウムやビタミンDを多く含む良質な栄養摂取は、若者の丈夫な骨格の形成や高齢者の骨吸収を防ぐのに役立つが、身体活動によって骨に力をかけることも同じくらい重要だ。特に、体重をかけて骨格に負荷をかける活動は、若いときには骨を成長させる細胞に骨量を増やさせ、高齢になると骨吸収細胞に骨を削らせないようにする。[78] そのため、体重負荷運動を生涯続けることが病気の予防につながる。

変形性関節症は、先進国に暮らす数百万人の高齢者を悩ませているにもかかわらず、謎が多く、よく理解されていない筋骨格疾患だ。変形性関節症は関節の軟骨がすり減ることで発症するため、多くの患者や医師は、加齢に伴う消耗が引き起こす疾患だと考えている。だが、この考えは誤りだ。ランニングのように関節に繰り返し大きな負荷をかける身体活動は、変形性関節症の発症率を高める原因にはならず、場合によっては予防にもなる。[79] むしろ、もし身体活動による負荷が問題であるなら、より座りがちになった現代の社会では、変形性関節症の発生率は高くなるどころか低くなっているはずだ。だが実際には、変形性関節症は関節内の炎症によって軟骨が破壊されることにより生じるため、今日では加齢に従ってより多く見られるようになっている。この炎症は、半月板の断裂や靭帯の切断などの事故によって引き起こされることもあるとはいえ、ほとんどの場合は、肥満、そしておそらく運動不足によって引き起こされる炎症の影響を受けるように見受けられる。[80]

最適な運動量とその種類は？

筋肉、骨、関節は、力を発生させ、力に耐えることで本質的に機能するため、その維持と修復は、主に大きな力に反応することによって行なわれる。特定の運動と、筋肉、骨、関節の病気へのかかりやすさとの間に単純な用量反応関係はないものの、いくつか一般論を述べることは可能だ。

筋肉はすべての運動から恩恵を受けるが、最も強力に反応するのは、筋肉の長さを変えずに収縮することを強いる体重負荷運動の「アイソメトリック（等縮性）筋活動」または筋肉を伸ばしながら収縮することを強いる体重負荷運動の「エキセントリック（伸張性）筋活動」だ。そのため、サルコペニアを予防したかったら、ウェイトトレーニングを行なおう。

また、骨細胞を活性化させるには、十分な強度と速度を持つ力を加える体重負荷運動が必要だ。このような力は、ランナーの足が地面を叩くような突然の衝撃により発生する場合もあるが、概して最大の力を生み出すのは筋肉だ。[81]そのため、強い骨格を形成して維持するには、ジャンプやランニング、重量挙げなどの骨に負荷をかける運動のほうが、水泳やエリプティカルマシン（クロストレーナー）のような衝撃の少ない運動より効果がある。[82]

軟骨の変性は身体活動によって抑制できると考えられるものの、それぞれの種類の運動がどのように、またどの程度まで変形性関節症の予防に役立つかは不明だ。おそらく、身体活動の最大の利点は、肥満を予防または軽減させることにある。それにより、炎症や異常に高い血圧が抑えられるからだ。[83]ウォーキングのような活動で定期的に負荷をかけること、さらにはランニングによっても、関節の軟骨の量と質が向上する可能性がある。[84]最後に、運動、とりわけウェイトトレーニングは、関節周囲の筋肉を強化し、異常な負荷（膝をひねることなど）によって関節が損傷する可能性を低減する。[85]しかしながら、あらゆることにはトレードオフが伴う。総じて運動は変形性関節症の予防に役立つが、一部の運動（特にダウンヒルスキーのような比較的新しいスポーツ）は、関節に深刻な損傷を与える可能性が高いため、変形性関節症のリスクが高まる。

●がん

私は他のどんな病気より、がんが怖い。現在、世界中で第二位の死因（約四人に一人の命を奪っている）になっているがんは、いわば細胞のロシアンルーレットで、五〇歳を過ぎると無差別に襲ってくることが多いように見受けられる。この数十年、医学は様々ながんの理解と治療において目覚ましい進歩を遂げてきたが、未だに診断が死刑宣告になることも少なくない。近い将来に素晴らしい治療法が開発されるかもしれないが、私たちは今、がんを予防することにもっと注意を払う必要がある。そのためには、運動するだけでなく、がんは、進化が恐ろしいほど誤った方向に進んでしまったために生じた例であると認識することが必要だ。

この疾患におけるミスマッチ仮説

がんは単一の病気ではない。がんとは、ある種のねじれた〝不自然選択〟のもとで細胞同士が体内で競い合うことによって起こる状態の総称だ[86]。人体は、二〇〇以上の異なる細胞株からなる四〇兆個近くの細胞を集めた巨大な生態系だ。通常、これらの細胞は、ランダムな突然変異を獲得しながら、協力しあって調和している。突然変異のほぼすべては無害だ。だがときおり細胞の機能を乱すような突然変異が生じ、そうした突然変異のごく一部が、細胞同士の競争を引き起こす。このような突然変異が起こると細胞は悪性化する。この時点で悪性細胞は無秩序に分裂するようになり、体中に転移して貪欲にカロリーを摂取する。免疫系がこれらのがん細胞を迅速に殺せなかった場合には、がん細胞が臓器を占領し、その機能を破壊し、他の細胞を飢えさせてしまう。最も一般的ながんは、生殖器、腸、皮膚、肺、骨髄などで発生する。これらの組織の細胞は頻繁に分裂するうえ、分裂や突然変異の可能性を高める放射線、毒素、ホルモンなどの外的影響にさらされているからだ。

多細胞生物が存在する限り、がんは存在し続ける。そして、多くの人が高齢に達し、有害な突然変異の蓄積する機会が増えるにつれ、がんの発生率は必然的に高く留まり続ける。とはいえ、一部のがんの原因はミスマッチである可能性がある。現代的な病院で利用できる高度な技術がなければ、がんの診断は困難だが、限られた証拠によると、狩猟採集民や非工業化社会の集団では、がんの発生率が低いことが示唆されている。[87] そうした状況は最近まで、工業化社会でも同じだった。一八四二年、イタリア、ヴェローナにあった病院の主任医師、ドメニコ・リゴーニ＝ステルンが、自らの病院におけるがん発生率の推定値を発表した際、一七六〇年から一八三九年の間に発生した一五万六七三人の全死亡者のうち、がんによる死亡は一％未満だった。[88] 当時は医師が多くのがんを診断できなかったことや、死亡年齢がかなり低かったということを考えても、その割合は、現代のがん罹患率に比べると一〇分の一以下だ。[89] さらに、世界のどこに目を向けても、多くの種類のがんの罹患率は増加の一途を辿っている。たとえば、イギリスでは、乳がんの発生率が一九二一年から二〇〇四年にかけて倍増した。[90] ある懸念を抱かせる推計によると、二〇四〇年には世界で毎年二七五〇万人の新規がん患者が発生することになるという。これは、二〇一八年に比べると六二％もの増加率だ。[91]

がんがなくなることはないため、単にがんと闘う手段だけでなく、がんを予防したり抑制したりするためのより良い手段を探すことが必要だ。幸いなことに、いくつかの種類のがんでは、体を動かすことがそうした手段の一つになる。

身体活動はどう役立つか？

私のような人間が壊れたレコードのように思われがちなことは、よく自覚している。身体活動が健康に良いという事実を次々に挙げて激賞してきた私の話は、メッセージのインパクトを弱めてしまっているかもしれない。だが、どうか、がんについてはそのような反応をとらないでほしい。なぜなら、運動ががん撃退に効く可能性は正当に評価されておらず、十分な調査もされていないからだ。

まずは、エビデンスを見てゆこう。これまで数多くの研究（その多くが質の高いものだ）が、身体活動とがんの関係を調べてきた。ある分析では、六つの前向き研究のデータをプールし、少なくとも一〇年間にわたって六五万人以上の高齢者を追跡調査した[92]。その結果、一一万六〇〇〇人以上の死亡が記録され、そのうち二五％ががんによるものだった。研究者たちが、データを性別、年齢、喫煙歴、アルコール摂取、教育レベルについて調整したのち、様々な身体活動レベルとがんの発生率との関係を調べたところ、明確な用量反応関係があることがわかった。座りがちな人に比べて、穏やかな運動をしていた人では、がんの発生率が一三〜二〇％低く、中強度以上の運動をしていた人は、がんの発生率が二五〜三〇％低かったのだ。一四〇万人以上を対象にした研究を含む他の分析でも、同様の結果が得られている[93]。運動の影響を最も受けるのは、乳がんと大腸がんだ。ある試算によると、週に三〜四時間の中強度の運動を行なうと、女性の乳がんのリスクを三〇〜四〇％、男女ともに大腸がんのリスクを四〇〜五〇％低減できるとされている[94]。

運動がなぜ、どのようにしてがんを防ぐことになるのかは、まだ一部しか解明されていないが、進化論的な予測に基づくと、そのメカニズムはエネルギーと関連があるようだ。人間そのものであっても、単なる体内の一個の細胞であっても、生命はエネルギーによって維持されている。自然選択が、カロリーを入手して繁殖に使う人間を優遇するのと同じように、がんを助長する選択では、できるだけ多くのカロリーを手にし、それを使って自らのコピーを増やす悪性細胞が優遇される。高レベルの身体活動は、少なくとも次の四つの方法でがん細胞からエネルギーを潜在的に奪えると考えられる。

（1）生殖ホルモン　身体活動に費やされるエネルギーは生殖に使われないエネルギーであり、このトレードオフはエストロゲンなどの生殖ホルモンによって調整される。中強度の運動をしている女性は生殖に必要なホルモンを十分に分泌しているが、座りがちな女性の体では必然的に生殖に回せるエネルギーが増え、エストロゲンのレベルが二五％も高くなる。[95] エストロゲンのような生殖ホルモンは乳房組織の細胞分裂を誘発するため、運動不足は乳がんのリスクを高める一方で、運動すると逆の効果が生まれる。エストロゲンのレベル、ひいては乳がんのレベルは、肥満や妊娠回数の少なさによっても上昇する。[96]

（2）糖分　一部のがん細胞は、甘いものが大好きだ。実際、多くのがん細胞は、糖から直接エネルギーを得る傾向があり、それを嫌気的代謝によって酸素を使わずに燃焼させる。そのため、メタボリック症候群による血糖値の上昇は、がん発症率の上昇と関連づけられている。[97] したがって運動は、がん細胞からすぐに使えるエネルギーを奪うことになり、がんの予防と撃退に効果があると考えられる。さらに、高強度の運動は嫌気性の糖代謝を抑制するため、非常に激しい運動は特定のがんの予防と対策に特に有効である可能性がある。[98]

（3）炎症　慢性的な「プラスのエネルギーバランス」や肥満と密接に関係している炎症は、多くのがんのリスク要因だ。すでに見てきたように、炎症は様々な種類の細胞損傷を引き起こし、その一部はがんにつながる突然変異と関連づけられている。[99] したがって、身体活動は、直接的または間接的に炎症レベルを予防または低減することにより、間接的にがんと闘う。

（4）抗酸化物質と免疫機能　身体活動は身体を刺激することにより、運動がそもそも引き起こした可能性のあるダメージを取り除く「修復と維持のシステム」にエネルギーを投資させる。この投資の一つが、抗酸化物質の産生だ。これらのクリーンアップ分子は、多くの種類のダメージ（がん化する可能性のある突然変異を含む）を引き起こす反応性の高い原子の作用を弱める。[100] さらに、極端な強度以外の運動は、がんとの闘いに重要な役割を果たす免疫機能を強化する。とりわけ激しい運動は、がん細胞を認識して破壊する免疫系の主要な武器であるナチュラルキラー（NK）細胞の効果を強力に高めるという有望な発見がある。[101]

最適な運動量とその種類は？

このテーマはほとんど研究されておらず、がんの驚くべき多様性や個人差を考えると、答えを出すのは難しい。中強度から高強度の有酸素運動とレジスタンス運動は、両方とも特定のがん、特に大腸がんと乳がんのリスクを低下させると示唆されており、通常、運動量の多さは、がんのリスク低下と関連づけられている。[102] 運動は、がんの治療を受けている患者にもメリットとなる可能性がある。

●アルツハイマー病

祖母の短期記憶が失われ始めたとき、私たち家族は、その原因が病気の祖父の看護で生じたストレスにあると思っていた。だが、祖父の死後、祖母の記憶はゆっくりと容赦なく失われていった。最初は、物をどこに置いたのか、さっき誰と話したのか、昼食に何を食べたのかが思い出せなくなった。そして、アルツハイマー病が進行するにつれ、家族や友人を認識することが難しくなり、基本的な単語や人生の重要な出来事を思い出すことができなくなっていった。やがて祖母は、現在と過去、両方の感覚を失ってしまった。それはまるで病気が祖母の心を奪い、体だけを残していったかのようだった。

この疾患におけるミスマッチ仮説

アルツハイマー病は複雑で理解が進んでいない病気であり、その一部には進化上のミスマッチがあるに違いないと思われる。非工業化社会の集団における認知症の研究は限られているが、平均寿命の違いを補正した慎重な疫学研究によると、工業化社会におけるアルツハイマー病の発生率は、非工業化社会に比べて約二〇倍多いという。[103] しかもアルツハイマー病はますます増加しており、二一世紀の前半には世界全体で四倍に増加すると予測されている。[104] 遺伝子だけでこの急増を説明することはできない。

アルツハイマー病の症状や進行についてはよく知られているものの、原因についてはそうは言えない。最も一般的な説は、いわば髪の毛が排水溝に詰まるように、老人性プラーク（老人斑）や糸くずのようなもつれ（神経原線維変化）が脳の表面近くにある神経細胞（ニューロン）を塞いで、細胞から栄養を奪ってしまうというものだ。[105] だが、これらの老人性プラークやもつれを治療しても、病気を元に戻したり予防したりすることはできないように見受けられるだけでなく、脳に老人性プラークやもつれのある高齢者でも、アルツハイマー病を発症しない人は多い。[106] 増え続けている新たな証拠は、アルツハイマー病が一種の炎症性自己免疫疾患であり、最初に脳内の星状膠《せいじょうこう》細胞と呼ばれる細胞が侵されることが原因で発症することを示唆している。星状膠細胞は数十億個の単位で存在し、通常はニューロンとその接続を制御し保護しているが、必要に応じて毒素のような化学物質を生成し、脳を感染から守ることもある。この説によると、アルツハイマー病は、感染症がないときに星状膠細胞がこの毒素を産生し、その結果、脳内の他の細胞を攻撃することによって生じるという。[107]

この仮説を進化論的に説明し、予備的に支持しているのが、アマゾンの採集農耕民、チマネ族の研究だ（チマネ族は、冠状動脈性心疾患の証拠が見当たらなかった集団であることを覚えているだろうか？）。アポリタンパク質Ｅ４（ＡｐｏＥ４）と呼ばれる遺伝子（血液中の脂肪を輸送するタンパク質）のコピーを二つ持っている欧米人は、高齢になってからアルツハイマー病になる可能性が三〜一五倍高くなるが、同じアポリタンパク質Ｅ４遺伝子を持つチマネ族の高齢者は、多くの感染症にかかると、認知能力の低下をこうむる可能性はかえって低くなるという[108]。そのためアルツハイマー病は、「衛生仮説」と名付けられた進化的現象の一例である可能性がある。この考えに沿うと、脳細胞によって発現されることがあるアポリタンパク質Ｅ４は、感染症が蔓延していた大昔の時代に、脳を守るために進化したものなのかもしれない。細菌や寄生虫の少ない異常に衛生的な無菌環境で生活している現代人は、かつて私たちを守ってくれていた免疫機構が逆に私たちを攻撃してしまう危険性にますます直面している（衛生仮説は、アレルギーをはじめ、多くの自己免疫疾患の罹患率増加を説明するのにも役立つ[109]）。

身体活動はどう役立つか？

アルツハイマー病の原因が何であるにせよ、この病気が心配なら運動しよう。アルツハイマー病の治療に有効な治療薬はまだ開発されておらず、知能ゲームで頭を冴えさせれば認知症が食い止められるという決定的な証拠もない[110]。運動は、知られている予防法や治療法の中で、圧倒的に効果があり、その効果も素晴らしい。合計一六万人以上を対象とした一六件の前向き研究を分析した結果では、中強度の身体活動がアルツハイマー病のリスクを四五％低下させると示されている[111]。より激しい身体活動が、アルツハイマー病のリスク低減と関連している可能性も示唆されている[112]。身体活動はまた、アルツハイマー病患者の認知機能や身体機能の低下速度を遅らせる[113]。

身体活動がアルツハイマー病の予防や治療にどのように役立つのかはよくわかっていないが、進化の過程で生じたいくつかのメカニズムが関与している証拠がある。最も十分な裏付けがあるのは、身体活動（特に長時間かつ激しい運動）が、ＢＤＮＦ（脳由来神経栄養因子）と呼ばれる強力な分子を脳内で生成させることだ。ＢＤＮＦはもともと、哺乳類が身体活動中にエネルギーを得るために進化したものだが、その後のある時点で、脳内で新たな役割を担うようになった[114]。ＢＤＮＦは脳の成長促進剤のようなもので、脳に栄養を与えて、新たな脳細胞の発育を促す。その働きは、とりわけ記憶に関わる領域で顕著だ。だが、人間はずっと座りがちの生活をするようには進化してこなかったため、身体活動以外に高レベルのＢＤＮＦを生成させるメカニズムは進化してこなかった。そのため、典型的なミスマッチとして、運動をしないと、ＢＤＮＦが不足してしまうのである。ＢＤＮＦは、記憶力や認知力を向上させるとともに、神経細胞を健康的に維持することが判明しており、このことがアルツハイマー病の予防に役立っていると考えられる[115]。二〇〇〇人以上を数十年にわたって追跡調査したある前向き研究では、ＢＤＮＦのレベルが最も高かった女性たちは、最も低かった女性たちに比べてアルツハイマー病の発症リスクが半分になることが示された[116]。ＢＤＮＦは、脳細胞とその結合部位をケアするように星状膠細胞を促すため、運動によるＢＤＮＦレベルの上昇は、アルツハイマー病の原因と考えられている星状膠細胞による損傷を防ぐのに役立つ可能性がある[117]。身体活動にはまた、脳への血流を増加させ、炎症を抑制し、有害な酸化ストレスのレベルを低下させることを通してアルツハイマー病のリスクを低下させられる可能性もある[118]。トレッドミルで走ったネズミが発生させる脳内の老人性プラークやもつれの数は、運動しないネズミより少なく、アルツハイマー病に関連する炎症のレベルも低下する[119]。

最適な運動量とその種類は？

アルツハイマー病のリスクを下げるには、身体活動が唯一にして最良の方法であるということは多くのエビデンスによって示されているが、どのくらいの量と種類が最も効果的かということになると、ほとんどわかっていない。一九の研究に関する分析では、有酸素運動が最も効果的であることが示されたが、他のレビューでは、有酸素運動、ウェイトトレーニング、バランスとコーディネーションを向上させる運動の組み合わせが推奨されている。[120] さらに、限られた証拠ではあるが、運動強度とリスクの間に用量反応関係があることも示唆されている。[121]

●メンタルヘルス——うつ病と不安障害

運動はどんな病気にも効く万能薬というわけではないし、とりわけ心の病についてはそうは思えないだろうが、運動嫌いの人でさえ、心と体の健康には何らかの関連性があることを認めている。この考えはよく、ローマ時代の詩人、ユウェナリスが記した「Mens sana in corpore sano（健全な肉体の中の健全な精神）」という文言を、文脈を無視して引用することにより、「健全なる精神は健全なる肉体に宿る」として表現されてきた。[122] しかし、メンタルヘルスの治療に運動を利用することはあまりない。二〇一八年の調査によると、不安症やうつの患者に運動を処方する医師はわずか二〇％だった。[123] このような姿勢には近年セラピーや医薬品が驚異的に向上し、その恩恵を何百万人もの人々が受けられるようになったことがある程度まで反映されているのだろう。それでも私たちは、身体的な健康と精神的な健康のつながりを探って利用するために、もっと努力を払うべきではないだろうか。このテーマは膨大なので、ここでは、よく見られる症状、すなわちうつ病と不安障害の二つに的を絞り、急ぎ足で見てゆくことにしよう。

この疾患におけるミスマッチ仮説

　がんや心臓病になるのは私たちの一部だけだが、ときおり不安になったり落ち込んだりすることは誰にでもある。日々の気分の浮き沈みが起きるのは生きていく上で当たり前のことだ。それでもそれを、うつ病性障害（うつ病）や不安障害と一緒にするのは誤りである。こうした障害は単なる気分の浮き沈みとは非常に異なり、私たちの五人に一人が人生のある時点でかかる深刻な臨床的症候群だ。うつ病性障害には様々な形態があるが、中でも大うつ病性障害の定義は、二週間以上続く極端な悲しみ、かつて興味のあった活動に対する喜びの喪失、エネルギーの低下、食欲や睡眠の変化、集中力の低下、自尊心の低下、全般的な目的のなさとされている。人の死に際して経験するような悲しみとは異なり、うつ病は持続する傾向があり、自己肯定感の低下や罪悪感を抱くことが特徴だ。不安障害にもいくつか種類がある。不安障害の中には、特定の恐怖（人前で話すことや暴力行為など）に対するものもあるが、全般性不安障害は、実際の脅威というよりも潜在的なものである非特異的な脅威に対して強迫観念的な不安を慢性的に抱いてしまう障害だ。うつ病や不安障害は、ふつうの暮らしが営めなくなることや死亡の深刻な原因となる。

　うつ病や不安障害の理解は非常に進んでいるが、ランドルフ・ネッセらが明確に述べているように、これらの疾患を適応の失敗と考える進化論的視点は、なぜ人間がこれほどまでにこうした障害にかかりやすく、なぜこうした障害がこれほどまでに多様であるのかを説明する一助になるかもしれない。[124] 毒蛇や見知らぬ人に襲われる脅威を回避するために恐怖心を抱くのは、明らかに適応的な行動だ。だが不安障害では、このような正常な不安が非合理的で制御不能なものになる。同様に、自分の命を奪いそうな人と戦う、自分を拒絶する恋人に言い寄る、といった不成功に終わりそうな行動を回避するために、落胆したり、やる気をなくしたりするのは、ときに適応的な行動であるかもしれない。だが、うつ病性障害では、このような気分の落ち込みが、外部にではなく自分自身に持続的に向けられる。このような適応のメカニズムが、なぜ、どのようにして病的なものになるのかはよくわかっていない。すべての病気と同様に、それには、遺伝子と多くの複雑な環境因子との相互作用が関わっているからだ。だが、進化論的な観点は、環境が果たす重要な役割を吟味すべきであると促す。これらもミスマッチ病なのではないだろうか？　私たちがこのような疾患にかかりやすくなったのは、人間がそもそも対処するようには進化してこなかった、運動を求めることが少ない環境要因に直面しているせいなのではないだろうか？

この仮説を評価する最初のステップは、現代の欧米化された社会において、うつ病や不安障害がより一般的に見られるようになったかどうかを調べることだ。古代の記述が証明しているように、これらの問題は目新しいものではまったくない。たとえば、預言者エリヤの絶望を考えてみよう。「彼自身は荒れ野に入り、更に一日の道のりを歩き続けた。彼は一本のえにしだの木の下に来て座り、自分の命が絶えるのを願って言った。『主よ、もう十分です。わたしの命を取ってください。わたしは先祖にまさる者ではありません』」（列王記上 一九：四、新共同訳）。だが、私たちには信頼できる長期的なデータが不足しており、特に欧米以外の地域では、それが顕著だ。また、文化を超えて病気の診断を比較するのは、言語、文脈、認識、信仰信念の違いがあるため簡単ではない。このような注意点を踏まえた上で、すべてとは言えないものの一部の研究で、近代化が進む社会ではうつ病や不安障害の発生率が高まる傾向があることが示唆されている。[125] さらに、米国をはじめとする先進国では、近年、うつ病や不安障害の発生率が上昇している。とりわけ若者の間で広がっていることは憂慮すべきだ。

心理学者のジーン・トウェンジが、アメリカの大学や高校の学生ほぼ八万人を対象とした七〇年分の調査データを分析したところ、二〇〇七年の若年層は、一九三八年時点の同世代と比べて、うつ病を含む主な精神疾患に罹患している可能性が六～八倍高いことが判明した[126]。うつ病の発症率は、二〇〇九年から二〇一七年の間に、一二歳から一三歳の間で四七％、一四歳から一七歳の間では六〇％以上も上昇している[127]。

精神疾患における傾向とされるものに懐疑的な目を向けることは、これらの疾患の認識方法や分類方法が変化していることを考えると、適切な態度ではある。だが、これらの疾患がより一般的になってきており、急速に変化する社会的・物理的環境の影響を強く受けていることに異議を唱える人はいないだろう。私たちの曽祖父母は、ソーシャルメディアや二四時間三六五日にわたって報道されるニュースといったものに直面してはいなかった。肥満や身体活動の低下については言うまでもない。このような変化のすべてがうつ病や不安障害などの精神疾患をもたらすわけではないものの、私たちには、変えることのできる環境の要因がこれらの症状に対する人々の脆弱性を高めているのかどうかを調べ、それにより予防や治療に役立つかどうかを調べる義務がある。当然のことながら、原因が運動不足にあると示唆する説得力のある証拠は存在する。

身体活動はどう役立つか？

心と体の健康の関連性を疑う人は、一〇〇万人以上のアメリカ人を分析した研究結果について考えてみるべきだ。この分析では、定期的に運動をしている人で精神的な問題があると報告した人は、性別、年齢、教育程度、収入を一致させた座りがちな人に比べて一二～二三％少なかった[128]。数十に及ぶ、より焦点を絞った質の高い分析でも（その多くが前向きランダム化比較研究だ）、運動は、うつ病性障害の予防と治療に役立つこと、そしてそれより効果は低いものの、全般性不安障害にも役立つことが確認されている。[129] 確かに運動は魔法の薬ではないが、それについては、最も一般的な治療法である薬物や心理療法についても同じだ。実際、多くの研究を調べた大規模な分析では、運動には少なくとも薬物治療や心理療法と同等の効果があり、それ以上の効果がある場合もあることが判明している。[130] 身体活動には他にも利点があることを考えると、なぜもっと多くの精神科医や患者が運動を治療道具に加えないのか理解に苦しむ。

それに比べて、運動がどのようにうつ病や不安症を軽減するのかはあまり明らかになっておらず、身体活動の効果の一部は、私たちの生理機能が過度に座りがちの生活様式に適応していないことからもたらされている可能性を忘れてはならない。その観点から考えると、運動が薬になる理由は、運動不足が続くと精神疾患の罹患率が高まるからに過ぎないということになる。因果メカニズムを評価するのは難しいが、可能性のあるメカニズムをいくつか次に紹介しよう。そのうちのいくらかは、すでに見てきたものだ。

まず、体を動かすことは、脳に様々な直接的効果をもたらす。その一つは、脳内に気分を変える化学物質を充満させることだ。前にも述べたが、運動は、ドーパミン、セロトニン、ノルエピネフリンなどに代表される脳内伝達物質の活動を活発にする。[131] これらは、報酬、幸福感、覚醒、記憶力の向上などの感覚をもたらす神経伝達物質だ。うつ病や不安障害の治療に用いられるＳＳＲＩ（選択的セロトニン再取り込み阻害薬）などの医薬品の多くは、これらの神経伝達物質のレベルを操作している。また、運動すると、うつ病や不安障害を抱える人のあいだで枯渇しがちなグルタミン酸やＧＡＢＡなどの神経伝達物質の量も増える。[132] 気分を高めるさらなる分子のなかで運動によってスイッチが入るものには、痛みを抑制して前向きな気分をもたらすエンドルフィンやエンドカンナビノイドなどの内因性オピオイドがある。[133] 最後に、これだけでは足りないとでもいうかのように、身体活動によってＢＤＮＦや他の脳機能を維持する成長因子のレベルも上昇することについては、すでに述べた通りだ。要するに、定期的な運動は、脳内化学物質を変化させ、電気的活動を高め、脳の構造を改善するのである。さらに、身体活動量の多い人の脳に顕著なことの一つとして、記憶領域が拡大し、細胞が増え、血液の供給量が増加するということがある。[134] これらの進化的に正常な特性は、病気に対する脆弱性を低減させる可能性がある。

運動が精神面の健康にもたらすさらなるメリットは多岐にわたり、変化に富んでいる。すでに見てきたように、定期的な運動は、ストレスの募る状況に対する反応性を全体的に低下させ、脳に有害な影響を与えるコルチゾールが慢性的に高いレベルになることを抑制する。[135] 定期的な運動はまた、睡眠を改善し、人々を外に出させて社会的なグループに参加させ、強迫的なネガティブ思考から気をそらさせ、ポジティブな物事に関与させる。つまり、運動は自信を高め、目標を達成する能力に対する信念（自己効力感）を強めてくれる。これらすべてに治療効果があるのだ。

最適な運動量とその種類は？

運動が脳を活性化するメカニズムがどのようなものだとしても（そうしたメカニズムは多々あり、変化に富んでいる）、運動が精神疾患の潜在的な予防および治療手段になることを疑うのは、地球平《フラ》面説《ットアーサー》を信じる人（圧倒的なエビデンスがあるにもかかわらず真実を認めることを拒否する人）にでもならなければ不可能だ。確かに、運動は脳や心に影響を与える数多くの要因の一つに過ぎず、あらゆる病気を治す特効薬でもない。また、運動は他の有効な治療法の代替手段にはなりえない。それでも、世界のほとんどの地域では心理療法や薬物療法を受けられない状況にあるうえ、抗うつ剤治療を受けた患者でも、改善するのは約五〇％にすぎない[136]。このような陰鬱な統計結果を踏まえると、慢性的な運動不足はミスマッチであり、認知症、うつ病、不安障害などの多くの心の病に対する脆弱性を高める可能性があることを、より広く認識する必要がある。同じような理由で、運動は、注意欠陥多動性障害やパーキンソン病などの神経障害や認知障害にも効果がある。さらに運動は、記憶力、集中力の持続時間、そして数学や読解力といった認知機能の様々な側面を、わずかながらも有意に改善することが示されている[137]。

しかしながら、どれぐらいの量の運動をどのような処方で行なうのが脳に有効なのかについては明らかではない。予防のために脳内ＢＤＮＦレベルを最大にしたい場合は、ウェイトトレーニングよりも有酸素運動を、特に高強度のワークアウトを通して行なうと効果があるようだ[138]。うつ病や他の気分障害の治療については、研究結果にばらつきがあるため、投与量や種類について明確な結論を出すことはできない。自分で選ぶ量の運動は、処方される特定量の運動より効果的であるとする結果が得られた研究がある一方で、他の研究では、高強度の運動はそれより強度の低い運動より効果的であるという結果も出ている。また、気分、幸福感、抑うつに対する効果において、軽度、中強度、高強度の運動に差はないとする研究もある[139]。ほとんどの研究は有酸素運動に焦点を当てているが、ウェイトトレーニングと有酸素運動を比較した数少ない研究は、概して、それらの運動には同等の効果があると結論づけている[140]。さらに研究が進めば、「心のために体を動かそう」というすでに明らかになっている指針を超える、より良い指針が得られることだろう。

エピローグ

二〇一九年、私は学生や共同研究者たちと、曲がりくねった滑りやすい道を再び車で走り、本書の起点となったケニア西部のペムジャ共同体を訪れた（今回はトレッドミルは持っていかなかった）。共同体はほとんどの点において、私が最初に訪れた一〇年前と変わっていなかった。毎日目にするのは、巨大な薪の束や、大きな黄色いプラスチック製の水の樽を頭に乗せて運ぶ女性たちの姿。岩だらけの丘の斜面にある小さな畑を通り過ぎれば、男性も女性も腰をかがめ、機械の助けを借りずに、手作業で地面を掘ったり、トウモロコシやキビを収穫したりしている。子供たちは、学校への登下校、牛やヤギの世話、手伝いなどをするために、そこらじゅうを歩いたり走ったりしている。休み時間に埃っぽい野原で、ビニール袋を束ねたボールを使ってサッカーに興じる子供たちを除けば、少しでも運動らしいことをしている人はいない。

だが、よく見て、よく聞いてみれば、ペムジャにも変化が訪れていることがわかる。今では送電線が引かれ、共同体のいくつかの場所に電気が通るようになった。未舗装の道路も少し整備されたし、高校に通う生徒も増えた。大部分の小学生は、今や裸足ではなく、ビニールのサンダルを履いている。一握りの人は、携帯電話さえ持っている。産業革命はまだペムジャには達しておらず、産業社会からはほど遠い状況ではあるが、その波は、ケニアという国が変化し続けるにつれ、近くの都市エルドレットから道路を伝って、ゆっくりと這い上がってきている。近代化の波はある時点で、配管設備、自動車、トラクターなどの労働力を節約する機器をもたらすだろう。そしてその時点で、ペムジャの人々は健康のために、不必要な身体活動、つまり運動をすることを選択しなければならなくなる。トレッドミルさえ使うようになるかもしれない。だがおそらくは、あまり運動しない人が大半になることだろう。

このような回避行動は当然のことだ。なぜなら、本書の冒頭から見てきたように、運動とは、進化の観点から見ると、本質的に奇妙で異常な行動だからだ。読者の方には、一三章を読み終えた今、そう納得していただけたように願っている。つまるところ、運動にはさまざまな利点があるものの、運動をするには、人間に深く根差した生来の本能を覆す必要があるのだ。だからこそ、運動を避ける人を恥ずかしめたり責めたりするのではなく、運動することを選択するように互いに助け合うべきなのである。だが、運動を医療化して商品化するだけではうまくいかないことは、この数十年で明らかになった。私たちは、運動を教育と同じように扱って、楽しめるもの、社会的なつながりが作れるもの、感情的に報われるもの、そして自ら進んで行ないたいと思えるものにしなければならない。

運動を奨励し促進するための新しい戦略を見つけることは、お互いのためだけでなく、地域社会のためにも、共通の優先事項とするべきだ。身体活動の広範にわたる集団的効果は、それを行なわなかった場合の結果を目の当たりにするまで、必ずしも目につくとは限らない。まさに、本書の仕上げをしている今、新型コロナウイルス感染症によるパンデミックが世界を席巻し、何百万人もの人々を病気にして、多くの人の命を奪っている。現時点では、身体活動がこの伝染病を防ぐのに役立つかどうか、どれだけ運動をしたら役立つのかといったことに関するデータは存在しない。それでも、一般的に運動が体によいことは誰もが知る事実なので、この伝染病の発生は、私や周囲の多くの人々に、心身の健康を保つために運動することを促すことになった。生き延びるためのこうした努力はすべて、集団に対する有益な影響力を持つ。なぜなら、今回のパンデミックが特に明らかにしたように、こと健康に関しては、誰も島のように孤立した存在ではないからだ。私たちの幸福《ウェルビーイング》は相互に結びついている。

そこで、最後に伝えたいことがある。私は、本書のための調査を行ない、執筆を続けるうちに、体の使い方に関する哲学は、人生の生き方に関する哲学と同じくらい有用だと確信するようになった。誰にとっても、良い人生を享受する機会は一度しかない。そして、人生の過ごし方を誤ってしまったと後悔しながら死にたい人はいないはずだ。その後悔には、体の使い方を誤ってしまったことも含まれる。体を使うことによる不快感を避けようとする古代からの根深い本能に従ってしまうと、老化が早まり、若死にする可能性が高まり、多くの病気や障害をもたらす慢性的な病気にかかりやすくなる。また、健康であることがもたらす、心身にみなぎる活力も経験できなくなる。確かに、運動は健康と長寿を保証する魔法の薬ではなく、運動をしなくても健康で長生きすることは可能だ。だが、私たちの進化の歴史のおかげで、生涯にわたって体を動かせば、七十代、いやそれ以上の時点まで健康を享受して最後を迎える可能性が劇的に高まる。

そんなわけで、寒くて惨めな朝に、運動《エクササイズ》することに悩まされ《エクササイズド》ながらランニングに出かけようとするとき、私は、体とはそれを移動させる単なる乗り物だと考えている脳に、こう思い出させる。本来、脳は、いつ、どのように動くべきかを体に助言するように進化したのだ、と。幸いなことに、そのアドバイスは簡潔かつシンプルにまとめることができる。すなわち、「運動は必要かつ楽しめるものにしよう」「有酸素運動を中心に、多少のウェイトトレーニングも行なおう」「運動は、しないよりしたほうがいい」そして最後に、「年齢を重ねても続けよう」だ。

謝辞

お礼を伝えなければならない人はあまりにも多く、挙げそびれてしまう人が出てくるのではないかと心配だ。最も感謝しているのは、この本のすべて、あるいは大部分を親切に読んで、コメントや批評などを寄せてくれた私の家族、友人、共同研究者、学生たちである。中でも、本書を隅から隅まで読み、手際よく編集してくれた聖人のような私の素晴らしい妻、トーニャには、心からの感謝を捧げる。長らく身体活動に対する私の執着に辛抱強く耐えてきてくれた彼女が、本書の調査と執筆中にも我慢を重ねてくれたことは言うまでもない。また、共同研究者かつランニング仲間でもあるアーロン・バギッシュには感謝してもしきれない。彼はすべての章の草稿を読んでくれただけでなく、数え切れないほどの早朝のランニングを通して本書のアイデアの多くについて議論する機会を提供してくれた。彼の指摘にもかかわらず、いくつかセミコロンを残したことについてお断りしておきたい。他にも、本書すべて、あるいは大部分を読み、貴重なフィードバックを寄せてくれた好意に感謝を捧げたいのは、次の各氏だ。マヌエル・ドミンゲス＝ロドリゴ、アラン・ガーバー、ヘンリー・ジー、スティーヴン・ヘイムズフィールド、エリナー・リーバーマン、クリス・マクドナルド、バーバラ・ナッターソン＝ホロウィッツ、トム・ティペット。また、特定の章を読み、データや知見を寄せてくださった次の各氏にも感謝申し上げる。スティーヴ・オースタッド、ポール・バリエラ、ブラッドリー・カーディナル、マーク・ヘイコウスキー、ニコラス・ホロウカ、キャロル・フーヴェン、ティム・クリスナー、ミッキー・マハフィ、サミュエル・オシャー、キエラン・オサリヴァン、ハーマン・ポンツァー、デイヴィッド・ライクレン、クレイグ・ロジャース、ベン・シブソン、ジェローム・シーゲル、ボー・ワゴノー、イアン・ウォレス、ピーター・ウェイヤンド、リチャード・ランガム。

また、科学的な共同研究、フィールドやラボでの支援、議論、電子メールなどを通じて協力してくださった多くの方々にも感謝している。そうした方々の名を、ここにアルファベット順に掲載させていただく。ブライアン・アディソン、コレン・アピセラ、メイア・バラク、フランシス・ベレンバウム、クロード・ブシャール、デニス・ブランブル、ヘンリク・ブンゲ、アンブローズ・バーフット、イーモン・カリソン、テレンス・カペリーニ、レイチェル・カーモディー、デイヴィッド・カラスコ、デイヴィッド・キャリアー、エリック・カスティロ、シルヴィーノ・クベサーレ、アダム・ダウード、イレーネ・デイヴィス、セアラ・デリオン、モーリーン・デヴリン、ピエール・デメクール、ピーター・エリソン、キャロリン・エング、デイヴィッド・フェルソン、ポール・ゴンパーズ、マイケル・ガーヴェン、ブライアン・ヘア、クリステン・ホークス、エリン・ヘヒト、ジョー・ヘンリッチ、キム・ヒル、ドロシー・ヒンツェ、マイケル・ヒンツェ、ジェニー・ホフマン、ミッコ・イアス、ジョセフィン・ジェムタイ、ジョイス・ジェプキルイ、メッテ・ユン・ヨハンセン、ヤナ・カンベロフ、イーワン・ル・コレ、クリスティ・ルートン、ルイス・リーベンバーグ、クレア・ロー、ザリン・マチャンダ、フイアン・マスレ、クリス・マクドゥガル、デイヴ・マギリヴレイ、ジョーダン・メッツル、トマス・ミラーニ、ランドルフ・ネッセ、リーナ・ノーディン、ロバート・オジャンボ、ポール・オクトヴィ、エリック・オタロラ＝カスティロ、ベンテ・ペダーセン、デイヴィッド・ピルビーム、スティーヴン・ピンカー、ヤニス・ピチラディス、メアリー・プレンダーガスト、アルヌルフォ・キマーレ、マイケル・レインボウ、ウンベルト・ラモス・フェルナンデス、アロンソ・ラモス・ヴァカ、デイヴィッド・ライチ、ニール・ローチ、キャンベル・ローリアン、メアリエレン・ルヴォロ、ボブ・サリス、メシャック・サン、リー・サクスビー、ロブ・シェイヴ、フレディ・ズィヒティング、ティモシー・シゲイ、マーティン・サーベック、クリフ・テイビン、アダム・テンフォード、ヴィクトリア・トボルスキー、ベン・トランブル、マドゥー・ヴェンカデサン、アナ・ウォーリナー、ウィリアム・ワーベル、キャサリン・ウィットコム、ブライアン・ウッド、ガブリエラ・ヤニェス、アンドリュー・イェジアン、キャサリン・ズィンク。

また、ケニアのペムジャ、コブジョイ、エルドレット、タンザニアのエヤシ湖、メキシコのシエラ・タラウマラで私たちを助け、受け入れ、協力してくれた学生、教師、その他の皆さんに感謝する。さらに、本書の一部を執筆していたマドリードで、考えたり書いたりするための素晴らしいサンクチュアリを提供してくれたマヌエル・ドミンゲス゠ロドリゴにも特別の感謝を捧げる。

代理人のマックス・ブロックマンには、本書のアイデアが芽生えてから完成するまで、賢明な助言とサポートを絶え間なく提供してくれたことに感謝している。また、優秀な編集者であるエロール・マクドナルドにも感謝の念に堪えない。本書に対する彼の高い基準とヴィジョンは、私をよりよいライターにしてくれた。また、ローラ・スティックニーとローワン・コープにも、編集協力とその熱意に感謝する。

最後に、両親に感謝を捧げたい。子供のころは、走ることによってジムを解放した英雄的な母親を持つことがどれほど刺激的なことなのか、そして、父も母も定期的にジョギングを行ない、毎年夏には数え切れないほどの山へハイキングに連れて行ってくれ、ときには一夏すべてを山で過ごさせてくれたことがどれほど幸運なことだったのか、知る由もなかった。私は決してスポーツが得意だったわけではないが、体を動かすのは必要で、正常で、楽しいことだと思いながら育つことができたのは、両親のおかげである。

訳者あとがき

まずは、マラソンさながら長い本書を読了されたみなさんに拍手を送りたい。持久狩猟のように、ときに歩き、ときに走って（端折って?）、望み通りの成果を手にされましたように！　また、これから読もうかどうか思案されている方には、常識と思い込みを打ち破る驚きの世界が待ち受けていると期待していただきたい。思うに、本書に興味を抱かれた方は、日ごろ運動《エクササイズ》に余念がなく、マラソンや、もしかしたらウルトラマラソンにまで挑戦し、運動の極意を会得したいと思っている方々と、なかなか腰が上がらないものの、なぜ運動は健康によいのかを知りたいと思っている方々に二分されるのではないだろうか（かくいう私は、後者の「運動に悩まされている《エクササイズド》」人間の典型だが、本書を訳しながら、がぜん運動する意欲がわいてきた）。本書は、その両方のカテゴリーに属する人々のために書かれたものである。

本書の原タイトルは *Exercised: Why Something We Never Evolved to Do Is Healthy and Rewarding*（エクササイズド：人間がするように進化してこなかったことが、なぜ健康に役立ち、やりがいを生むのか）。著者はハーヴァード大学人類進化生物学教授のダニエル・E・リーバーマン。すでに邦訳されている前著『人体六〇〇万年史　科学が明かす進化・健康・疾病』の著者として、そして本書でも引かれている『BORN TO RUN 走るために生まれた』の登場人物としてなじみのある方もいらっしゃるだろう。教授は現在五八歳。ボストンマラソンを一〇回完走し、自己ベストは三時間二〇分一六秒だそうだ。そんな教授も、もともとバリバリの運動愛好家だったわけではなく、小学生のときには体育の時間に物置に隠れ、教師には怒鳴られ、「どのような種類の運動をどの程度の頻度と強度で行ない、どう向上させたらよいかについては、ほとんど知識もなく、不安に思っていた」という。この言葉に共感される方は多いのではないだろうか。かくして運動に関するハウツー本が巷に溢れるようになったが、人類進化生物学の造詣に基づく広くて深い見識と膨大な科学的データに裏打ちされた本書は、それらと一線を画している。リーバーマン教授は「私たちは運動《エクササイズ》するように進化してきたわけではない」「健康やフィットネスのために自発的に身体活動を行なうことは奇妙で現代的な任意の行動である」と言い切り、「運動の生物学は進化に照らして見なければ筋が通らず、行動としての運動は人類学を通して見なければ筋が通らない」というマントラのもと、身体活動や運動にまつわる数々の神話を撃破してゆく。

たとえば、「座ることは本質的に不健康である」という神話。リーバーマン教授は、長時間座ったままでいることには三つの問題があるという。まず、座っているがためにやらないこと、すなわち体を動かさないこと。二つ目は、血液中の糖や脂肪が増えて体に害を与えること。そして三つ目は、慢性炎症が生じて免疫系が体を攻撃するようになることだ。だが、狩猟採集民もたくさん座っているし、マラソンランナーも、それほど運動していない人と同じぐらい座っている。カギとなるのは座り方だ。教授は「アクティブな座り方」を提唱する。座りっぱなしではなく、しょっちゅう立って雑用をこなしたり、そわそわ、もぞもぞ体を動かしたりしながら座るといいという。そうすると、カロリーが燃やされ、手足への血流が促されるのだ。これには、ついこの間流行っていた「貧乏ゆすりの勧め」を思い出して、思わず膝を叩いた。

もう一つの例は、「人類は極めて強靭になるように進化してきた」という神話だ。私たちの祖先はムキムキだったという思い込みのもとに「パレオフィットネス」や「パレオダイエット（原始人ダイエット）」が一部で流行っているが、ハッザ族をはじめとする狩猟採集民が私たちの祖先を思わせる存在だとしたら、彼らはほっそりしているし、力もマッスルマンほどではない。筋肉量が過剰に増えることは、カロリーコストが高くつく肉を余分に背負いこむことになるのだ。「自然選択は、繁殖成功度を犠牲にしてエネルギーを浪費するような活動は優遇しない」それゆえ、人はできるだけ体を動かさずにエネルギーを温存しようとするし、カロリーを浪費するようなことは避けようとする。

本書全体を通じ、運動不足あるいは運動嫌いの人々に対するリーバーマン教授のまなざしは優しい。「人間はそもそもカロリーを浪費する余分な活動はしないように進化したのだから、運動したくないと思って当然だ」というのが教授のスタンスだ。だが、運動は確かに健康に資する。その理由は、かつて人々には体を動かさないという選択肢はなく、始終身体活動（運動ではなく）を行なっていたからだ。それに合わせて自然選択は、身体活動を行なうあいだ体を修復・維持する遺伝子を優遇してきた。言い換えれば、体を健康に保ち、老化を遅らせて寿命を延ばすメカニズムは、体を動かさないとオンにならないのである。

そこでリーバーマン教授は、どうしたら運動嫌いの人に運動をさせることができるかというテーマに話を進める。突き詰めて言うと、運動を「必要」かつ「楽しい」ものにすることが欠かせないそうだ。大学で教鞭をとるリーバーマン教授は、体育の履修が必修でなくなったことを残念がる。私が大学生だったとき体育実技は必修科目で、私は高校で履修できなかった柔道（男子は柔道か剣道のいずれかを履修できたが、女子はその時間、家庭科の履修を義務づけられていた。半面、男子が家庭科を履修することもできなかった）と趣味の登山の集中授業をとって大いに楽しんだ。しかし日本でも一九九一年に大学設置基準が改正され、体育を専門とする学科以外、体育は基本的に必修ではなくなってしまった（ただし、未だに必修にしている大学もあるそうだ）。ある調査によると、運動系のサークルや部活動に所属していない大学生の七割近くが運動不足を実感し、強制的に運動せざるを得ない体育授業のありがたみを感じている学生も多いという（「マイナビ学生の窓口」による調査。二〇一六年七月実施、調査対象者は運動系のサークル・部活動に所属していない大学生二九一人）。

最後にリーバーマン教授は、望ましい運動の種類と量について検討したあと、運動と病気の関係について考察する。これらのセクションはとても実践的だ。病気のセクションでは、ミスマッチ病（新しい環境条件に体がうまく適応できないことにより、以前に比べてより多く、より深刻に見られるようになった症状や疾患）の中で、最も懸念されているものに絞って解説している。それらに含まれるのは、肥満、メタボリック症候群と2型糖尿病、心血管疾患、呼吸器感染症と他の伝染病、慢性的な筋骨格系の疾患、がん、アルツハイマー病、メンタルヘルス（うつ病と不安障害）――なんと、ぱっと思いつく成人病のほとんどが、運動すれば改善できるかもしれないというのだ。運動嫌いの人に運動をさせるには、本書を献上すればいいのではないかとさえ思えてくる。

この長い本の結論とも言えるリーバーマン教授のアドバイスは、エピローグの最後にあるシンプルな四点に集約される。すなわち、「運動は必要かつ楽しめるものにしよう」「有酸素運動を中心に、多少のウェイトトレーニングも行なおう」「運動は、しないよりしたほうがいい」「年齢を重ねても続けよう」だ。エピローグに行き着くまでずっと読んできてくださった方には、その根拠が十分すぎるほどわかっていることだろう。

本書の嬉しい特徴は、数多くの文芸作品への言及もさることながら、女性の経験が豊富に取り上げられていることにある。たとえば、冒頭ではペムジャのカレンジン族女性の歩行や動作の研究が紹介され、タラウマラ族の伝統的レースでは有名な「ララヒッパリ」に加えて女性のレース「アリウェテ」も言及される。ボストンマラソンのパイオニア女性ランナーについても触れられているし、何より、コネチカット大学を動かした母上のエピソードは素晴らしい。そしてジェンダーの壁を取り払って「おばあさん仮説」を「アクティブな祖父母仮説」に発展させたことには喝采を送りたい。また「エンデュランスとエイジング」の章は、具体的な情報が満載で非常に参考になる。いずれは誰にも関わってくるエイジング。この章の情報をご自分に活かしたり、高齢のご家族に伝えたりしていただけたら幸いだ。そして豊富な原注。ただでさえ本書のボリュームは半端ないのに、原注まで読みたくないと思われる方もいるだろうが、この原注には、本文に入れられなかった追記や数々のトリビアも満載されている。本書を二度楽しめるこの原注にぜひ目を通していただきたい。

本書はアメリカで大反響を呼び、様々な書評で取り上げられるとともに、インタビューも多数行なわれた。その中の一つに、リーバーマン教授の声が直に聴けるものがある。これはニューヨーク市周辺で七つの病院を運営するマウントサイナイ・ヘルス・システムのポッドキャストで、「A WEIRDo's Guide to Exercise（変人のための運動ガイド）」と題し、リーバーマン教授が本書についてユーモアたっぷりに三〇分ほど語っている。内容を書き起こしたトランスクリプトは日本語でも読めるようになっているので（ただし機械翻訳なので、おかしな訳も含まれていることにご注意）、興味のある方は、ぜひ次のサイトにアクセスされたい。

https://www.mountsinai.org/about/newsroom/podcasts/road-resilience/weirdos-guide

最後にこの場をお借りして、長丁場お付き合いいただき、編集の労をお取りくださった早川書房の山本純也さんに御礼申し上げます。

二〇二二年盛夏

原　注

第8章

1. Spottiswoode, C. N., Begg, K. S., and Begg, C. M. (2016), Reciprocal signaling in honeyguide-human mutualism, *Science* 353:387–89.
2. 正確に言うと、狩猟採集民の一日の平均移動距離は、男性で14.1キロ、女性で9.5キロだが、この距離には、露営地やその周辺で数千歩以上歩くことによる距離は含まれていない。Marlowe, F. W. (2005), Hunter-gatherers and human evolution, *Evolutionary Anthropology* 14:54–67.
3. Althoff, T., et al. (2017), Large-scale physical activity data reveal worldwide activity inequality, *Nature* 547:336–39.
4. Palinski-Wade, E. (2015), *Walking the Weight Off for Dummies* (Hoboken, N.J.: John Wiley and Sons).
5. Tudor-Locke, C., and Bassett, D. R., Jr. (2004), How many steps/day are enough? Preliminary pedometer indices for public health, *Sports Medicine* 34:1–8. Quotation from page 1.
6. Cloud, J. (2009), The myth about exercise, *Time,* Aug. 9, 2009.
7. 絶対的な時間で見ると、人間は他の大部分の動物よりも歩き始めるのが遅いが、この遅延は、人間が四足歩行ではなく二足歩行することとは関係がない。ほとんどの動物が歩き始める年齢は、ハイエナやライオンに食べられる危険性があるため生まれた日から歩き始めるシマウマのように非常に脆弱な四足動物を除き、おもに脳の発達がどこまで終了しているかどうかによって決まる。脳の小さいマカクザルのような霊長類は二カ月で歩き始め、脳の大きいチンパンジーの幼児が歩き始めるには六カ月ほどかかり、人間は脳の発達から予測されるように、一歳になったときに歩き始める。以下を参照。Garwicz, M., Christensson, M., and Psouni, E. (2011), A unifying model for timing of walking onset in humans and other mammals, *Proceedings of the National Academy of Sciences USA* 106:21889–93.
8. Donelan, J. M., Kram, R., and Kuo, A. D. (2002), Mechanical work for step-to-step transitions is a major determinant of the metabolic cost of human walking, *Journal of Experimental Biology* 205:3717–27; Marsh, R. L., et al. (2004), Partitioning the energetics of walking and running: Swinging the limbs is expensive, *Science* 303:80–83.
9. Biewener, A. A., and Patek, S. N. (2018), *Animal Locomotion,* 2nd ed. (Oxford: Oxford University Press).
10. Thompson, N. E., et al. (2015), Surprising trunk rotational capabilities in chimpanzees and implications for bipedal walking proficiency in early hominins, *Nature Communications* 6:8416.
11. Holowka, N. B., et al. (2019), Foot callus thickness does not trade off protection for

tactile sensitivity during walking, *Nature* 571:261–64.

12. Tan, U. (2005), Unertan syndrome quadrupedality, primitive language, and severe mental retardation: A new theory on the evolution of human mind, *NeuroQuantology* 4:250–55; Ozcelik, T., et al. (2008), Mutations in the very low-density lipoprotein receptor VLDLR cause cerebellar hypoplasia and quadrupedal locomotion in humans, *Proceedings of the National Academy of Sciences USA* 105:4232–36.
13. Türkmen, S., et al. (2009), CA8 mutations cause a novel syndrome characterized by ataxia and mild mental retardation with predisposition to quadrupedal gait, *PLOS Genetics* 5:e1000487; Shapiro, L. J., et al. (2014), Human quadrupeds, primate quadrupedalism, and Uner Tan syndrome, *PLOS ONE* 9:e101758.
14. ミッシングリンクが、木に登ることもあるナックルウォークをするチンパンジーに似ていたと確信できる理由は二つある。第一の理由は、人間とチンパンジーの関係は、それぞれのゴリラに対する関係より近いものの、チンパンジーとゴリラは、ナックルウォークという独特の運動形態を含め、多くの点で（とりわけ体格差を補正した後では）非常によく似ているからだ。チンパンジーとゴリラの間にあるナックルウォークを含む多くの類似点がすべて独立して進化したのでなければ（これは統計学的に不可能だ）、彼らの最後の共通祖先はチンパンジー(あるいはゴリラだが、大型類人猿は稀なのでこの可能性は低い）に非常によく似ていたはずだ。第二の理由は、初期のヒト族の化石は、二足歩行であることを除けば、頭からつま先までの数え切れないほどの特徴においてチンパンジーに最も似ていることにある。詳しい総説については、以下を参照されたい。Pilbeam, D. R., and Lieberman, D. E. (2017), Reconstructing the last common ancestor of humans and chimpanzees, in *Chimpanzees and Human Evolution,* ed. M. N. Muller, R. W. Wrangham, and D. R. Pilbeam (Cambridge, Mass.: Harvard University Press), 22–141.
15. Taylor, C. R., and Rowntree, V. J. (1973), Running on two or four legs: Which consumes more energy?, *Science* 179:186–87.
16. Sockol, M. D., Pontzer, H., and Raichlen, D. A. (2007), Chimpanzee locomotor energetics and the origin of human bipedalism, *Proceedings of the National Academy of Sciences USA* 104:12265–69.
17. チンパンジーについては以下を参照。Pontzer, H., Raichlen, D. A., and Sockol, M. D. (2009), The metabolic cost of walking in humans, chimpanzees, and early hominins, *Journal of Human Evolution* 56:43–54. 他の動物のデータについては、以下を参照。Rubenson, J., et al. (2007), Reappraisal of the comparative cost of human locomotion using gait-specific allometric analyses, *Journal of Experimental Biology* 210:3513-24.
18. 類人猿はまた、前傾姿勢の体幹と常にすくめた状態の肩を安定させるためにも、余分なエネルギーを使わなければならない。イヌを含め、典型的な四足動物の肩は体の脇に配置されているが、猿の肩は木に登るために背中の高い位置に配置されており、それを安定させるためにさらに多くの筋力を必要とする。以下を参照。Larson, S. G., and Stern, J. T., Jr. (1987), EMG of chimpanzee shoulder muscles during knuckle-walking: Problems of terrestrial locomotion in a suspensory adapted primate, *Journal of Zoology* 212:629–55.

19. 私のシナリオはもちろん仮説だが、最古のヒト族の三つの属による証拠に裏付けられている。これらの属とは、サヘラントロプス（700万年前に生息）、オロリン（600万年前に生息）、アルディピテクス（580〜430万年前に生息）だ。これらのヒト族はいずれも二足歩行だが、それ以外の点では類人猿、とくにチンパンジーのように見える。また、直立姿勢には、摂食や運搬、さらに可能性としては戦闘までを含めた行動がとれるという利点もあったかもしれないが、私にとってそれらには、エネルギーの節約という利点を超える説得力はない。だいいち、チンパンジーやゴリラは直立して物を運ぶことができるが、そうするには、人間の三倍のカロリーを消費する。詳しくは、以下を参照されたい。Pilbeam and Lieberman (2017), Reconstructing the last common ancestor of humans and chimpanzees.

20. ちなみに、計算が苦手でない人のために付け加えると、私の体重は68kg。人間の歩行の平均コストは0.08mlO_2/kg/m。1リットルの酸素（O_2）は5kcalを産出する。チンパンジーの歩行は1kgあたり2.15倍のコストがかかる。マラソンには約2,600kcalが必要になる。

21. Huang, T. W., and Kuo, A. D. (2014), Mechanics and energetics of load carriage during human walking, *Journal of Experimental Biology* 217:605–13.

22. Maloiy, G. M., et al. (1986), Energetic cost of carrying loads: Have African women discovered an economic way?, *Nature* 319:668–69; Heglund, N. C., et al. (1995), Energy-saving gait mechanics with head-supported loads, *Nature* 375:52–54; Lloyd, R., et al. (2010), Comparison of the physiological consequences of head-loading and back-loading for African and European women, *European Journal of Applied Physiology* 109:607–16.

23. Bastien, G. J., et al. (2005), Energetics of load carrying in Nepalese porters, *Science* 308:1755; Minetti, A., Formenti, F., and Ardigò, L. (2006), Himalayan porter's specialization: Metabolic power, economy, efficiency, and skill, *Proceedings of the Royal Society B* 273:2791–97.

24. Castillo, E. R., et al. (2014), Effects of pole compliance and step frequency on the biomechanics and economy of pole carrying during human walking, *Journal of Applied Physiology* 117:507–17.

25. Knapik, J., Harman, E., and Reynolds, K. (1996), Load carriage using packs: A review of physiological, biomechanical, and medical aspects, *Applied Ergonomics* 27:207–16; Stuempfle, K. J., Drury, D. G., and Wilson, A. L. (2004), Effect of load position on physiological and perceptual responses during load carriage with an internal frame backpack, *Ergonomics* 47:784–89; Abe, D., Muraki, S., and Yasukouchi, A. (2008), Ergonomic effects of load carriage on the upper and lower back on metabolic energy cost of walking, *Applied Ergonomics* 39:392–98.

26. Petersen, A. M., Leet, T. L., and Brownson, R. C. (2005), Correlates of physical activity among pregnant women in the United States, *Medicine and Science in Sports and Exercise* 37:1748–53.

27. Shostak, M. (1981), *Nisa: The Life and Words of a !Kung Woman* (New York: Vintage). この引用は178ページより。

28. Whitcome, K. K., Shapiro, L. J., and Lieberman, D. E. (2007), Fetal load and the

evolution of lumbar lordosis in bipedal hominins, *Nature* 450:1075–78.

29. Wall-Scheffler, C. M., Geiger, K., and Steudel-Numbers, K. L. (2007), Infant carrying: The role of increased locomotor costs in early tool development, *American Journal of Physical Anthropology* 133:841–46; Watson, J. C., et al. (2008), The energetic costs of load-carrying and the evolution of bipedalism, *Journal of Human Evolution* 54:675–83; Junqueira, L. D., et al. (2015), Effects of transporting an infant on the posture of women during walking and standing still, *Gait and Posture* 41:841–46.
30. Hall, C., et al. (2004), Energy expenditure of walking and running: Comparison with prediction equations, *Medicine and Science in Sports and Exercise* 36:2128–34.
31. Wishnofsky, M. (1958), Caloric equivalents of gained or lost weight, *American Journal of Clinical Nutrition* 6:542–46. はるかに優れた分析については、以下を参照されたい。Hall, K. D., et al. (2011), Quantification of the effect of energy imbalance on body-weight, *Lancet* 378:826–37.
32.「脂肪燃焼ゾーン」の背景にある考え方は、エネルギーはより動けば動くほど燃やされるが、それに従って、燃やすエネルギーの源は、炭水化物（グリコーゲン）の割合が高くなる、というものだ。静かに座っているときは、脂肪だけが燃え、その量も多くはない。歩いたり、ジョギングしたり、走ったり、さらにはスプリントしたりすると、より多くのエネルギーが燃やされるが、運動強度が高いほどエネルギー源はグリコーゲンの割合が高くなり、最大強度ではグリコーゲンだけが燃やされる。そのため、「脂肪燃焼ゾーン」とは、低～中強度の運動を行なってグリコーゲンと同程度の脂肪を燃やすことを目的としているのだが、それは一種のフィクションだ。というのも、中強度の活動レベルにおける個人差は大きく、脂肪の燃焼割合は低くても最大量を燃焼させることができる人もいるからだ。運動時間も重要な要因になる。以下を参照。Carey, D. G. (2009), Quantifying differences in the “fat burning” zone and the aerobic zone: Implications for training, *Journal of Strength and Conditioning Research* 23:2090–95.
33. 厳密には、課された運動量は、一週間につき、0、4、8、12kcal/kg だった。Swift, D. L., et al. (2014), The role of exercise and physical activity in weight loss and maintenance, *Progress in Cardiovascular Disease* 56:441–47; Ross, R., and Janssen, I. (2001), Physical activity, total and regional obesity: Dose-response considerations, *Medicine and Science in Sports and Exercise* 33:S521–S527; Morss, G. M., et al. (2004), Dose Response to Exercise in Women aged 45–75 yr (DREW): Design and rationale, *Medicine and Science in Sports and Exercise* 36:336–44.
34. Kraus, W. E., et al. (2002), Effects of the amount and intensity of exercise on plasma lipoproteins, *New England Journal of Medicine* 347:1483–92; Sigal, R. J., et al. (2007), Effects of aerobic training, resistance training, or both on glycemic control in type 2 diabetes, *Annals of Internal Medicine* 147:357–69; Church, T. S., et al. (2010), Exercise without weight loss does not reduce C-reactive protein: The INFLAME study, *Medicine and Science in Sports and Exercise* 42:708–16.
35. Ellison, P. T. (2001), *On Fertile Ground: A Natural History of Human Reproduction* (Cambridge, Mass.: Harvard University Press).
36. Church, T. S., et al. (2009), Changes in weight, waist circumference, and

compensatory responses with different doses of exercise among sedentary, overweight postmenopausal women, *PLOS ONE* 4:e4515.
37. Thomas, D. M., et al. (2012), Why do individuals not lose more weight from an exercise intervention at a defined dose? An energy balance analysis, *Obesity Review* 13:835–47. 以下の文献も参照されたい。Gomersall, S. R., et al. (2013), The ActivityStat hypothesis: The concept, the evidence, and the methodologies, *Sports Medicine* 43:135–49; Willis, E. A., et al. (2014), Nonexercise energy expenditure and physical activity in the Midwest Exercise Trial 2, *Medicine and Science in Sports and Exercise* 46:2286–94; Gomersall, S. R., et al. (2016), Testing the activitystat hypothesis: A randomised controlled trial, *BMC Public Health* 16:900; Liguori, G., et al. (2017), Impact of prescribed exercise on physical activity compensation in young adults, *Journal of Strength and Conditioning Research* 31:503–8.
38. 総説については以下を参照。Thomas et al. (2012), Why do individuals not lose more weight from an exercise intervention at a defined dose? ハーフマラソンの研究については、以下を参照されたい。Westerterp, K. R., et al. (1992), Long-term effect of physical activity on energy balance and body composition, *British Journal of Nutrition* 68:21–30.
39. Foster, G. D., et al. (1997), What is a reasonable weight loss? Patients' expectations and evaluations of obesity treatment outcomes, *Journal of Consulting and Clinical Psychology* 65:79–85; Linde, J. A., et al. (2012), Are unrealistic weight loss goals associated with outcomes for overweight women?, *Obesity* 12:569–76.
40. Raichlen, D. A., et al. (2017), Physical activity patterns and biomarkers of cardiovascular disease risk in hunter-gatherers, *American Journal of Human Biology* 29:e22919.
41. 2013 年第 4 四半期から 2018 年第 2 四半期までの米国における平均週間テレビ視聴時間。Statista, www.statista.com.
42. Flack, K. D., et al. (2018), Energy compensation in response to aerobic exercise training in overweight adults, *American Journal of Physiology: Regulatory, Integrative, and Comparative Physiology* 315:R619–R626.
43. Ross, R., et al. (2000), Reduction in obesity and related comorbid conditions after diet-induced weight loss or exercise-induced weight loss in men, *Annals of Internal Medicine* 133:92–103.
44. Pontzer, H., et al. (2012), Hunter-gatherer energetics and human obesity, *PLOS ONE* 7:e40503.
45. Pontzer, H., et al. (2016), Constrained total energy expenditure and metabolic adaptation to physical activity in adult humans, *Current Biology* 26:410–17.
46. 同様の現象は、重度の肥満者が食事療法や運動療法で体重を大幅に減らした後に基礎代謝量が低下する場合にも起こる可能性がある。しかし、このような代償的なダウンシフトは、それほど極端なダイエットをしていない人には必ずしも見られないことに注意されたい。たとえば、以下の 2 つの研究を比較されたい。Ross et al. (2000), Reduction in obesity and related comorbid conditions after diet-induced weight loss or exercise-induced weight loss in men; and Johannsen, D. L., et al.

(2012), Metabolic slowing with massive weight loss despite preservation of fat-free mass, *Journal of Clinical Endocrinology and Metabolism* 97:2489–96.

47. この推定値は、総エネルギー消費量を基礎代謝量で割った身体活動レベル（PAL）から得たもの。公表されているデータによると、ハッザ族の男性と女性のPALは、それぞれ2.03と1.78、欧米人の男性と女性のPALはそれぞれ1.48と1.66である。データは以下の論文より。Pontzer et al. (2012), Hunter-gatherer energetics and human obesity; Pontzer, H., et al. (2016), Metabolic acceleration and the evolution of human brain size and life history, *Nature* 533:390–92.

48. この代謝率の上昇は「運動後過剰酸素消費（EPOC）」と呼ばれているが、一般的には、中〜高強度の身体活動を持続して行なわなければ生じない。以下を参照。Speakman, J. R., and Selman, C. (2003), Physical activity and metabolic rate, *Proceedings of the Nutrition Society* 62:621–34; LaForgia, J., Withers, R. T., and Gore, C. J. (2006), Effects of exercise intensity and duration on the excess post-exercise oxygen consumption, *Journal of Sports Science* 24:1247–64.

49. Donnelly, J. E., et al. (2009), Appropriate physical activity intervention strategies for weight loss and prevention of weight regain for adults, *Medicine and Science in Sports and Exercise* 41:459–71.

50. Pavlou, K. N., Krey, Z., and Steffee, W. P. (1989), Exercise as an adjunct to weight loss and maintenance in moderately obese subjects, *American Journal of Clinical Nutrition* 49:1115–23.

51. Andersen, R. E., et al. (1999), Effects of lifestyle activity vs structured aerobic exercise in obese women: A randomized trial, *Journal of the American Medical Association* 281:335–40; Jakicic, J. M., et al. (1999), Effects of intermittent exercise and use of home exercise equipment on adherence, weight loss, and fitness in overweight women: A randomized trial, *Journal of the American Medical Association* 282:1554–60; Jakicic, J. M., et al. (2003), Effect of exercise duration and intensity on weight loss in overweight, sedentary women: A randomized trial, *Journal of the American Medical Association* 290:1323–30.

52. Tudor-Locke, C. (2003), *Manpo-Kei: The Art and Science of Step Counting: How to Be Naturally Active and Lose Weight* (Vancouver, B.C.: Trafford).

53. Butte, N. F., and King, J. C. (2005), Energy requirements during pregnancy and lactation, *Public Health and Nutrition* 8:1010–27.

54.「水生類人猿説（AAH）」（または「アクア説」）と呼ばれる広く知られた仮説は、人類は泳ぐように進化してきたと主張している。AAHの支持者は、ヒトにおける体毛の欠落、下向きの鼻孔、皮下脂肪などの特徴は、私たちの祖先が水中を歩き、飛び込み、泳ぐように選択された証拠だとしているが、これらすべての特徴は、他の機能への適応としてよりよく説明されている。この説についての総説とそれに対する批判については、以下を参照されたい。Gee, H. (2015), *The Accidental Species: Misunderstandings of Human Evolution* (Chicago: University of Chicago Press). これらの批判に加えて、私は、人間が泳ぎに長けているという考えは笑い話だと言いたい。人類最高のスイマーであっても、カワウソやアザラシ、ビーバーなど明らかに泳ぎに適応した哺乳類と比較すると、その泳ぎは遅く非効率で、泳ぎを操る能力も

劣る。世界最速のスイマーより速く歩くことは可能で、しかも消費するエネルギーは5分の1程度ですむ。蛇足だが、私が世界で最も泳ぎたくない場所があるとすれば、それはワニがうようよしているアフリカの湖や川だ。以下を参照。Di Prampero, P. E. (1986), The energy cost of human locomotion on land and in water, *International Journal of Sports Medicine* 7:55–72.

第9章

1. Carrier, D. R. (1984), The energetic paradox of human running and hominid evolution, *Current Anthropology* 25:483–95.
2. Taylor, C. R., Schmidt-Nielsen, K., and Raab, J. L. (1970), Scaling of energetic cost of running to body size in mammals, *American Journal of Physiology* 219:1104–7.
3. デニス・ブランブルは、キャリアーの大学時代の恩師であり、その後ソルトレイクシティで同僚となった。彼らは1983年に、ランニング中の人間の呼吸に関する重要な研究を発表している。以下を参照。Bramble, D. M., and Carrier, D. R. (1983), Running and breathing in mammals, *Science* 219:251–56.
4. Bramble, D. M., and Lieberman, D. E. (2004), Endurance running and the evolution of *Homo, Nature* 432:345–52.
5. 馬好きの方はご存知だと思うが、キャンター（駈歩《かけあし》）は本質的にゆっくりしたギャロップだ（厳密には、4拍子の歩様のギャロップとは異なる、3拍子の歩様。キャンターもギャロップも、トロットの2拍子の歩様とは異なる）。
6. Alexander, R. M., Jayes, A. S., and Ker, R. F. (1980), Estimates of energy cost for quadrupedal running gaits, *Journal of Zoology* 190:155–92; Heglund, N. C., and Taylor, C. R. (1988), Speed, stride frequency, and energy cost per stride: How do they change with body size and gait?, *Journal of Experimental Biology* 138:301–18; Hoyt, D. F., and Taylor, C. R. (1981), Gait and the energetics of locomotion in horses, *Nature* 292:239–40; Minetti, A. E. (2003), Physiology: Efficiency of equine express postal systems, *Nature* 426:785–86.
7. 遠乗りで推奨される最高速度は中速のトロットで、ポニーの場合は時速5～6マイル（時速8～9.6キロ）、馬の場合は時速6～8マイル（時速9.6～12.8キロ）程度である。比較のために申し添えると、2時間をわずかに超える速さで完走する世界的なマラソン選手は、時速13マイル（時速21キロ）、尊敬に値するが速くはないとされる3時間30分で走るアマチュア選手は時速7.5マイル（時速12キロ）で走る。Loving, N. S. (1997), *Go the Distance: The Complete Resource for Endurance Horses* (North Pomfret, Vt.: Trafalgar Press). 以下も参照されたい。Tips and hints for endurance riding, Old Dominion Equestrian Endurance Organization, www.olddominionrides.org.
8. Holekamp, K. E., Boydston, E. E., and Smale, E. (2000), Group travel in social carnivores, in *On the Move: How and Why Animals Travel in Groups,* ed. S. Boinski and P. Garber (Chicago: University of Chicago Press), 587–627; Pennycuick, C. J. (1979), Energy costs of locomotion and the concept of "foraging radius," in *Serengeti: Dynamics of an Ecosystem,* ed. A. R. E. Sinclair and M. Norton-Griffiths (Chicago:

University of Chicago Press), 164–84.
9. Dill, D. B., Bock, A. V., and Edwards, H. T. (1933), Mechanism for dissipating heat in man and dog, *American Journal of Physiology* 104:36–43.
10. 2004 年から 2016 年までの米国におけるマラソン完走者数。Statista, www.statista.com.
11. Rubenson, J., et al. (2007), Reappraisal of the comparative cost of human locomotion using gait-specific allometric analyses, *Journal of Experimental Biology* 210:3513–24.
12. Alexander, R. M., et al. (1979), Allometry of the limb bones of mammals from shrews (*Sorex*) to elephant (*Loxodonta*), *Journal of Zoology* 3:305–14.
13. Ker, R. F., et al. (1987), The spring in the arch of the human foot, *Nature* 325:147–49.
14. Bramble, D. M., and Jenkins, F. A. J., Jr. (1993), Mammalian locomotor-respiratory integration: Implications for diaphragmatic and pulmonary design, *Science* 262:235–40.
15. Kamberov, Y. G., et al. (2018), Comparative evidence for the independent evolution of hair and sweat gland traits in primates, *Journal of Human Evolution* 125:99–105.
16. Lieberman, D. E. (2015), Human locomotion and heat loss: An evolutionary perspective, *Comprehensive Physiology* 5:99–117.
17. Shave, R. E., et al. (2019), Selection of endurance capabilities and the tradeoff between pressure and volume in the evolution of the human heart, *Proceedings of the National Academy of Sciences USA* 116:19905–10. See also Hellsten, Y., and Nyberg, M. (2015), Cardiovascular adaptations to exercise training, *Comprehensive Physiology* 6:1–32.
18. Lieberman, D. E. (2011), *The Evolution of the Human Head* (Cambridge, Mass.: Harvard University Press).
19. O'Neill, M. C., et al. (2017), Chimpanzee super strength and human skeletal muscle evolution, *Proceedings of the National Academy of Sciences USA* 114:7343–48.
20. Ama, P. F., et al. (1986), Skeletal muscle characteristics in sedentary black and Caucasian males, *Journal of Applied Physiology* 61:1758–61; Hamel, P., et al. (1986), Heredity and muscle adaptation to endurance training, *Medicine and Science in Sports and Exercise* 18:690–96.
21. Lieberman, D. E. (2006), The human gluteus maximus and its role in running, *Journal of Experimental Biology* 209:2143–55.
22. 走行中の各ステップにおいて体が空中に浮く段階では、二本の脚がハサミの刃のように反対方向に動くため、体が船のように左右に揺れる。人間は、脚と反対側の腕を振ることで、この角運動量の一部を相殺している。また、腕は脚に比べて重量が軽いため、胴体も回転させることができる。この腕の振りと胴体の回転の組み合わせは、直線的に走ることを助けるが、人間が走るときには、腰と頭の両方から独立した形で胴体を回転させる必要がある。これは背中の硬い類人猿にはできないことだ。以下を参照。Hinrichs, R. N. (1990), Upper extremity function in distance running, in *Biomechanics of Distance Running,* ed. P. R. Cavanagh (Champaign, Ill.: Human Kinetics), 107–33; Thompson, N. E., et al. (2015), Surprising trunk rotational capabilities in chimpanzees and implications for bipedal walking proficiency in early

hominins, *Nature Communications* 6:8416.

23. 走行中の犬や馬は、ほぼ水平についている首を曲げたり伸ばしたりして、頭部をミサイルのように安定させており、この調節機能によって、障害物や獲物など、前方にあるものに視線を合わせることができる。垂直についている首を持ち、体がホッピング玩具のように上下に跳ねる二足歩行の人間は、頭部も上下に跳ねることを防げない。走っている人間では、体が着地するたびに、頭が前に出ようとすると同時に、腕が下に落ちようとする。だが、そうはならずに、頭も腕も静止状態が保たれる。なぜなら、足が着地する直前に、肩にある鉛筆のように細い筋肉を発火させるからだ。この筋肉は、頭蓋骨の後ろの正中線に沿って走るシート状の組織（項靭帯）を介して、腕と頭をつないでいる。足が着地する直前にこの筋肉が発火することで、腕と頭が互いを静止状態に保つのだ。類人猿に比べ、人間はバランスを保つための非常に敏感な器官も内耳に備えているので、様々な種類の揺れを感じ取って対処することができる。以下を参照。Lieberman (2011), *Evolution of the Human Head*.
24. O'Connell, J. F., Hawkes, K., and Blurton-Jones, N. G. (1988), Hadza scavenging: Implications for Plio-Pleistocene hominid subsistence, *Current Anthropology* 29:356–63.
25. Braun, D. R., et al. (2010), Early hominin diet included diverse terrestrial and aquatic animals 1.95 Ma in East Turkana, Kenya, *Proceedings of the National Academy of Sciences* 107:10002–7; Egeland, C. P. M., Domínguez-Rodrigo, M., and Barba, M. (2011), The hunting-versus-scavenging debate, in *Deconstructing Olduvai: A Taphonomic Study of the Bed I Sites,* ed. M. Domínguez-Rodrigo (Dordrecht, Netherlands: Springer), 11–22.
26. Lombard, M. (2005), Evidence of hunting and hafting during the Middle Stone Age at Sibidu Cave, KwaZulu-Natal, South Africa: A multianalytical approach, *Journal of Human Evolution* 48:279–300; Wilkins, J., et al. (2012), Evidence for early hafted hunting technology, *Science* 338:942–46.
27. アフリカについては、以下を参照。Schapera, I. (1930), *The Khoisan Peoples of South Africa: Bushmen and Hottentots* (London: Routledge and Kegan Paul); Heinz, H. J., and Lee, M. (1978), *Namkwa: Life Among the Bushmen* (London: Jonathan Cape). アジアについては、以下を参照。Shah, H. M. (1900), *Aboriginal Tribes of India and Pakistan: The Bhils and Kolhis* (Karachi: Mashoor Offset Press). オーストラリアについては、以下を参照。Sollas, W. J. (1924), *Ancient Hunters, and Their Modern Representatives* (New York: Macmillan); McCarthy, F. D. (1957), *Australian Aborigines: Their Life and Culture* (Melbourne: Colorgravure); Tindale, N. B. (1974), *Aboriginal Tribes of Australia: Their Terrain, Environmental Controls, Distribution, Limits, and Proper Names* (Berkeley: University of California Press); Bliege-Bird, R., and Bird, D. (2008), Why women hunt: Risk and contemporary foraging in a western desert aboriginal community, *Current Anthropology* 49:655–93. 南北アメリカについては、以下を参照。Lowie, R. H. (1924), Notes on Shoshonean ethnography, *Anthropological Papers of the American Museum of Natural History* 20:185–314; Kroeber, A. L. (1925), *Handbook of the Indians of California* (Washington, D.C.:

Bureau of American Ethnology); Nabokov, P. (1981), *Indian Running: Native American History and Tradition* (Santa Fe, N.M.: Ancient City Press).
28. Liebenberg, L. (2006), Persistence hunting by modern hunter-gatherers, *Current Anthropology* 47:1017–25.
29. Lieberman, D. E., et al. (2020), Running in Tarahumara (Rarámuri) culture: Persistence hunting, footracing, dancing, work, and the fallacy of the athletic savage, *Current Anthropology* 61:356–379.
30. Liebenberg, L. (1990), *The Art of Tracking: The Origin of Science* (Cape Town: David Philip).
31. Ijäs, M. (2017), *Fragments of the Hunt: Persistence Hunting, Tracking, and Prehistoric Art* (Helsinki: Aalto University Press).
32. タラウマラ族におけるこのような狩りは、通常12～36kmの距離を2～6時間かけて行なわれた。
33. Tindale (1974), *Aboriginal Tribes of Australia,* 106.
34. Kraske, R. (2005), *Marooned: The Strange but True Adventures of Alexander Selkirk, the Real Robinson Crusoe* (New York: Clarion Books).
35. Nabokov (1981), *Indian Running*; Lieberman et al. (2020), Running in Tarahumara (Rarámuri) culture.
36. Burfoot, A. (2016), *First Ladies of Running* (New York: Rodale).
37. 女性のランニングに関する決定的な例は、マージョリー・ショスタク（Marjorie Shostak）が、あるサン族の女性の人生経験を聞き取って出版した『ニサ（Nisa）』という書籍に詳述されている。101～2ページで、ニサは若い頃にクーズーを追い詰めたことについて、次のように語っている。

　別の日、私がかなり大きくなっていたとき、友達や弟と一緒に村から離れてブッシュに入った。歩いていると、砂の上にクーズーの赤ちゃんの足跡を見つけた。私は、「みんな、来て！　このクーズーの足跡を見て！」と呼びかけた。ほかの人たちもやってきて、みんなでそれを見た。

　私たちは足跡を辿り始め、歩いて、歩いて、しばらくすると、小さなクーズーが草むらでぐっすり静かに寝ているのが見えた。私は飛び跳ねて、それを摑もうとした。クーズーは「イーーーン……イーーーン」と鳴いた。しっかりつかまえなかったので、それは私の手をほどいて逃げてしまった。そのあとを追いかけて、みんな走った。走って、走って、走った。でも、私があまりにも速く走ったので、みんなは遅れてしまい、私は一人でクーズーを追いかけて、できるだけ速く走った。ついにそれを摑むことができたので、飛びかかって、殺した……。

　私はその動物をいとこに渡し、彼がそれを運んだ。帰り道、ほかの女の子が小さなスタインボックを見つけ、その子のお兄ちゃんと一緒に走って追いかけた。

　二人はそれを追い詰めて、お兄ちゃんが殺した。その日、私たちはたくさんの肉を村に持ち帰り、みんなたらふく食べることができた。


そして、93ページで、ニサは腐肉漁りのために走ったことについて語る。

ほかのときに、死んだヌーを私が最初に見つけたことを覚えている。少し前にライオンに殺されたばかりで、茂みの中に転がっていた。私は母と採集に出かけてきていて、歩いているときだった。母は一つの方向に進んでいて、私は少し離れて歩いていた。ヌーを見つけたのは、そのときだった……母がヌーのところに留まり、私は〔村に〕駆け戻った。でも、私たちはモンゴンゴの木立の奥まで進んでいたので、私はすぐに疲れてしまった。私は足を止めて休んだ。そして、立ち上がって、また走り出して、私たちの足跡をたどり、走っては休み、走っては休んで、ついに村に戻った。

暑かったので、みんな日陰で休んでいた……父も兄も、村のみんなも私のあとについてきた［そしてヌーのところに戻った］。到着すると、彼らはヌーの皮を剝ぎ、肉を短冊状に切って、枝に載せて村に運んだ。

38. Lieberman, D. E., et al. (2010), Foot strike patterns and collision forces in habitually barefoot versus shod runners, *Nature* 463:531–35.
39. van Gent, R. N., et al. (2007), Incidence and determinants of lower extremity running injuries in long distance runners: A systematic review, *British Journal of Sports Medicine* 41:469–80.
40. 引用するにはあまりにも多くの研究があるが、エビデンスをまとめた文献をいくつか紹介する。van Mechelen, W. (1992), Running injuries: A review of the epidemiological literature, *Sports Medicine* 14:320–35; Rauh, M. J., et al. (2006), Epidemiology of musculoskeletal injuries among high school cross-country runners, *American Journal of Epidemiology* 163:151–59; van Gent et al. (2007), Incidence and determinants of lower extremity running injuries in long distance runners; Tenforde, A. S., et al. (2011), Overuse injuries in high school runners: Lifetime prevalence and prevention strategies, *Physical Medicine and Rehabilitation* 3:125–31; Videbæk, S., et al. (2015), Incidence of running-related injuries per 1000 h of running in different types of runners: A systematic review and meta-analysis, *Sports Medicine* 45:1017–26.
41. Kluitenberg, B., et al. (2015), What are the differences in injury proportions between different populations of runners? A systematic review and meta-analysis, *Sports Medicine* 45:1143–61.
42. Daoud, A. I., et al. (2012), Foot strike and injury rates in endurance runners: A retrospective study, *Medicine and Science in Sports and Exercise* 44:1325–34.
43. Buist, I., et al. (2010), Predictors of running-related injuries in novice runners enrolled in a systematic training program: A prospective cohort study, *American Journal of Sports Medicine* 38:273–80.
44. Alentorn-Geli, E., et al. (2017), The association of recreational and competitive running with hip and knee osteoarthritis: A systematic review and meta-analysis, *Journal of Orthopaedic and Sports Physical Therapy* 47:373–90; Miller, R. H. (2017), Joint loading in runners does not initiate knee osteoarthritis, *Exercise and Sport Sciences Reviews* 45:87–95.
45. Wallace, I. J., et al. (2017), Knee osteoarthritis has doubled in prevalence since the mid-20th century, *Proceedings of the National Academy of Sciences USA* 114:9332–36.

46. 実を言うと、このルールについて検証した唯一の研究では、怪我の発生率を下げる効果は認められなかった。より多くの研究が求められる。以下を参照。Buist, I., et al. (2008), No effect of a graded training program on the number of running-related injuries in novice runners: A randomized controlled trial, *American Journal of Sports Medicine* 36:33–39.

47. Ferber, R., et al. (2015), Strengthening of the hip and core versus knee muscles for the treatment of patellofemoral pain: A multicenter randomized controlled trial, *Journal of Athletic Training* 50:366–77.

48. Dierks, T. A., et al. (2008), Proximal and distal influences on hip and knee kinematics in runners with patellofemoral pain during a prolonged run, *Journal of Orthopedic and Sports Physical Therapy* 38:448–56.

49. Nigg, B. M., et al. (2015), Running shoes and running injuries: Mythbusting and a proposal for two new paradigms: “Preferred movement path” and “comfort filter,” *British Journal of Sports Medicine* 49:1290–94; Nigg, B. M., et al. (2017), The preferred movement path paradigm: Influence of running shoes on joint movement, *Medicine and Science in Sports and Exercise* 49:1641–48.

50. この仮説に対する反論には、履き心地のよい靴で、自分の好きなように走っているにもかかわらず、かなりの数の人が怪我をしているというエビデンスが含まれる。さらに、真に自然な走り方や靴の種類があるとすれば、それは裸足であるはずだ。また、その人の習慣的な歩き方が、その人の最適な歩き方であるというエビデンスはほとんどない。とりわけ、怪我を避けるという意味では、そのことがあてはまる。水泳やレスリングにより良いやり方があるように、ランニングにも良い方法があって当然ではないだろうか。最も重要なことに、進化的な観点は、人間が行なうあらゆることにはトレードオフが伴うことを思い出させてくれる。ランニングも例外ではない。たとえばフォームについて言えば、母趾球で着地すると膝への負担が少なくなる一方で、足首への負担は大きくなるという研究結果がある。以下を参照。Kulmala, J. P., et al. (2013), Forefoot strikers exhibit lower running-induced knee loading than rearfoot strikers, *Medicine and Science in Sports and Exercise* 45:2306–13; Stearne, S. M., et al. (2014), Joint kinetics in rearfoot versus forefoot running: Implications of switching technique, *Medicine and Science in Sports and Exercise* 46:1578–87.

51. Henrich, J. (2017), *The Secret of Our Success: How Culture Is Driving Human Evolution, Domesticating Our Species, and Making Us Smarter* (Princeton, N.J.: Princeton University Press).（『文化がヒトを進化させた――人類の繁栄と〈文化――遺伝子革命〉』）ジョセフ・ヘンリック著、今西康子訳、白揚社、2019 年）。

52. より詳しくは、以下を参照。Lieberman, D. E., et al. (2015), Effects of stride frequency and foot position at landing on braking force, hip torque, impact peak force, and the metabolic cost of running in humans, *Journal of Experimental Biology* 218:3406–14; Cavanagh, P. R., and Kram, R. (1989), Stride length in distance running: Velocity, body dimensions, and added mass effects, *Medicine and Science in Sports and Exercise* 21:467–79; Heiderscheit, B. C., et al. (2011), Effects of step rate manipulation on joint mechanics during running, *Medicine and Science in Sports and*

Exercise 43:296–302; Almeida, M. O., Davis, I. S., Lopes, A. D. (2015), Biomechanical differences of foot-strike patterns during running: A systematic review with meta-analysis, *Journal of Orthopedic and Sports Physical Therapy* 45:738–55.
53. Lieberman, D. E. (2014), Strike type variation among Tarahumara Indians in minimal sandals versus conventional running shoes, *Journal of Sport and Health Science* 3:86–94; Lieberman, D. E., et al. (2015), Variation in foot strike patterns among habitually barefoot and shod runners in Kenya, *PLOS ONE* 10:e0131354.
54. Holowka, N. B., et al. (2019), Foot callus thickness does not trade off protection for tactile sensitivity during walking, *Nature* 571:261–64.
55. Thomas, E. M. (1989), *The Harmless People* (New York: Vintage).（『ハームレス・ピープル――原始に生きるブッシュマン』エリザベス・M・トーマス著、荒井喬・辻井忠男訳、海鳴社、1977年）。
56. Marshall, L. J. (1976), *The !Kung of Nyae Nyae* (Cambridge, Mass.: Harvard University Press); Marshall, L. J. (1999), *Nyae Nyae !Kung Beliefs and Rites* (Cambridge, Mass.: Peabody Museum of Archaeology and Ethnology, Harvard University).
57. Marlowe, F. W. (2010), *The Hadza: Hunter-Gatherers of Tanzania* (Berkeley: University of California Press).
58. Pintado Cortina, A. P. (2012), *Los hijos de Riosi y Riablo: Fiestas grandes y resistencia cultural en una comunidad tarahumara de la barranca* (Mexico: Instituto Nacional de Antropología e Historia).
59. Lumholtz, C. (1905), *Unknown Mexico* (London: Macmillan), 558.
60. Mullan, J. (2014), *The Ball in the Novels of Jane Austen,* British Library, London, www.bl.uk.
61. Dietrich, A. (2006), Transient hypofrontality as a mechanism for the psychological effects of exercise, *Psychiatry Research* 145:79–83; Raichlen, D. A., et al. (2012), Wired to run: Exercise-induced endocannabinoid signaling in humans and cursorial mammals with implications for the "runner's high," *Journal of Experimental Biology* 215:1331–36; Liebenberg, L. (2013), *The Origin of Science: On the Evolutionary Roots of Science and Its Implications for Self-Education and Citizen Science* (Cape Town: CyberTracker).

第10章

1. 死を避けようとする人々の努力の歴史については、以下を参照されたい。Haycock, D. B. (2008), *Mortal Coil: A Short History of Living Longer* (New Haven, Conn.: Yale University Press).
2. Hippocrates, *Hippocrates,* trans. W. H. S. Jones (1953) (London: William Heinemann).（『新訂ヒポクラテス全集』ヒポクラテス著、大槻真一郎訳、エンタプライズ、1997年、ほか）
3. Kranish, N., and Fisher, M. (2017), *Trump Revealed: The Definitive Biography of the 45th President* (New York: Scribner).

4. Altman, L. K. (2016), A doctor's assessment of whether Donald Trump's health is "excellent," *New York Times,* Sept. 18, 2016, www.nytimes.com.
5. Ritchie, D. (2016), *The Stubborn Scotsman—Don Ritchie: World Record Holding Ultra Distance Runner* (Nottingham, U.K.: DB).
6. Trump Golf Count, www.trumpgolfcount.com.
7. Blair, S. N., et al. (1989), Physical fitness and all-cause mortality: A prospective study of healthy men and women, *Journal of the American Medical Association* 262:2395–401.
8. これらの数値は「相対リスク」で、喫煙や飲酒の影響だけでなく、高コレステロールや高血圧の影響も含まれている。後者は身体活動の影響も受けるため、運動の有益な効果は、報告されているよりもさらに高いと思われる。以下を参照。Blair, S. N., et al. (1995), Changes in physical fitness and all-cause mortality: A prospective study of healthy and unhealthy men, *Journal of the American Medical Association* 273:1093–98.
9. Willis, B. L., et al. (2012), Midlife fitness and the development of chronic conditions in later life, *Archives of Internal Medicine* 172:1333–40.
10. Muller, M. N., and Wrangham, R. W. (2014), Mortality rates among Kanyawara chimpanzees, *Journal of Human Evolution* 66:107–14; Wood, B. M., et al. (2017), Favorable ecological circumstances promote life expectancy in chimpanzees similar to that of human hunter-gatherers, *Journal of Human Evolution* 105:41–56.
11. Medawar, P. B. (1952), *An Unsolved Problem of Biology* (London: H. K. Lewis).
12. Kaplan, H., et al. (2000), A theory of human life history evolution: Diet, intelligence, and longevity, *Evolutionary Anthropology* 9:156–85.
13. Hawkes, K., et al. (1997), Hadza women's time allocation, offspring provisioning, and the evolution of long postmenopausal life spans, *Current Anthropology* 38:551–77; Meehan, B. (1982), *Shell Bed to Shell Midden* (Canberra: Australian Institute of Aboriginal Studies); Hurtado, A. M., and Hill, K. (1987), Early dry season subsistence strategy of the Cuiva Foragers of Venezuela, *Human Ecology* 15:163–87.
14. Gurven, M., and Kaplan, H. (2007), Hunter-gatherer longevity: Cross-cultural perspectives, *Population and Development Review* 33:321–65.
15. Kim, P. S., Coxworth, J. E., and Hawkes, K. (2012), Increased longevity evolves from grandmothering, *Proceedings of the Royal Society B* 279:4880–84.
16. 狩猟採集民の寿命が現代のレベルに達した時期の立証は困難だが、人類は、今から４～５万年前の上部旧石器時代までには長生きするようになっていたという証拠がある。以下を参照されたい。Caspari, R., and Lee, S. H. (2003), Older age becomes common late in human evolution, *Proceedings of the National Academy of Sciences USA* 101:10895–900.
17. 祖母の重要性を否定するものではないが、祖父もまた価値ある存在になりうることに留意すべきであろう。これに関連した仮説として、「身体化された文化資本仮説」（the embodied capital hypothesis）がある。この考えによると、長寿における付加的な選択的優位性は、高齢者が知識や技能を若い世代のために伝達すること、そして若い世代に代わってそれらを行使することにある。以下を参照。Kaplan et

al. (2000), Theory of human life history evolution.
18. Hawkes, K., O'Connell, J. F., and Blurton Jones, N. G. (1997), Hadza women's time allocation, offspring provisioning, and the evolution of long postmenopausal life spans. *Current Anthropology* 38:551–77.
19. Marlowe, F. W. (2010), *The Hadza: Hunter-Gatherers of Tanzania* (Berkeley: University of California Press), 160. See also Pontzer, H., et al. (2015), Energy expenditure and activity among Hadza hunter-gatherers, *American Journal of Human Biology* 27:628–37.
20. 高齢のハッザ族女性の歩行距離は、サンプル数が少なすぎて信頼性に欠けるが、ポンツァーらの報告によると、高齢のハッザ族女性の歩行距離は、若い母親と比較すると20%少ない。以下を参照。Pontzer et al. (2015), Energy expenditure and activity among Hadza hunter-gatherers. Data on Hadza energy expenditure: Raichlen, D. A., et al. (2017), Physical activity patterns and biomarkers of cardiovascular disease risk in hunter-gatherers, *American Journal of Human Biology* 29:e22919. アメリカ人女性のデータについては以下を参照。Tudor-Locke, C., et al. (2013), Normative steps/day values for older adults: NHANES 2005–2006, *Journals of Gerontology Series A: Biological Sciences and Medical Sciences* 68:1426–32; Tudor-Locke, C., Johnson, W. D., and Katzmarzyk, P. T. (2009), Accelerometer-determined steps per day in US adults, *Medicine and Science in Sports and Exercise* 41:1384–91; Tudor-Locke, C., et al. (2012), Peak stepping cadence in free-living adults: 2005–2006 NHANES, *Journal of Physical Activity and Health* 9:1125–29.
21. Raichlen et al. (2017), Physical activity patterns and biomarkers of cardiovascular disease risk in hunter-gatherers.
22. Studenski, S., et al. (2011), Gait speed and survival in older adults, *Journal of the American Medical Association* 305:50–58.
23. Himann, J. E., et al. (1988), Age-related changes in speed of walking, *Medicine and Science in Sports and Exercise* 20:161–66.
24. Pontzer et al. (2015), Energy expenditure and activity among Hadza hunter-gatherers.
25. Walker, R., and Hill, K. (2003), Modeling growth and senescence in physical performance among the Aché of eastern Paraguay, *American Journal of Physical Anthropology* 15:196–208; Blurton-Jones, N., and Marlowe, F. W. (2002), Selection for delayed maturity: Does it take 20 years to learn to hunt and gather?, *Human Nature* 13:199–238.
26. ちなみに国連によると、世界には100歳以上の高齢者が30万人以上いるという。UNDESA (2011), *World Population Prospects: The 2010 Revision* (New York: United Nations), www.unfpa.org.
27. Finch, C. E. (1990), *Longevity, Senescence, and the Genome* (Chicago: University of Chicago Press).
28. Butler, P. G., et al. (2013), Variability of marine climate on the North Icelandic Shelf in a 1357-year proxy archive based on growth increments in the bivalve *Arctica islandica, Palaeogeography, Palaeoclimatology, Palaeoecology* 373:141–51.

29. Hood, D. A., et al. (2011), Mechanisms of exercise-induced mitochondrial biogenesis in skeletal muscle: Implications for health and disease, *Comprehensive Physiology* 1:1119–34; Cobb, L. J., et al. (2016), Naturally occurring mitochondrial-derived peptides are age-dependent regulators of apoptosis, insulin sensitivity, and inflammatory markers, *Aging* 8:796–808.
30. Gianni, P., et al. (2004), Oxidative stress and the mitochondrial theory of aging in human skeletal muscle, *Experimental Gerontology* 39:1391–400; Crane, J. D., et al. (2010), The effect of aging on human skeletal muscle mitochondrial and intramyocellular lipid ultrastructure, *Journals of Gerontology Series A: Biological Sciences and Medical Sciences* 65:119–28; Bratic, A., and Larsson, N. G. (2013), The role of mitochondria in aging, *Journal of Clinical Investigation* 123:951–57.
31. すべての細胞は同じゲノムを持っているため、たとえば皮膚細胞が神経細胞や筋肉細胞と異なる機能を発揮するには、エピジェネティックな修飾が必要となる。エピジェネティックな修飾の中には、世代を超えて受け継がれるものもあるようで、これは非遺伝的な遺伝の一形態である。
32. Horvath, S. (2013), DNA methylation age of human tissues and cell types, *Genome Biology* 14:R115; Gibbs, W. W. (2014), Biomarkers and ageing: The clock-watcher, *Nature* 508:168–70.
33. Marioni, R. E., et al. (2015), DNA methylation age of blood predicts all-cause mortality in later life, *Genome Biology* 16:25; Perna, L., et al. (2016), Epigenetic age acceleration predicts cancer, cardiovascular, and all-cause mortality in a German case cohort, *Clinical Epigenetics* 8:64; Christiansen, L., et al. (2016), DNA methylation age is associated with mortality in a longitudinal Danish twin study, *Aging Cell* 15:149–54.
34. He, C., et al. (2012), Exercise-induced BCL2-regulated autophagy is required for muscle glucose homeostasis, *Nature* 481:511–15.
35. このメカニズムは、アミノ酸を感知して成長を促すタンパク質であるmTOR《エムトール》（ラパマイシンの哺乳類標的）という分子のために、とりわけ魅力的なものになっている。低レベルのmTORは通常、長寿と関連するため、この分子は命を延ばすための研究対象となっているが、運動をするとmTORの有益な短期的増加が生じるように見受けられる。以下を参照。Efeyan, A., Comb, W. C., and Sabatini, D. M. (2015), Nutrient sensing mechanisms and pathways, *Nature* 517:302–10.
36. 老化の原因としてのテロメアの短縮には議論の余地がある。生まれたときのテロメアの長さは約1万塩基対分だが、35歳になると25%、65歳になると65%も短くなる。テロメアの短さが病気のリスクを高めるとする研究もあるが、そうではないとする研究もある。また、運動はテロメアの伸長を助けるが（テロメラーゼという酵素の働きによる）、がんにも同様の作用がある。以下を参照。Haycock, P. C., et al. (2014), Leucocyte telomere length and risk of cardiovascular disease: Systematic review and meta-analysis, *British Medical Journal* 349:g4227; Mather, K. A., et al. (2011), Is telomere length a biomarker of aging? A review, *Journals of Gerontology Series A: Biological Sciences and Medical Sciences* 66:202–13; Ludlow, A. T., et al. (2008), Relationship between physical activity level, telomere length, and telomerase activity, *Medicine and Science in Sports and Exercise* 40:1764–71.

37. Thomas, M., and Forbes, J. (2010), *The Maillard Reaction: Interface Between Aging, Nutrition, and Metabolism* (Cambridge, U.K.: Royal Society of Chemistry).
38. Kirkwood, T. B. L., and Austad, S. N. (2000), Why do we age?, *Nature* 408:233–38.
39. 実際、遺伝子は人生の各段階で異なる作用を行使するため、自然選択は加齢とともに逆に働くのではないかという仮説を提唱する生物学者もいる。拮抗的多面発現（「多面発現」とは、複数の作用を持つ遺伝子を指す専門用語）と呼ばれる現象では、若いときには生存と繁殖に役立つ遺伝子が、年をとると有害なものになる可能性がある。極端な例として有名なのは、人生の早期に免疫機能を向上させる突然変異が、中年になって病を引き起こすハンチントン病（致命的な脳の変性）だ。以下を参照。Williams, G. C. (1957), Pleiotropy, natural selection, and the evolution of senescence, *Evolution* 11:398–411; Eskenazi, B. R., Wilson-Rich, N. S., and Starks, P. T. (2007), A Darwinian approach to Huntington's disease: Subtle health benefits of a neurological disorder, *Medical Hypotheses* 69:1183–89; Carter, A. J., and Nguyen, A. Q. (2011), Antagonistic pleiotropy as a widespread mechanism for the maintenance of polymorphic disease alleles, *BMC Medical Genetics* 12:160.
40. Saltin, B., et al. (1968), Response to exercise after bed rest and after training, *Circulation* 38 (supplement 5): 1–78.
41. McGuire, D. K., et al. (2001), A 30-year follow-up of the Dallas Bedrest and Training Study: I. Effect of age on the cardiovascular response to exercise, *Circulation* 104:1350–57.
42. Ekelund, U., et al. (2019), Dose-response associations between accelerometry measured physical activity and sedentary time and all cause mortality: Systematic review and harmonised meta-analysis, *British Medical Journal* 366:14570.
43. これらの数多くのプロセスについては（多すぎてここにすべて挙げることはできないので）以下を参照されたい。Foreman, J. (2020), *Exercise Is Medicine: How Physical Activity Boosts Health and Slows Aging* (New York: Oxford University Press).
44. LaForgia, J., Withers, R. T., and Gore, C. J. (2006), Effects of exercise intensity and duration on the excess post-exercise oxygen consumption, *Journal of Sports Science* 24:1247–64.
45. Pedersen, B. K. (2013), Muscle as a secretory organ, *Comprehensive Physiology* 3:1337–62.
46. Clarkson, P. M., and Thompson, H. S. (2000), Antioxidants: What role do they play in physical activity and health?, *American Journal of Clinical Nutrition* 72:637S–646S.
47. ホルミシスとは、大量に摂取すると有害となるものを少量摂取することで有益な反応を得ることだ。この現象（ギリシャ語で「急速の動作」と「熱心さ」を意味する）は、いくつかの似非療法はもちろんのこと、多くの論争を引き起こしている。ホルミシスの信奉者は、「私たちを殺さないものは、私たちを強くする」という格言を好んで引用するが、どうか、ニーチェから医学的なアドバイスを導き出すようなことはしないでほしい。放射線もストリキニーネもリシンも、少量であっても害しかもたらさない。
48. たとえば、筋肉細胞のインスリン感受性を高めるメトホルミン、代謝に関わる酵素を活性化するレスベラトロール、ミトコンドリアを増やす経路を活性化する

AICAR-AMPK、骨の成長を促進し、白色脂肪を褐色脂肪に変換するホルモンのイリシンなどがある。

49. Pauling, L. C. (1987), *How to Live Longer and Feel Better* (New York: Avon).（『ポーリング博士の快適長寿学』ライナス・ポーリング著、村田晃訳、平凡社、1987年）

50. Bjelakovic, G., et al. (2007), Mortality in randomized trials of antioxidant supplements for primary and secondary prevention: Systematic review and meta-analysis, *Journal of the American Medical Association* 297:842–57.

51. Ristow, M., et al. (2009), Antioxidants prevent health-promoting effects of physical exercise in humans, *Proceedings of the National Academy of Sciences USA* 106:8665–70.

52. Akerstrom, T. C., et al. (2009), Glucose ingestion during endurance training in men attenuates expression of myokine receptor, *Experimental Physiology* 94:1124–31.

53. 命を延ばそうとするペテン師と真面目な科学者の双方の現状における一般向け総説としては、次の本をお勧めする。Gifford, W. (2014), *Spring Chicken: Stay Young Forever (or Die Trying)* (New York: Grand Central Publishing).

54. 断続的断食の総説については以下を参照されたい。De Cabo, R., and Mattson, M. P. (2019), Effects of intermittent fasting on health, aging, and disease, *New England Journal of Medicine* 381:2541–51. なお、短期的なカロリー制限である断続的断食は、長期的なカロリー制限とは異なる。長期的なカロリー制限によって引き起こされるストレスは、実験用マウスの寿命を延ばしはするが、人間や他の霊長類に役立つという確かな証拠はない。Colman らが 2009 年に発表して広く引用されたウィスコンシン州のマカクザルを対象とした長期研究では、カロリー制限による効果があると報告されたが、この研究には瑕疵があった。「対照群」のサルは、糖分の多いサル用の餌を好きなだけ食べられるアメリカ式の不健康な食事法を処方されていたため、代謝性疾患の発生率が高くなったが、カロリー制限をしたサルはより正常な量の餌を与えられていたのだ。そのため、カロリー制限をした動物の方が健康で長生きしたのは当然のことだった。この結果に異議を唱えて論駁《ろんばく》したのが、米国国立老化研究所で行なわれ、2012 年に Mattison らが発表した 23 年間にわたる第二の研究である。この研究では、より健康的な正常な量の食事を与えた対照群のサルと、低カロリーの食事を与えたサルとを比較したが、カロリー制限による有意な延命効果は認められなかった。以下を参照。Colman, R. J., et al. (2009), Caloric restriction delays disease onset and mortality in rhesus monkeys, *Science* 325:201–4; Mattison, J. A., et al. (2012), Impact of caloric restriction on health and survival in rhesus monkeys from the NIA study, *Nature* 489:318–21.

55. 包括的な調査（参考文献を含む）については以下を参照のこと。Gurven, M., and Kaplan, H. (2007), Hunter-gatherer longevity: Cross-cultural perspectives, *Population and Development Review* 33:321–65. 以下の文献も参照されたい。Truswell, A. S., and Hansen, J. D. L. (1976), Medical research among the !Kung, in *Kalahari Hunter-Gatherers,* ed. R. B. Lee and I. DeVore (Cambridge, Mass.: Harvard University Press), 167–94; Gurven, M., et al. (2017), The Tsimane health and life history project: Integrating anthropology and biomedicine, *Evolutionary Anthropology* 26:54–73; Eaton, S. B., Konner, M. J., and Shostak, M. (1988), Stone agers in the fast lane:

Chronic degenerative diseases in evolutionary perspective, *American Journal of Medicine* 84:739–49; Eaton, S. B., et al. (1994), Women's reproductive cancers in evolutionary context, *Quarterly Review of Biology* 69:353–67.
56. U.S. Department of Health and Human Services, Centers for Disease Control, *Health, United States, 2016,* table 19, pp. 128–31, www.cdc.gov.
57. Kochanek, K. D., et al. (2017), Mortality in the United States, 2016, NCHS Data Brief, No. 293, Dec. 2017, www.cdc.gov.
58. Lieberman, D. E. (2013), *The Story of the Human Body: Evolution, Health, and Disease* (New York: Pantheon).（『人体 600 万年史——科学が明かす進化・健康・疾病』ダニエル・E・リーバーマン著、塩原通緒訳、ハヤカワ文庫、2017 年）
59. Vita, A. J., et al. (1998), Aging, health risks, and cumulative disability, *New England Journal of Medicine* 338:1035–41.
60. Mokdad, A., et al. (2004), Actual causes of death in the United States, 2000, *Journal of the American Medical Association* 291:1238–45.
61. 総説については以下を参照。Chodzko-Zajko, W. J., et al. (2009), American College of Sports Medicine position stand: Exercise and physical activity for older adults, *Medicine and Science in Sports and Exercise* 41:1510–30.
62. Crimmins, E. M., and Beltrán-Sánchez, H. (2011), Mortality and morbidity trends: Is there compression of morbidity?, *Journals of Gerontology* 66:75–86; Cutler, D. M. (2004), *Your Money or Your Life: Strong Medicine for America's Health Care System* (New York: Oxford University Press).
63. Altman, Doctor's assessment of whether Donald Trump's health is "excellent."
64. Herskind, A. M., et al. (1996), The heritability of human longevity: A population-based study of 2872 Danish twin pairs born 1870–1900, *Human Genetics* 97:319–23; Ljungquist, B., et al. (1998), The effect of genetic factors for longevity: A comparison of identical and fraternal twins in the Swedish Twin Registry, *Journals of Gerontology Series A: Biological Sciences and Medical Sciences* 53:M441–M446; Barzilai, N., et al. (2012), The place of genetics in ageing research, *Nature Reviews Genetics* 13:589–94.
65. Khera, A. V., et al. (2018), Genome-wide polygenic scores for common diseases identify individuals with risk equivalent to monogenic mutations, *Nature Genetics* 50:1219–24.
66. 毎日何時間も何キロも歩く、またはランニングのような中強度の運動をするといった、人間の老化を遅らせることが判明している持久系身体活動をチンパンジーに行なわせて、人間と同じくらい長生きできるかどうかを調べてみたら面白いだろう。だが、このような実験がたとえ倫理的に可能だったとしても、チンパンジーには人間が持久力を発揮するために適応させてきた数多くの機能が備わっていないため、実施するのは不可能だ。チンパンジーは、狩猟採集民のように毎日働き続けることはできない。なぜなら、オーバーヒートして疲れてしまうからだ。もしかしたらこのことは、チンパンジーが、座りがちな人間の多く（すべてではないが）と同じように、高血圧症を発症させて頻繁に心臓病で死亡する理由の一部を説明するものかもしれない。以下を参照。Shave, R. E., et al. (2019), Selection of endurance capabilities and the trade-off between pressure and volume in the evolution of the

human heart, *Proceedings of the National Academy of Sciences USA* 116:19905–10.
67. Paffenbarger, R. S., Jr., et al. (1993), The association of changes in physical activity level and other lifestyle characteristics with mortality among men, *New England Journal of Medicine* 328:538–45; Blair et al. (1995), Changes in physical fitness and all-cause mortality; Sui, X., et al. (2007), Estimated functional capacity predicts mortality in older adults, *Journal of the American Geriatrics Society* 55:1940–47.

第 11 章

1. Physical Activity Guidelines Advisory Committee (2018), *2018 Physical Activity Guidelines Advisory Committee Scientific Report* (Washington, D.C.: U.S. Department of Health and Human Services).
2. より正確に言えば、子供たちが年を重ねてゆくにつれて、体育教育が楽しいかどうかは、より複雑なものになる。なぜなら、体育の授業には、教師の質、いじめ、ときにステレオタイプのヒエラルキーを強化するような経験などが伴うからだ。Cardinal, B. J. (2017), Beyond the gym: There is more to physical education than meets the eye, *Journal of Physical Education, Recreation, and Dance* 88:3–5; Cardinal, B. J., et al. (2014), Obesity bias in the gym: An under-recognized social justice, diversity, and inclusivity issue, *Journal of Physical Education, Recreation, and Dance* 85:3–6; Cardinal, B. J., Yan, Z., and Cardinal, M. K. (2013), Negative experiences in physical education and sport: How much do they affect physical activity participation later in life?, *Journal of Physical Education, Recreation, and Dance* 84:49–53; Ladwig, M. A., Vazou, S., and Ekkekakis, P. (2018), "My best memory is when I was done with it": PE memories are associated with adult sedentary behavior, *Translational Journal of the ACSM* 3:119–29.
3. 紛らわしいことに、テニスプレーヤーのビョルン・ボルグは、全製品に彼の名前を目立つように表示している同社とはもう関わっていない。
4. Thaler, R. H., and Sunstein, C. R. (2009), *Nudge: Improving Decisions About Health, Wealth, and Happiness,* 2nd ed. (New York: Penguin).（『実践行動経済学──健康、富、幸福への聡明な選択』リチャード・セイラー、キャス・サンスティーン著、遠藤真美訳、日経 BP、2009 年）
5. 欧米人におけるこの現象の総説については、以下を参照。McElroy, M. (2002), *Resistance to Exercise: A Social Analysis of Inactivity* (Champaign, Ill.: Human Kinetics).
6. 短期的な利益のために長期的な利益を先延ばしにする傾向は「時間割引」として知られている。経済学者や心理学者は、これが人々を非合理的な意思決定に導く、よくある行動であることを示している。以下を参照。Kahneman, D. (2011), *Thinking, Fast and Slow* (New York: Farrar, Straus and Giroux).（『ファスト & スロー──あなたの意思はどのように決まるか？』ダニエル・カーネマン著、村井章子訳、ハヤカワ文庫、2014 年）
7. 複数の研究で、身体活動を避けることに関連する遺伝子が同定されている。これらの遺伝子はまた、実験用マウスがケージ内の回し車で走る頻度を弱める原因にもな

りうる。とはいえ、人々の不活発性の変動を数パーセント以上説明できる共通の遺伝子は同定されておらず（あるいは存在する可能性自体が低い）、その遺伝率の推定値は年齢によってかなり変動し、環境によっても異なる。これらの所見は、こうした遺伝子と環境の間には、ほとんど解明されていない強い相互作用が存在することを示している。旧石器時代にこれらの遺伝子を持っていた人が身体的に不活発であったとは思えないし、今日でも決定論的なものではない。以下を参照。Lightfoot, J. T., et al. (2018), Biological/genetic regulation of physical activity level: Consensus from GenBioPAC, *Medicine and Science in Sports and Exercise* 50:863–73.

8. 何百もの研究を調べた包括的な総説については以下を参照。part F, chapter 11 of Physical Activity Guidelines Advisory Committee (2018), *2018 Physical Activity Guidelines Advisory Committee Scientific Report.*
9. Elley, C. R., et al. (2003), Effectiveness of counselling patients on physical activity in general practice: Cluster randomised controlled trial, *British Medical Journal* 326:793.
10. Hillsdon, M., Foster, C., and Thorogood, M. (2005), Interventions for promoting physical activity, *Cochrane Database Systematic Reviews* CD003180; Müller-Riemenschneider, F., et al. (2008), Long-term effectiveness of interventions promoting physical activity: A systematic review, *Preventive Medicine* 47:354–68.
11. Physical Activity Guidelines Advisory Committee (2018), *2018 Physical Activity Guidelines Advisory Committee Scientific Report.* エビデンスの要約は、health.gov の第 11 章、パート F のオンライン補足資料にある。
12. Bauman, A. E., et al. (2012), Correlates of physical activity: Why are some people physically active and others are not?, *Lancet* 380:258–71.
13. 多くの研究で、身体活動のレベルと社会経済的地位は反比例することが見出されている。優れた研究の一つは、以下のものだ。Trost, S. G., et al. (2002), Correlates of adults' participation in physical activity: Review and update, *Medicine and Science in Sports and Exercise* 34:1996–2001. この差異の源が、ほぼ完全に余暇の身体活動にあることを示すデータについては以下を参照。Stalsberg, R., and Pedersen, A. V. (2018), Are differences in physical activity across socioeconomic groups associated with choice of physical activity variables to report?, *International Journal of Environmental Research and Public Health* 15:922.
14. Marlowe, F. W. (2010), *The Hadza: Hunter-Gatherers of Tanzania* (Berkeley: University of California Press).
15. Christakis, N. (2019), *Blueprint: The Evolutionary Origins of a Good Society* (New York: Little, Brown Spark).（『ブループリント――「よい未来」を築くための進化論と人類史』ニコラス・クリスタキス著、鬼澤忍・塩原通緒訳、ニューズピックス、2020 年）
16. 包括的な総説については、以下を参照。Basso, J. C., and Susuki, W. A. (2017), The effects of acute exercise on mood, cognition, neurophysiology, and neuro-chemical pathways: A review, *Brain Plasticity* 2:127–52.
17. Vecchio, L. M., et al. (2018), The neuroprotective effects of exercise: Maintaining a healthy brain throughout aging, *Brain Plasticity* 4:17–52.
18. Knab, A. M., and Lightfoot, J. T. (2010), Does the difference between physically

active and couch potato lie in the dopamine system?, *International Journal of Biological Science* 6:133–50; Kravitz, A. V., O'Neal, T. J., and Friend, D. M. (2016), Do dopaminergic impairments underlie physical inactivity in people with obesity?, *Frontiers in Human Neuroscience* 10:514.
19. Nogueira, A., et al. (2018), Exercise addiction in practitioners of endurance sports: A literature review, *Frontiers in Psychology* 9:1484.
20. Young, S. N. (2007), How to increase serotonin in the brain without taking drugs, *Journal of Psychiatry and Neuroscience* 32:394–99; Lerch-Haner, J. K., et al. (2008), Serotonergic transcriptional programming determines maternal behavior and offspring survival, *Nature Neuroscience* 11:1001–3.
21. Babyak, M., et al. (2000), Exercise treatment for major depression: Maintenance of therapeutic benefit at 10 months, *Psychosomatic Medicine* 62:633–38.
22. 内因性オピオイドとしては、β-エンドルフィンが最もよく知られているが、他にもエンケファリンやダイノルフィンなどがある。
23. Schwarz, L., and Kindermann, W. (1992), Changes in beta-endorphin levels in response to aerobic and anaerobic exercise, *Sports Medicine* 13:25–36.
24. Dietrich, A., and McDaniel, W. F. (2004), Endocannabinoids and exercise, *British Journal of Sports Medicine* 38:536–41.
25. Hicks, S. D., et al. (2018), The transcriptional signature of a runner's high, *Medicine and Science in Sports and Exercise* 51:970–78.
26. 一般的に、人は激しい運動よりも持久力トレーニングからより多くの喜びを得ているが、他にも豊富なバリエーションがある。以下を参照。Ekkekakis, P., Parfitt, G., and Petruzzello, S. J. (2011), The pleasure and displeasure people feel when they exercise at different intensities: Decennial update and progress towards a tripartite rationale for exercise intensity prescription, *Sports Medicine* 41:641–71; Oliveira, B. R., et al. (2013), Continuous and high-intensity interval training: Which promotes higher pleasure?, *PLOS ONE* 8:e79965.
27. 多くの人がトレーナーを雇っているが、「トレーナー」になるための外部評価に基づく標準資格というものはほとんど存在しない。慎重な消費者になり、効果的で、経験と実績のある人物を雇うようにしよう。
28. だが、通常は不十分だ。子供たちは週に少なくとも300分の運動時間を確保されるべきであることが広く合意されているものの、世界平均は小学校で週103分、中学校で週100分である。以下を参照。North Western Counties Physical Education Association (2014), *World-Wide Survey of School Physical Education: Final Report* (Paris: UNESCO), unesdoc.unesco.org.
29. シートベルトに関するデータについては、以下を参照。Glassbrenner, D. (2012), *Estimating the Lives Saved by Safety Belts and Air Bags* (Washington, D.C.: National Highway Traffic Safety Administration), www-nrd.nhtsa.dot.gov.
30. Carlson, S. A., et al. (2018), Percentage of deaths associated with inadequate physical activity in the United States, *Prevention of Chronic Disease* 15:170354.
31. Lee, I. M., et al. (2012), Effect of physical inactivity on major noncommunicable diseases worldwide: An analysis of burden of disease and life expectancy, *Lancet*

380:219–29.
32. ReportLinker Insight (2017), Out of shape? Americans turn to exercise to get fit, ReportLinker, May 31, 2017, www.reportlinker.com.
33. Lightfoot, J. T., et al. (2018), Biological/genetic regulation of physical activity level: Consensus from GenBioPAC, *Medicine and Science in Sports and Exercise* 50:863–73.
34. セイラー、サンスティーン『実践行動経済学――健康、富、幸福への聡明な選択』
35. The Child and Adolescent Health Measurement Initiative (CAHMI), *2016 National Survey of Children's Health,* Data Resource Center for Child and Adolescent Health.
36. Katzmarzyk, P. T., et al. (2016), Results from the United States of America's 2016 report card on physical activity for children and youth, *Journal of Physical Activity and Health* 13:S307–S313; National Center for Health Statistics (2006), *National Health and Nutrition Examination Survey* (Hyattsville, Md.: U.S. Department of Health and Human Services, CDC, National Center for Health Statistics); Centers for Disease Control and Prevention (2015), 2015 High School Youth Risk Behavior Surveillance System (Atlanta: U.S. Department of Health and Human Services).
37. World Health Organization, Global Health Observatory (GHO) data, Prevalence of insufficient physical activity, www.who.int.
38. U.S. Department of Health and Human Services (2018), *Physical Activity Guidelines for Children and Adolescents,* health.gov.
39. Hollis, J. L., et al. (2016), A systematic review and meta-analysis of moderate-to-vigorous physical activity levels in elementary school physical education lessons, *Preventive Medicine* 86:34–54.
40. Cardinal (2017), Beyond the gym.
41. Kocian, L. (2011), Uphill push, *Boston Globe,* Oct. 20, 2011, archive.boston.com.
42. Rasberry, C. N., et al. (2011), The association between school-based physical activity, including physical education, and academic performance: A systematic review of the literature, *Preventive Medicine* 52:S10–S20.
43. Mechikoff, R. A., and Estes, S. G. (2006), *A History and Philosophy of Sport and Physical Education: From Ancient Civilizations to the Modern World,* 4th ed. (Boston: McGraw-Hill); Cardinal, B. J., Sorensen, S. D., and Cardinal, M. K. (2012), Historical perspective and current status of the physical education graduation requirement at American 4-year colleges and universities, *Research Quarterly for Exercise and Sport* 83:503–12; Cardinal, B. J. (2017), Quality college and university instructional physical activity programs contribute to *mens sana in corpore sano,* "the good life," and healthy societies, *Quest* 69:531–41.
44. Sparling, P. B., and Snow, T. K. (2002), Physical activity patterns in recent college alumni, *Research Quarterly for Exercise and Sport* 73:200–205.
45. Kim, M., and Cardinal, B. J. (2019), Differences in university students' motivation between a required and an elective physical activity education policy, *Journal of American College Health* 67:207–14; Cardinal, Yan, and Cardinal (2013), Negative experiences in physical education and sport; Ladwig, Vazou, and Ekkekakis (2018),

"My best memory is when I was done with it."
46. 学生には、体を動かすのに十分な時間や資源がないという主張は、学部生が料理や掃除、買い物、通勤などをする必要のない全寮制のリベラルアーツカレッジではさらに説得力を失う。たとえば、ハーヴァード大学では、学生たちは世界クラスのジム施設に囲まれ、チャールズ川が二分する美しいキャンパスで暮らし、川の両側には、ウォーキング、サイクリング、ランニングの専用路がある。
47. Loprinzi, P. S., and Kane, V. J. (2015), Exercise and cognitive function: A randomized controlled trial examining acute exercise and free-living physical activity and sedentary effects, *Mayo Clinic Proceedings* 90:450–60.

第12章

1. World Health Organization (2010), *Global Recommendations on Physical Activity for Health* (Geneva: World Health Organization); Eckel, R. H., et al. (2014), AHA/ACC guideline on lifestyle management to reduce cardiovascular risk: A report of the American College of Cardiology/American Heart Association Task Force on Practice Guidelines, *Circulation* 129:S76–S99; Eckel, R. H., et al. (2014), AHA/ACC guideline on lifestyle management to reduce cardiovascular risk: A report of the American College of Cardiology/American Heart Association Task Force on Practice Guidelines, *Journal of the American College of Cardiology* 63:2960–84; Physical Activity Guidelines Advisory Committee (2018), *2018 Physical Activity Guidelines Advisory Committee Scientific Report* (Washington, D.C.: U.S. Department of Health and Human Services).
2. LaLanneisms, jacklalanne.com.
3. Lee, I. M., and Paffenbarger, R. S., Jr. (1998), Life is sweet: Candy consumption and longevity, *British Medical Journal* 317:1683–84. パフェンバーガーと共著者のイミン・リーは、この論文の利益相反開示セクションで、「著者らは、チョコレートに対する決定的な弱点を有し、それぞれ平均1日1本のバーを消費していることを認める」と記している。
4. Paffenbarger, R. S., Jr. (1986), Physical activity, all-cause mortality, and longevity of college alumni, *New England Journal of Medicine* 314:605–13.
5. Paffenbarger, R. S., Jr., et al. (1993), The association of changes in physical-activity level and other lifestyle characteristics with mortality among men, *New England Journal of Medicine* 328:538–45.
6. Pate, R. R. (1995), Physical activity and public health: A recommendation from the Centers for Disease Control and Prevention and the American College of Sports Medicine, *Journal of the American Medical Association* 273:402–7; Physical activity and cardiovascular health: NIH Consensus Development Panel on Physical Activity and Cardiovascular Health (1996), *Journal of the American Medical Association* 276:241–46; U.S. Department of Health and Human Services (1996), *Physical Activity and Health: A Report of the Surgeon General* (Atlanta: U.S. Department of Health and Human Services, Centers for Disease Control and Prevention, National Center for

Chronic Disease Prevention and Health Promotion).
7. Physical Activity Guidelines Advisory Committee (2018), *2018 Physical Activity Guidelines Advisory Committee Scientific Report.* この報告書については、次のサイトで探されたい（www.hhs.gov）。
8. この指標である代謝当量（METs：メッツ）は、座っているだけで消費される１時間あたりのカロリーに対し、身体活動により消費された同じ時間あたりのカロリーの割合を計算することによって活動量を表す（基準となる安静時の運動量１メットは、１時間、１キログラムの体重につき、約１キロカロリーを消費する状態）。慣例により、座りがちな活動は1.5メッツ未満、軽い活動は1.5～3.0メッツ、中強度の活動は３～６メッツ、高強度の活動は６メッツ以上と定義されている。
9. Wasfy, M. M., and Baggish, A. L. (2016), Exercise dosage in clinical practice, *Circulation* 133:2297–313. See also Physical Activity Guidelines Advisory Committee (2008), *Physical Activity Guidelines Advisory Committee Report* (Washington, D.C.: U.S. Department of Health and Human Services).
10. Schnohr, P., et al. (2015), Dose of jogging and long-term mortality: The Copenhagen City Heart Study, *Journal of the American College of Cardiology* 65:411–19.
11. Kujala, U. M., et al. (1996), Hospital care in later life among former world-class Finnish athletes, *Journal of the American Medical Association* 276:216–20; Kujala, U. M., Sarna, S., and Kaprio, J. (2003), Use of medications and dietary supplements in later years among male former top-level athletes, *Archives of Internal Medicine* 163:1064–68; Garatachea, N., et al. (2014), Elite athletes live longer than the general population: A meta-analysis, *Mayo Clinic Proceedings* 89:1195–200; Levine, B. D. (2014), Can intensive exercise harm the heart? The benefits of competitive endurance training for cardiovascular structure and function, *Circulation* 130:987–91.
12. Lee, D. C., et al. (2014), Leisure-time running reduces all-cause and cardiovascular mortality risk, *Journal of the American College of Cardiology* 64:472–81.
13. Arem, H., et al. (2015), Leisure time physical activity and mortality: A detailed pooled analysis of the dose-response relationship, *JAMA Internal Medicine* 175:959–67.
14. Wasfy and Baggish (2016), Exercise dosage in clinical practice.
15. Cowles, W. N. (2018), Fatigue as a contributory cause of pneumonia, *Boston Medical and Surgical Journal* 179:555–56.
16. Peters, E. M., and Bateman, E. D. (1983), Ultramarathon running and upper respiratory tract infections: An epidemiological survey, *South African Medical Journal* 64:582–84; Nieman, D. C., et al. (1990), Infectious episodes in runners before and after the Los Angeles Marathon, *Journal of Sports Medicine and Physical Fitness* 30:316–28.
17. Pedersen, B. K., and Ullum, H. (1994), NK cell response to physical activity: Possible mechanisms of action. *Medicine and Science in Sports and Exercise* 26:140–46; Shek, P. N., et al. (1995), Strenuous exercise and immunological changes: A multiple-time-point analysis of leukocyte subsets, CD4/CD8 ratio, immunoglobulin production and NK cell response, *International Journal of Sports Medicine* 16:466–74; Kakanis, M. W.,

et al. (2010), The open window of susceptibility to infection after acute exercise in healthy young male elite athletes, *Exercise Immunology Review* 16:119–37; Peake, J. M., et al. (2017), Recovery of the immune system after exercise, *Journal of Applied Physiology* 122:1077–87.

18. 包括的な総説については以下を参照。Campbell, J. P., and Turner, J. E. (2018), Debunking the myth of exercise-induced immune suppression: Redefining the impact of exercise on immunological health across the lifespan, *Frontiers in Immunology* 9:648.
19. Dhabhar, F. S. (2014), Effects of stress on immune function: The good, the bad, and the beautiful, *Immunology Research* 58:193–210; Bigley, A. B., et al. (2014), Acute exercise preferentially redeploys NK-cells with a highly differentiated phenotype and augments cytotoxicity against lymphoma and multiple myeloma target cells, *Brain, Behavior, and Immunity* 39:160–71.
20. Campbell, J. P., and Turner, J. E. (2018), Debunking the myth of exercise-induced immune suppression.
21. Lowder, T., et al. (2005), Moderate exercise protects mice from death due to influenza virus, *Brain, Behavior and Immunity* 19:377–80.
22. Wilson, M., et al. (2011), Diverse patterns of myocardial fibrosis in life-long, veteran endurance athletes, *Journal of Applied Physiology* 110:1622–26; La Gerche, A., et al. (2012), Exercise-induced right ventricular dysfunction and structural remodelling in endurance athletes, *European Heart Journal* 33:998–1006; La Gerche, A., and Heidbuchel, H. (2014), Can intensive exercise harm the heart? You can get too much of a good thing, *Circulation* 130:992–1002.
23. 運動量が少なすぎることも心房細動の危険因子である。以下を参照。Elliott, A. D., et al. (2017), The role of exercise in atrial fibrillation prevention and promotion: Finding optimal ranges for health, *Heart Rhythm* 14:1713–20.
24. バーフットは、医師の診察を受けたときのこと、および自らの反応を《ランナーズワールド》に掲載したエッセイの中で綴っている。*Runner's World:* Burfoot, A. (2016), I ♥ running, *Runner's World,* Sept. 27, 2016, www.runnersworld.com.
25. Möhlenkamp, S., et al. (2008), Running: The risk of coronary events: Prevalence and prognostic relevance of coronary atherosclerosis in marathon runners, *European Heart Journal* 29:1903–10.
26. Baggish, A. L., and Levine, B. D. (2017), Coronary artery calcification among endurance athletes: "Hearts of Stone," *Circulation* 136:149–51; Merghani, A., et al. (2017), Prevalence of subclinical coronary artery disease in masters endurance athletes with a low atherosclerotic risk profile, *Circulation* 136:126–37; Aengevaeren, V. L., et al. (2017), Relationship between life-long exercise volume and coronary atherosclerosis in athletes, *Circulation* 136:138–48.
27. DeFina, L. F., et al. (2019), Association of all-cause and cardiovascular mortality with high levels of physical activity and concurrent coronary artery calcification, *JAMA Cardiology* 4:174–81.
28. Rao, P., Hutter, A. M., Jr., and Baggish, A. L. (2018), The limits of cardiac

performance: Can too much exercise damage the heart?, *American Journal of Medicine* 131:1279–84.
29. Siscovick, D. S., et al. (1984), The incidence of primary cardiac arrest during vigorous exercise, *New England Journal of Medicine* 311:874–77; Thompson, P. D., et al. (1982), Incidence of death during jogging in Rhode Island from 1975 through 1980, *Journal of the American Medical Association* 247:2535–38.
30. Albert, C. M., et al. (2000), Triggering of sudden death from cardiac causes by vigorous exertion, *New England Journal of Medicine* 343:1355–61; Kim, J. H., et al. (2012), Race Associated Cardiac Arrest Event Registry (RACER) study group: Cardiac arrest during long-distance running races, *New England Journal of Medicine* 366:130–40.
31. Gensel, L. (2005), The medical world of Benjamin Franklin, *Journal of the Royal Society of Medicine* 98:534–38.
32. History of Hoover-ball, Herbert Hoover Presidential Library and Museum, hoover.archives.gov.
33. Black, J. (2013), *Making the American Body: The Remarkable Saga of the Men and Women Whose Feats, Feuds, and Passions Shaped Fitness History* (Lincoln: University of Nebraska Press).
34. 簡単に計算できる、最大心拍数の標準的な推定値は、220から年齢を引いたものだが、非常に体力のある人や高齢者の場合、この推定値は不正確なことが多い。
35. このシーンは、次のサイトで見ることができる。archive.org/details/huntersfilmpart2（パート１も必ず見るように。archive.org/details/huntersfilmpart1）.
36. 様々なトレーニング方法を楽しくまとめた大要については、次の書籍を参照されたい。Wilt, F., ed. (1973), *How They Train,* vol. 2, *Long Distances,* 2nd ed. (Mountain View, Calif.: Tafnews Press).
37. Burgomaster, K. A., et al. (2005), Six sessions of sprint interval training increases muscle oxidative potential and cycle endurance capacity in humans, *Journal of Applied Physiology* 98:1985–90; Burgomaster, K. A., Heigenhauser, G. J., and Gibala, M. J. (2006), Effect of short-term sprint interval training on human skeletal muscle carbohydrate metabolism during exercise and time-trial performance, *Journal of Applied Physiology* 100:2041–47.
38. MacInnis, M. J., and Gibala, M. J. (2017), Physiological adaptations to interval training and the role of exercise intensity, *Journal of Physiology* 595:2915–30.
39. ウェイトトレーニングと高強度有酸素運動をミックスする人気のある方法は、サーキットトレーニングだ。サーキットトレーニングは、伝統的なウェイトリフティングのルーチンより有酸素運動が多いものの、心拍数が最大値の50％以上になることはほとんどない。以下を参照。Monteiro, A. G., et al. (2008), Acute physiological responses to different circuit training protocols, *Journal of Sports Medicine and Physical Fitness* 48:438–42.
40. Physical Activity Guidelines Advisory Committee (2018), *2018 Physical Activity Guidelines Advisory Committee Scientific Report.*
41. 優れた総説については、以下を参照。Pate, R. R. (1995), Physical activity and

health: Dose-response issues, *Research Quarterly for Exercise and Sport* 66:313–17.

第 13 章

1. Gross, J. (1984), James F. Fixx dies jogging; author on running was 52, *New York Times,* July 22, 1984, www.nytimes.com.
2. Cooper, K. H. (1985), *Running Without Fear: How to Reduce the Risk of Heart Attack and Sudden Death During Aerobic Exercise* (New York: M. Evans).（『ランニングのための完全なエアロビクス——エアロビック運動中の心臓発作と突然死の予防法』ケネス・H・クーパー著、池上晴夫監訳、小林義雄・池上晴夫訳、ベースボール・マガジン社、1989 年）
3. Lieberman, D. E. (2013), *The Story of the Human Body: Evolution, Health, and Disease* (New York: Pantheon).（『人体 600 万年史——科学が明かす進化・健康・疾病』ダニエル・E・リーバーマン著、塩原通緒訳、ハヤカワ文庫、2017 年）
4. BMI は広く使われているが、脂肪量と筋肉量を区別していないことを含め、多くの問題がある。一般に、内臓脂肪の量を測るには、ウエスト周囲径、あるいはそれよりさらに良好な指標である、身長に対するウエスト周囲径の比率のほうが適している。とはいえ、BMI は約 82%の確率で人の体脂肪率を正しく分類することができる。以下を参照。Dybala, M. P., Brady, M. J., and Hara, M. (2019), Disparity in adiposity among adults with normal body mass index and waist-to-height ratio, *iScience* 21:612–23.
5. Thomas, D. M., et al. (2012), Why do individuals not lose more weight from an exercise intervention at a defined dose? An energy balance analysis, *Obesity Review* 13:835–47; Gomersall, S. R., et al. (2016), Testing the activitystat hypothesis: A randomised controlled trial, *BMC Public Health* 16:900; Liguori, G., et al. (2017), Impact of prescribed exercise on physical activity compensation in young adults, *Journal of Strength and Conditioning Research* 31:503–8.
6. Donnelly, J. E., et al. (2009), Appropriate physical activity intervention strategies for weight loss and prevention of weight regain for adults, *Medicine and Science in Sports and Exercise* 41:459–71.
7. Barry, V. W., et al. (2014), Fitness vs. fatness on all-cause mortality: A meta-analysis, *Progress in Cardiovascular Disease* 56:382–90.
8. Lavie, C. J., De Schutter, A., and Milani, R. V. (2015), Healthy obese versus unhealthy lean: The obesity paradox, *Nature Reviews Endocrinology* 11:55–62; Oktay, A. A., et al. (2017), The interaction of cardiorespiratory fitness with obesity and the obesity paradox in cardiovascular disease, *Progress in Cardiovascular Disease* 60:30–44.
9. Childers, D. K., and Allison, D. B. (2010), The "obesity paradox": A parsimonious explanation for relations among obesity, mortality rate, and aging?, *International Journal of Obesity* 34:1231–38; Flegal, K. M., et al. (2013), Association of all-cause mortality with overweight and obesity using standard body mass index categories: A systematic review and meta-analysis, *Journal of the American Medical Association* 309:71–82.

10. Fogelholm, M. (2010), Physical activity, fitness, and fatness: Relations to mortality, morbidity, and disease risk factors: A systematic review, *Obesity Review* 11:202–21.
11. Hu, F. B., et al. (2004), Adiposity as compared with physical activity in predicting mortality among women, *New England Journal of Medicine* 351:2694–703. これらの数値には、大規模な疫学研究に付きものの解釈上の課題があることに留意されたい。１つの問題は測定誤差で、この誤差は、体重についてよりも自己申告の運動量について大きくなる。これが意味するのは、運動効果の推定値により強いバイアスがかかり、過小評価されるということだ。さらに、肥満と運動には負の相関があるため、肥満が運動効果の一部を相殺している可能性がある。最後に、肥満の推定効果の計算は、やや体重過多の場合と非常に肥満している場合の間にある大きな隔たりによって困難になる。
12. Slentz, C. A., et al. (2011), Effects of aerobic vs. resistance training on visceral and liver fat stores, liver enzymes, and insulin resistance by HOMA in over-weight adults from STRRIDE AT/RT, *American Journal of Physiology: Endocrinology and Metabolism* 301:E1033–E1039; Willis, L. H., et al. (2012), Effects of aerobic and/or resistance training on body mass and fat mass in overweight or obese adults, *Journal of Applied Physiology* 113:1831–37.
13. Türk, Y., et al. (2017), High intensity training in obesity: A meta-analysis, *Obesity Science and Practice* 3:258–71; Carey, D. G. (2009), Quantifying differences in the "fat burning" zone and the aerobic zone: Implications for training, *Journal of Strength and Conditioning Research* 23:2090–95.
14. Gordon, R. (1994), *The Alarming History of Medicine: Amusing Anecdotes from Hippocrates to Heart Transplants* (New York: St. Martin's).（『歴史は病気でつくられる』リチャード・ゴードン著、倉俣トーマス旭・小林武夫訳、時空出版、1997年）
15. 2018年時点での基準は、次の通りである。ウエスト周囲径が男性で40インチ（約101.6センチ）以上、女性で35インチ（約88.9センチ）以上、高トリグリセリド血症値が血液１デシリットル当たり150ミリグラム（mg/dL）以上、低高密度リポタンパク質コレステロール（HDL）血症値が男性で40mg/dL未満、女性で50mg/dL未満、空腹時血糖値が100mg/dL以上、収縮期血圧が130mmHg以上または拡張期血圧が85mmHg以上のいずれか、または両方。（2005年に日本国内の８学会が公表した診断基準は、次の通りである。ウエスト周囲径が男性で85センチ以上、女性で90センチ以上。高トリグリセリド血症値が150mg/dL以上。低HDL値が男女ともに40mg/dL未満。空腹時血糖値が100mg/dL以上。収縮期血圧が130mmHg以上または拡張期血圧が85mmHg以上のいずれか、または両方。）
16. 包括的な総説については以下を参照されたい。Bray, G. A. (2007), *The Metabolic Syndrome and Obesity* (New York: Springer).
17. O'Neill, S., and O'Driscoll, L. (2015), Metabolic syndrome: A closer look at the growing epidemic and its associated pathologies, *Obesity Review* 16:1–12.
18. 若年型糖尿病とも呼ばれる１型糖尿病は、インスリンを合成する膵臓の細胞が免疫系に破壊されることにより発症する。妊娠糖尿病は、妊娠期間の終わりに、胎児と母親の間に異常な相互作用が生じることにより発症する。
19. Smyth, S., and Heron, A. (2006), Diabetes and obesity: The twin epidemics, *Nature*

Medicine 12:75–80; Whiting, D. R., et al. (2011), IDF Diabetes Atlas: Global estimates of the prevalence of diabetes for 2011 and 2030, *Diabetes Research and Clinical Practice* 94:311–21.

20. O'Dea, K. (1984), Marked improvement in carbohydrate and lipid metabolism in diabetic Australian aborigines after temporary reversion to traditional lifestyle, *Diabetes* 33:596–603.
21. Sylow, L., et al. (2017), Exercise-stimulated glucose uptake—regulation and implications for glycaemic control, *Nature Reviews Endocrinology* 13:133–48.
22. Boule, N. G., et al. (2003), Meta-analysis of the effect of structured exercise training on cardiorespiratory fitness in type 2 diabetes mellitus, *Diabetologia* 46:1071–81; Vancea, D. M., et al. (2009), Effect of frequency of physical exercise on glycemic control and body composition in type 2 diabetic patients, *Arquivos Brasileiros de Cardiologia* 92:23–30; Balducci, S., et al. (2010), Effect of an intensive exercise intervention strategy on modifiable cardiovascular risk factors in subjects with type 2 diabetes mellitus: A randomized controlled trial: The Italian Diabetes and Exercise Study (IDES), *Archives of Internal Medicine* 170:1794–803.
23. Sriwijitkamol, A., et al. (2006), Reduced skeletal muscle inhibitor of kappaB beta content is associated with insulin resistance in subjects with type 2 diabetes: Reversal by exercise training, *Diabetes* 55:760–67; Di Loreto, C., et al. (2005), Make your diabetic patients walk: Long-term impact of different amounts of physical activity on type 2 diabetes, *Diabetes Care* 28:1295–302; Umpierre, D., et al. (2011), Physical activity advice only or structured exercise training and association with HbA1c levels in type 2 diabetes: A systematic review and meta-analysis, *Journal of the American Medical Association* 305:1790–99; Umpierre, D., et al. (2013), Volume of supervised exercise training impacts glycaemic control in patients with type 2 diabetes: A systematic review with meta-regression analysis, *Diabetologia* 56:242–51; McInnes, N., et al. (2017), Piloting a remission strategy in type 2 diabetes: Results of a randomized controlled trial, *Journal of Clinical Endocrinology and Metabolism* 102:1596–605.
24. Johansen, M. Y., et al. (2017), Effect of an intensive lifestyle intervention on glycemic control in patients with type 2 diabetes: A randomized clinical trial, *Journal of the American Medical Association* 318:637–46; Reid-Larsen, M., et al. (2019), Type 2 diabetes remission 1 year after an intensive lifestyle intervention: A secondary analysis of a randomized clinical trial, *Diabetes Obesity and Metabolism* 21:2257–66.
25. Little, J. P., et al. (2014), Low-volume high-intensity interval training reduces hyperglycemia and increases muscle mitochondrial capacity in patients with type 2 diabetes, *Journal of Applied Physiology* 111:1554–60; Shaban, N., Kenno, K. A., and Milne, K. J. (2014), The effects of a 2 week modified high intensity interval training program on the homeostatic model of insulin resistance (HOMA-IR) in adults with type 2 diabetes, *Journal of Medicine and Physical Fitness* 54:203–9; Sjöros, T. J., et al. (2018), Increased insulin-stimulated glucose uptake in both leg and arm muscles after sprint interval and moderate intensity training in subjects with type 2 diabetes or

prediabetes, *Scandinavian Journal of Medicine and Science in Sports* 28:77–87.
26. Strasser, B., Siebert, U., and Schobersberger, W. (2010), Resistance training in the treatment of the metabolic syndrome: A systematic review and meta-analysis of the effect of resistance training on metabolic clustering in patients with abnormal glucose metabolism, *Sports Medicine* 40:397–415; Yang, Z., et al. (2014), Resistance exercise versus aerobic exercise for type 2 diabetes: A systematic review and meta-analysis, *Sports Medicine* 44:487–99.
27. Church, T. S., et al. (2010), Effects of aerobic and resistance training on hemoglobin A1c levels in patients with type 2 diabetes: A randomized controlled trial, *Journal of the American Medical Association* 304:2253–62.
28. Smith, G. D. (2004), A conversation with Jerry Morris, *Epidemiology* 15:770–73.
29. Morris, J. N., et al. (1953), Coronary heart-disease and physical activity of work, *Lancet* 265:1053–57 and 1111–20.
30. Baggish, A. L., et al. (2008), Training-specific changes in cardiac structure and function: A prospective and longitudinal assessment of competitive athletes, *Journal of Applied Physiology* 104:1121–28.
31. Green, D. J., et al. (2017), Vascular adaptation to exercise in humans: Role of hemodynamic stimuli, *Physiology Reviews* 97:495–528.
32. Thompson, R. C., et al. (2013), Atherosclerosis across 4000 years of human history: The Horus study of four ancient populations, *Lancet* 381:1211–22.
33. Truswell, A. S., et al. (1972), Blood pressures of !Kung bushmen in northern Botswana, *American Heart Journal* 84:5–12; Raichlen, D. A., et al. (2017), Physical activity patterns and biomarkers of cardiovascular disease risk in hunter-gatherers, *American Journal of Human Biology* 29:e22919.
34. Shave, R. E., et al. (2019), Selection of endurance capabilities and the trade-off between pressure and volume in the evolution of the human heart, *Proceedings of the National Academy of Sciences USA* 116:19905–10.
35. Liu, J., et al. (2014), Effects of cardiorespiratory fitness on blood pressure trajectory with aging in a cohort of healthy men, *Journal of the American College of Cardiology* 64:1245–53; Gonzales, J. U. (2016), Do older adults with higher daily ambulatory activity have lower central blood pressure?, *Aging Clinical and Experimental Research* 28:965–71.
36. Kaplan, H., et al. (2017), Coronary atherosclerosis in indigenous South American Tsimane: A cross-sectional cohort study, *Lancet* 389:1730–39.
37. Popkin, B. M. (2015), Nutrition transition and the global diabetes epidemic, *Current Diabetes Reports* 15:64.
38. Jones, D. S., Podolsky, S. H., and Greene, J. A. (2012), The burden of disease and the changing task of medicine, *New England Journal of Medicine* 366:2333–38.
39. Koenig, W., et al. (1999), C-reactive protein, a sensitive marker of inflammation, predicts future risk of coronary heart disease in initially healthy middle-aged men: Results from the MONICA (Monitoring Trends and Determinants in Cardiovascular Disease) Augsburg Cohort Study, 1984 to 1992, *Circulation* 99:237–42; Fryar, C. D.,

Chen, T., and Li, X. (2012), *Prevalence of Uncontrolled Risk Factors for Cardiovascular Disease: United States, 1999–2010,* National Center for Health Statistics Data Brief, No. 103 (Hyattsville, Md.: U.S. Department of Health and Human Services).

40. 一般的な慢性炎症の指標として最もよく使われるのは、CRP（C 反応性タンパク）と呼ばれる分子である。高 CRP は、高コレステロールや高血圧と並び、心臓病になる可能性が高いことを示す独立危険因子だ。総説については以下を参照。Steyers, C. M., 3rd, and Miller, F. J., Jr. (2014), Endothelial dysfunction in chronic inflammatory diseases, *International Journal of Molecular Sciences* 15:11324–49.
41. Lavie, C. J., et al. (2015), Exercise and the cardiovascular system: Clinical science and cardiovascular outcomes, *Circulation Research* 117:207–19.
42. Blair, S. N., et al. (1995), Changes in physical fitness and all-cause mortality: A prospective study of healthy and unhealthy men, *Journal of the American Medical Association* 273:1093–98.
43. Wasfy, M. M., and Baggish, A. L. (2016), Exercise dosage in clinical practice, *Circulation* 133:2297–313.
44. Marceau, M., et al. (1993), Effects of different training intensities on 24-hour blood pressure in hypertensive subjects, *Circulation* 88:2803–11; Tjønna, A. E., et al. (2008), Aerobic interval training versus continuous moderate exercise as a treatment for the metabolic syndrome: A pilot study, *Circulation* 118:346–54; Molmen-Hansen, H. E., et al. (2012), Aerobic interval training reduces blood pressure and improves myocardial function in hypertensive patients, *European Journal of Preventive Cardiology* 19:151–60.
45. Braith, R. W., and Stewart, K. J. (2006), Resistance exercise training: Its role in the prevention of cardiovascular disease, *Circulation* 113:2642–50.
46. Miyachi, M. (2013), Effects of resistance training on arterial stiffness: A meta-analysis, *British Journal of Sports Medicine* 47:393–96; Kraschnewski, J. L., et al. (2016), Is strength training associated with mortality benefits? A 15 year cohort study of US older adults, *Preventive Medicine* 87:121–27; Dankel, S. J., Loenneke, J. P., and Loprinzi, P. D. (2016), Dose-dependent association between muscle-strengthening activities and all-cause mortality: Prospective cohort study among a national sample of adults in the USA, *Archives of Cardiovascular Disease* 109:626–33.
47. Shave et al. (2019), Selection of endurance capabilities and the trade-off between pressure and volume in the evolution of the human heart.
48. フィンランドは、所得にかかわらず全国民が無料で医療を受けることができ、誰もが必要以上に入院することはなく、全員の記録が残されているので、この種の研究を行なうには好都合な場所だ。この研究では、1920 年から 1965 年の間にオリンピックや他の世界大会に出場した男性アスリート全員と、何千人もの座りがちな対照群を比較することにより、高齢者の過去の運動歴が病院への入院回数と期間に与える影響が調べられた。分析にあたっては、喫煙歴や、運動をやめたかどうかなどの要因について調整が行なわれた。その結果、持久系アスリート群は、座りがちな対照群に比べて、循環器系疾患、がん、呼吸器系疾患で病院に行く確率が約半分になっており、心筋梗塞の発症率は 3 分の 2 に抑えられていた。一方、パワースポー

ツ系のアスリートたちは、循環器系疾患、がん、呼吸器系疾患の罹患率が、座りがちなフィンランド人に比べて30～40%低かったものの、心臓発作の発症率は3分の1高かったのである。全体的に見て、持久系アスリートは最も長生きしただけでなく、疾病率も最も低かった。以下を参照。Kujala, U. M., et al. (1996), Hospital care in later life among former world-class Finnish athletes, *Journal of the American Medical Association* 276:216–20. また、次の文献も参照されたい。Keskimäki, I., and Arro, S. (1991), Accuracy of data on diagnosis, procedures, and accidents in the Finnish hospital discharge register, *International Journal of Health Sciences* 2:15–21.

49. 総説については、以下を参照。Diamond, J. (1997), *Guns, Germs and Steel: The Fates of Human Societies* (New York: W. W. Norton)（『銃・病原菌・鉄』ジャレド・ダイアモンド著、倉骨彰訳、草思社文庫、2012年）; および Barnes, E. (2005), *Diseases and Human Evolution* (Albuquerque, N.M.: University of New Mexico Press).

50. Warburton, D. E. R., and Bredin, S. S. D. (2017), Health benefits of physical activity: A systematic review of current systematic reviews, *Current Opinions in Cardiology* 32:541–56; Kostka, T., et al. (2000), The symptomatology of upper respiratory tract infections and exercise in elderly people, *Medicine and Science in Sports and Exercise* 32:46–51; Baik, I., et al. (2000), A prospective study of age and lifestyle factors in relation to community-acquired pneumonia in US men and women, *Archives of Internal Medicine* 160:3082–88.

51. Simpson, R. J., et al. (2012), Exercise and the aging immune system, *Ageing Research Reviews* 11:404–20.

52. Chubak, J., et al. (2006), Moderate-intensity exercise reduces the incidence of colds among postmenopausal women, *American Journal of Medicine* 119:937–42.

53. Nieman, D. C., et al. (1998), Immune response to exercise training and or energy restriction in obese women, *Medicine and Science in Sports and Exercise* 30:679–86.

54. Fondell, E., et al. (2011), Physical activity, stress, and self-reported upper respiratory tract infection, *Medicine and Science in Sports and Exercise* 43:272–79.

55. Baik, I., et al. (2000), A prospective study of age and lifestyle factors in relation to community-acquired pneumonia in US men and women, *Archives of Internal Medicine* 160:3082–88.

56. Grande, A. J., et al. (2015), Exercise versus no exercise for the occurrence, severity, and duration of acute respiratory infections, *Cochrane Database Systematic Reviews* CD010596.

57. Kakanis, M. W., et al. (2010), The open window of susceptibility to infection after acute exercise in healthy young male elite athletes, *Exercise Immunology Review* 16:119–37; Peake, J. M., et al. (2017), Recovery of the immune system after exercise, *Journal of Applied Physiology* 122:1077–87.

58. 測定された白血球は、主に細菌感染を防御する好中球だった。以下を参照。Syu, G.-D., et al. (2012), Differential effects of acute and chronic exercise on human neutrophil functions, *Medicine and Science in Sports and Exercise* 44:1021–27.

59. Shinkai, S., et al. (1992), Acute exercise and immune function. Relationship between

lymphocyte activity and changes in subset counts. *International Journal of Sports Medicine* 13:452–61; Kakanis, M. W., et al. (2010), The open window of susceptibility to infection after acute exercise in healthy young male elite athletes. *Exercise Immunology Review* 16:119–37.

60. Nieman, D. C. (1994), Exercise, infection, and immunity, *International Journal of Sports Medicine* 15:S131–41.

61. Kruger, K., and Mooren, F. C. (2007), T cell homing and exercise, *Exercise Immunology Review* 13:37–54.

62. Kruger, K., et al. (2008), Exercise-induced redistribution of T lymphocytes is regulated by adrenergic mechanisms, *Brain, Behavior and Immunity* 22:324–38; Bigley, A. B., et al. (2014), Acute exercise preferentially redeploys NK-cells with a highly differentiated phenotype and augments cytotoxicity against lymphoma and multiple myeloma target cells, *Brain, Behavior and Immunity* 39:160–71; Bigley, A. B., et al. (2015), Acute exercise preferentially redeploys NK-cells with a highly differentiated phenotype and augments cytotoxicity against lymphoma and multiple myeloma target cells. Part II: Impact of latent cytomegalovirus infection and catecholamine sensitivity, *Brain, Behavior and Immunity* 49:59–65.

63. Kohut, M. L., et al. (2004), Moderate exercise improves antibody response to influenza immunization in older adults. *Vaccine* 22:2298–306; Smith, T. P., et al. (2004), Influence of age and physical activity on the primary in vivo antibody and T cell–mediated responses in men, *Journal of Applied Physiology* 97:491–98; Schuler, P. B., et al. (2003), Effect of physical activity on the production of specific antibody in response to the 1998–99 influenza virus vaccine in older adults, *Journal of Sports Medicine and Physical Fitness* 43:404; de Araujo, A. L., et al. (2015), Elderly men with moderate and intense training lifestyle present sustained higher antibody responses to influenza vaccine, *Age* 37:105.

64. Montecino-Rodriguez, E., et al. (2013), Causes, consequences, and reversal of immune system aging, *Journal of Clinical Investigation* 123:958–65; Campbell, J. P., and Turner, J. E. (2018), Debunking the myth of exercise-induced immune suppression: Redefining the impact of exercise on immunological health across the lifespan, *Frontiers in Immunology* 9:648.

65. Lowder, T., et al. (2005), Moderate exercise protects mice from death due to influenza virus, *Brain, Behavior and Immunity* 19:377–80.

66. Raso, V., et al. (2007), Effect of resistance training on immunological parameters of healthy elderly women, *Medicine and Science in Sports and Exercise* 39:2152–59.

67. Hannan, E. L., et al. (2001), Mortality and locomotion 6 months after hospitalization for hip fracture: Risk factors and risk-adjusted hospital outcomes, *Journal of the American Medical Association* 285:2736–42.

68. Blurton-Jones, N., and Marlowe, F. W. (2002), Selection for delayed maturity: Does it take 20 years to learn to hunt and gather?, *Human Nature* 13:199–238; Walker, R., and Hill, K. (2003), Modeling growth and senescence in physical performance among the Aché of eastern Paraguay, *American Journal of Physical Anthropology* 15:196–208;

Apicella, C. L. (2014), Upper-body strength predicts hunting reputation and reproductive success in Hadza hunter-gatherers, *Evolution and Human Behavior* 35:508–18.
69. Cauley, J. A., et al. (2014), Geographic and ethnic disparities in osteoporotic fractures, *Nature Reviews Endocrinology* 10:338–51.
70. Johnell, O., and Kanis, J. (2005), Epidemiology of osteoporotic fractures, *Osteoporosis International* 16:S3–S7; Johnell, O., and Kanis, J. A. (2006), An estimate of the worldwide prevalence and disability associated with osteoporotic fractures, *Osteoporosis International* 17:1726–33; Wright, N. C., et al. (2014), The recent prevalence of osteoporosis and low bone mass in the United States based on bone mineral density at the femoral neck or lumbar spine, *Journal of Bone and Mineral Research* 29:2520–26.
71. Wallace, I. J., et al. (2017), Knee osteoarthritis has doubled in prevalence since the mid-20th century, *Proceedings of the National Academy of Sciences USA* 14:9332–36.
72. Hootman, J. M., et al. (2016), Updated projected prevalence of self-reported doctor-diagnosed arthritis and arthritis-attributable activity limitation among US adults, 2015–2040, *Arthritis and Rheumatology* 68:1582–87.
73. Zurlo, F., et al. (1990), Skeletal muscle metabolism is a major determinant of resting energy expenditure, *Journal of Clinical Investigation* 86:1423–27.
74. 特筆すべきは、80代になっても体力維持のために定期的にジムに通っていた故米国最高裁判事のルース・ベイダー・ギンズバーグの例だ。以下を参照。Johnson, B. (2017), *The RBG Workout: How She Stays Strong . . . and You Can Too!* (Boston: Houghton Mifflin Harcourt).
75. Pearson, O. M., and Lieberman, D. E. (2004), The aging of Wolff's "law": Ontogeny and responses to mechanical loading in cortical bone, *Yearbook of Physical Anthropology* 47:63–99.
76. Hernandez, C. J., Beaupre, G. S., and Carter, D. R. (2003), A theoretical analysis of the relative influences of peak BMD, age-related bone loss, and menopause on the development of osteoporosis, *Osteoporosis International* 14:843–47.
77. 男性の場合、骨細胞内の酵素がテストステロンをエストロゲンに変換するために骨量の減少が女性より抑えられ、この問題の影響を受けにくい。ただし、テストステロン分泌量の低下は男性の骨にも影響を与える。
78. Kannus, P., et al. (2005), Non-pharmacological means to prevent fractures among older adults, *Annals of Medicine* 37:303–10; Rubin, C. T., Rubin, J., and Judex, S. (2013), Exercise and the prevention of osteoporosis, in *Primer on the Metabolic Bone Diseases and Disorders of Mineral Metabolism,* ed. C. J. Rosen (Hoboken, N.J.: Wiley), 396–402.
79. Chakravarty, E. F., et al. (2008), Long distance running and knee osteoarthritis: A prospective study, *American Journal of Preventive Medicine* 35:133–38.
80. Berenbaum, F., et al. (2018), Modern-day environmental factors in the pathogenesis of osteoarthritis, *Nature Reviews Rheumatology* 14:674–81.
81. Shelburne, K. B., Torry, M. R., and Pandy, M. G. (2006), Contributions of muscles,

ligaments, and the ground-reaction force to tibiofemoral joint loading during normal gait, *Journal of Orthopedic Research* 24:1983–90.
82. Karlsson, K. M., and Rosengren, B. E. (2012), Physical activity as a strategy to reduce the risk of osteoporosis and fragility fractures, *International Journal of Endocrinology and Metabolism* 10:527–36.
83. Felson, D. T., et al. (1988), Obesity and knee osteoarthritis: The Framingham Study, *Annals of Internal Medicine* 109:18–24; Wluka, A. E., Lombard, C. B., and Cicuttini, F. M. (2013), Tackling obesity in knee osteoarthritis, *Nature Reviews Rheumatology* 9:225–35; Leong, D. J., and Sun, H. B. (2014), Mechanical loading: Potential preventive and therapeutic strategy for osteoarthritis, *Journal of the American Academy of Orthopedic Surgery* 22:465–66.
84. Kiviranta, I., et al. (1988), Moderate running exercise augments glycosaminoglycans and thickness of articular cartilage in the knee joint of young beagle dogs, *Journal of Orthopedic Research* 6:188–95; Säämänen, A. -M., et al. (1988), Running exercise as a modulatory of proteoglycan matrix in the articular cartilage of young rabbits, *International Journal of Sports Medicine* 9:127–33; Wallace, I. J., et al. (2019), Physical inactivity and knee osteoarthritis in guinea pigs, *Osteoarthritis and Cartilage* 27:1721–28; Urquhart, D. M., et al. (2008), Factors that may mediate the relationship between physical activity and the risk for developing knee osteoarthritis, *Arthritis Research and Therapy* 10:203; Semanik, P., Chang, R. W., and Dunlop, D. D. (2012), Aerobic activity in prevention and symptom control of osteoarthritis, *Physical Medicine and Rehabilitation* 4:S37–S44.
85. Gao, Y., et al. (2018), Muscle atrophy induced by mechanical unloading: Mechanisms and potential countermeasures, *Frontiers in Physiology* 9:235.
86. 以下を参照。Aktipis, A. (2020), *The Cheating Cell: How Evolution Helps Us Understand and Treat Cancer* (Princeton, N.J.: Princeton University Press).（『がんは裏切る細胞である――進化生物学から治療戦略へ』アシーナ・アクティピス著、梶山あゆみ訳、みすず書房、2021年）
87. Stefansson, V. (1960), *Cancer: Disease of Civilization?* (New York: Hill and Wang); Eaton, S. B., et al. (1994), Women's reproductive cancers in evolutionary context, *Quarterly Review of Biology* 69:353–67; Friborg, J. T., and Melby, M. (2008), Cancer patterns in Inuit populations, *Lancet Oncology* 9:892–900; Kelly, J., et al. (2008), Cancer among the circumpolar Inuit, 1989–2003: II. Patterns and trends, *International Journal of Circumpolar Health* 67:408–20; David, A. R., and Zimmerman, M. R. (2010), Cancer: An old disease, a new disease, or something in between?, *Nature Reviews Cancer* 10:728–33.
88. Rigoni-Stern, D. A. (1842), Fatti statistici relativi alle malattie cancerose, *Giornale per Servire ai Progressi della Patologia e della Terapeutica* 2:507–17.
89. Greaves, M. (2001), *Cancer: The Evolutionary Legacy* (Oxford: Oxford University Press).（『がん――進化の遺産』メル・グリーブス著、水谷修紀訳、コメディカルエディター、2002年）
90. Cancer Incidence Data, Office for National Statistics and Welsh Cancer Incidence

and Surveillance Unit (WCISU), www.statistics.gov.uk and www.wcisu.wales.nhs.uk.
91. Ferlay, J., et al. (2018), Estimating the global cancer incidence and mortality in 2018: GLOBOCAN sources and methods, *International Journal of Cancer* 144:1941–53.
92. Arem, H., et al. (2015), Leisure time physical activity and mortality: A detailed pooled analysis of the dose-response relationship, *JAMA Internal Medicine* 175:959–67.
93. Kyu, H. H., et al. (2016), Physical activity and risk of breast cancer, colon cancer, diabetes, ischemic heart disease, and ischemic stroke events: Systematic review and dose-response meta-analysis for the Global Burden of Disease Study, *British Medical Journal* 354:3857; Li, T., et al. (2016), The dose-response effect of physical activity on cancer mortality: Findings from 71 prospective cohort studies, *British Journal of Sports Medicine* 50:339–45; Friedenreich, C. M., et al. (2016), Physical activity and cancer outcomes: A precision medicine approach, *Clinical Cancer Research* 22:4766–75; Moore, S. C., et al. (2016), Association of leisure-time physical activity with risk of 26 types of cancer in 1.44 million adults, *JAMA Internal Medicine* 176:816–25.
94. Friedenreich, C. M., and Orenstein, M. R. (2002), Physical activity and cancer prevention: Etiologic evidence and biological mechanisms, *Journal of Nutrition* 132:3456S–3464S. For a comprehensive review, see section F of Physical Activity Guidelines Advisory Committee (2018), *2018 Physical Activity Guidelines Advisory Committee Scientific Report* (Washington, D.C.: U.S. Department of Health and Human Services).
95. Jasienska, G., et al. (2006), Habitual physical activity and estradiol levels in women of reproductive age, *European Journal of Cancer Prevention* 15:439–45.
96. Eaton et al. (1994), Women's reproductive cancers in evolutionary context; Morimoto, L. M., et al. (2002), Obesity, body size, and risk of postmenopausal breast cancer: The Women's Health Initiative (United States), *Cancer Causes and Control* 13:741–51.
97. Il'yasova, D., et al. (2005), Circulating levels of inflammatory markers and cancer risk in the health aging and body composition cohort, *Cancer Epidemiology Biomarkers and Prevention* 14:2413–18; McTiernan, A. (2008), Mechanisms linking physical activity with cancer, *Nature Reviews Cancer* 8:205–11.
98. San-Millán, I., and Brooks, G. A. (2017), Reexamining cancer metabolism: Lactate production for carcinogenesis could be the purpose and explanation of the Warburg Effect, *Carcinogenesis* 38:119–33; Moore et al. (2016), Association of leisure-time physical activity with risk of 26 types of cancer in 1.44 million adults.
99. Coussens, L. M., and Werb, Z. (2002), Inflammation and cancer, *Nature* 420:860–67.
100. Jakobisiak, M., Lasek, W., and Golab, J. (2003), Natural mechanisms protecting against cancer, *Immunology Letters* 90:103–22.
101. Bigley, A. B., and Simpson, R. J. (2015), NK cells and exercise: Implications for cancer immunotherapy and survivorship, *Discoveries in Medicine* 19:433–45.
102. 総説については、以下を参照。Brown, J. C., et al. (2012), Cancer, physical activity, and exercise, *Comprehensive Physiology* 2:2775–809; Pedersen, B. K., and Saltin, B.

(2015), Exercise as medicine—evidence for prescribing exercise as therapy in 26 different chronic diseases, *Scandinavian Journal of Medicine and Science in Sports* 25:S1–S72; Stamatakis, E., et al. (2018), Does strength-promoting exercise confer unique health benefits? A pooled analysis of data on 11 population cohorts with all-cause, cancer, and cardiovascular mortality endpoints, *American Journal of Epidemiology* 187:1102–12.

103. Smith, M., Atkin, A., and Cutler, C. (2017), An age old problem? Estimating the impact of dementia on past human populations, *Journal of Aging and Health* 29:68–98.

104. Brookmeyer, R., et al. (2007), Forecasting the global burden of Alzheimer's disease, *Alzheimer's and Dementia* 3:186–91.

105. Selkoe, D. J. (1997), Alzheimer's disease: From genes to pathogenesis, *American Journal of Psychiatry* 5:1198; Niedermeyer, E. (2006), Alzheimer disease: Caused by primary deficiency of the cerebral blood flow, *Clinical EEG Neuroscience* 5:175-77.

106. Baker-Nigh, A., et al. (2015), Neuronal amyloid-β accumulation within cholinergic basal forebrain in ageing and Alzheimer's disease, *Brain* 138:1722–37.

107. Shi, Y., et al. (2017), ApoE4 markedly exacerbates tau-mediated neurodegeneration in a mouse model of tauopathy, *Nature* 549:523–27. 星状膠細胞に潜在的に関連するもう一つの興味深い仮説は、睡眠時間の低下が、老人斑の除去などのメンテナンス機能を損なうことを通して、アルツハイマー病に対する脆弱性を助長するというものだ。以下を参照。Neese, R. M., Finch, C. E., and Nunn, C. L. (2017), Does selection for short sleep duration explain human vulnerability to Alzheimer's disease?, *Evolution in Medicine and Public Health* 2017:39–46.

108. Trumble, B. C., et al. (2017), Apolipoprotein E4 is associated with improved cognitive function in Amazonian forager-horticulturalists with a high parasite burden, *FASEB Journal* 31:1508–15. ApoE4, by the way, is a gene involved in cholesterol synthesis in the liver, but it appears to affect cholesterol-rich plaque formation in the brain as well. For a review, see Carter, D. B. (2005), The interaction of amyloid-ß with ApoE, *Subcellular Biochemistry* 38:255–72.

109. For more information, see Rook, G. A. W. (2019), *The Hygiene Hypothesis and Darwinian Medicine* (Basel: Birkhäuser).

110. Stojanoski, B., et al. (2018), Targeted training: Converging evidence against the transferable benefits of online brain training on cognitive function, *Neuropsychologia* 117:541; National Academies of Sciences, Engineering, and Medicine (2017), *Preventing Cognitive Decline and Dementia: A Way Forward* (Washington, D.C.: National Academies Press).

111. Hamer, M., and Chida, Y. (2009), Physical activity and risk of neurodegenerative disease: A systematic review of prospective evidence, *Psychological Medicine* 39:3–11.

112. Buchman, A. S., et al. (2012), Total daily physical activity and the risk of AD and cognitive decline in older adults, *Neurology* 78:1323–29.

113. Forbes, D., et al. (2013), Exercise programs for people with dementia, *Cochrane Database Systematic Reviews* 12:CD006489.

114. 優れた総説については以下を参照。Raichlen, D. A., and Polk, J. D. (2013), Linking

brains and brawn: Exercise and the evolution of human neurobiology, *Proceedings of the Royal Society B: Biological Science* 280:20122250.

115. Choi, S. H., et al. (2018), Combined adult neurogenesis and BDNF mimic exercise effects on cognition in an Alzheimer's mouse model, *Science* 361:eaan8821.

116. Weinstein, G., et al. (2014), Serum brain-derived neurotrophic factor and the risk for dementia: The Framingham Heart Study, *JAMA Neurology* 71:55–61.

117. Giuffrida, M. L., Copani, A., and Rizzarelli, E. (2018), A promising connection between BDNF and Alzheimer's disease, *Aging* 10:1791–92.

118. Paillard, T., Rolland, Y., and de Souto Barreto, P. (2015), Protective effects of physical exercise in Alzheimer's disease and Parkinson's disease: A narrative review, *Journal of Clinical Neurology* 11:212–19.

119. Adlard, P. A., et al. (2005), Voluntary exercise decreases amyloid load in a transgenic model of Alzheimer's disease, *Journal of Neuroscience* 25:4217–21; Um, H. S., et al. (2008), Exercise training acts as a therapeutic strategy for reduction of the pathogenic phenotypes for Alzheimer's disease in an NSE/APPsw-transgenic model, *International Journal of Molecular Medicine* 22:529–39; Belarbi, K., et al. (2011), Beneficial effects of exercise in a transgenic mouse model of Alzheimer's disease-like Tau pathology, *Neurobiology of Disease* 43:486–94; Leem, Y. H., et al. (2011), Chronic exercise ameliorates the neuroinflammation in mice carrying NSE/htau23, *Biochemical and Biophysical Research Communications* 406:359–65.

120. Panza, G. A., et al. (2018), Can exercise improve cognitive symptoms of Alzheimer's Disease?, *Journal of the American Geriatrics Society* 66:487–95; Paillard, Rolland, and de Souto Barreto (2015), Protective effects of physical exercise in Alzheimer's disease and Parkinson's disease.

121. Buchman et al. (2012), Total daily physical activity and the risk of AD and cognitive decline in older adults.

122. ローマ市民によく怒りを爆発させていたユウェナリスが『風刺詩集』第10編第356行で綴った実際の言葉は、「Orandum est ut sit mens sana in corpore sano」（健全な精神が健全な身体の中にありますように、と願うべきなのだ）だった。全文を読めば、「ローマ人は長寿についてではなく、勇気や忍耐などの美徳について祈るべきだ」という意味であることがわかる。だが、この一節は時が経つにつれて文脈から切り離され「健全な精神は健全な肉体に宿る」という意味に変えられてしまった。ユウェナリスは身体活動を尊重していたかもしれないが、自分の書いた一節がハイジャックされてしまったことについては、きっと快く思わないだろう。

123. Farris, S. G., et al. (2018), Anxiety and Depression Association of America Conference 2018, Abstract S1-094, 345R, and 315R; 次も参照されたい。Melville, N. A. (2018), Few psychiatrists recommend exercise for anxiety disorders, *Medscape,* April 10, 2018, www.medscape.com.

124. Nesse, R. M. (2019), *Good Reasons for Bad Feelings: Insights from the Frontiers of Evolutionary Psychiatry* (New York: Dutton).（『なぜ心はこんなに脆いのか——不安や抑うつの進化心理学』ランドルフ・M・ネシー著、加藤智子訳、草思社、2021年）

125. Kessler, R. C., et al. (2007), Lifetime prevalence and age-of-onset distributions of mental disorders in the World Health Organization's World Mental Health Survey Initiative, *World Psychiatry* 6:168–76; Ruscio, A. M., et al. (2017), Cross-sectional comparison of the epidemiology of DSM-5 generalized anxiety disorder across the globe, *JAMA Psychiatry* 74:465–75; Colla, J., et al. (2006), Depression and modernization: A cross-cultural study of women, *Social Psychiatry and Psychiatric Epidemiology* 41:271–79; Vega, W. A., et al. (2004), 12-month prevalence of DSM-III-R psychiatric disorders among Mexican Americans: Nativity, social assimilation, and age determinants, *Journal of Nervous and Mental Disease* 192:532; Lee, S., et al. (2007), Lifetime prevalence and inter-cohort variation in DSM-IV disorders in metropolitan China, *Psychological Medicine* 37:61–71.
126. Twenge, J. M., et al. (2010), Birth cohort increases in psychopathology among young Americans, 1938–2007: A cross-temporal meta-analysis of the MMPI, *Clinical Psychology Review* 30:145–54.
127. Twenge, J. M., et al. (2019), Age, period, and cohort trends in mood disorder indicators and suicide-related outcomes in a nationally representative dataset, 2005–2017, *Journal of Abnormal Psychology* 128:185–99.
128. Chekroud, S. R., et al. (2018), Association between physical exercise and mental health in 1.2 million individuals in the USA between 2011 and 2015: A cross-sectional study, *Lancet Psychiatry* 5:739–47.
129. これについては何百もの研究があるが、ここでは最近のメタ分析をいくつか挙げておく。Morres, I. D., et al. (2019), Aerobic exercise for adult patients with major depressive disorder in mental health services: A systematic review and meta-analysis, *Depression and Anxiety* 36:39–53; Stubbs, B., et al. (2017), An examination of the anxiolytic effects of exercise for people with anxiety and stress-related disorders: A meta-analysis, *Psychiatry Research* 249:102–8; Schuch, F. B., et al. (2016), Exercise as a treatment for depression: A meta-analysis adjusting for publication bias, *Journal of Psychiatric Research* 77:42–51; Josefsson, T., Lindwall, M., and Archer, T. (2014), Physical exercise intervention in depressive disorders: Meta-analysis and systematic review, *Scandinavian Journal of Medicine and Science in Sports* 24:259–72; Wegner, M., et al. (2014), Effects of exercise on anxiety and depression disorders: Review of meta-analyses and neurobiological mechanisms, *CNS and Neurological Disorders—Drug Targets* 13:1002–14; Asmundson, G. J., et al. (2013), Let's get physical: A contemporary review of the anxiolytic effects of exercise for anxiety and its disorders, *Depression and Anxiety* 30:362–73; Mammen, G., and Falkner, G. (2013), Physical activity and the prevention of depression: A systematic review of prospective studies, *American Journal of Preventive Medicine* 45:649–57; Stathopoulou, G., et al. (2006), Exercise interventions for mental health: A quantitative and qualitative review, *Clinical Psychology: Science and Practice* 13:179–93.
130. 運動と他の治療法との比較については以下を参照。Cooney, G. M., et al. (2013), Exercise for depression, *Cochrane Database Systematic Reviews* CD004366.
131. Lin, T. W., and Kuo, Y. M. (2013), Exercise benefits brain function: The monoamine

connection, *Brain Science* 3:39–53.
132. Maddock, R. J., et al. (2016), Acute modulation of cortical glutamate and GABA content by physical activity, *Journal of Neuroscience* 36:2449–57.
133. Meyer, J. D., et al. (2019), Serum endocannabinoid and mood changes after exercise in major depressive disorder, *Medicine and Science in Sports and Exercise* 51:1909–17.
134. Thomas, A. G., et al. (2012), The effects of aerobic activity on brain structure, *Frontiers in Psychology* 3:86; Schulkin, J. (2016), Evolutionary basis of human running and its impact on neural function, *Frontiers in Systems Neuroscience* 10:59.
135. Duclos, M., and Tabarin, A. (2016), Exercise and the hypothalamo-pituitary-adrenal axis, *Frontiers in Hormone Research* 47:12–26.
136. Machado, M., et al. (2006), Remission, dropouts, and adverse drug reaction rates in major depressive disorder: A meta-analysis of head-to-head trials, *Current Medical Research Opinion* 22:1825–37.
137. Hillman, C. H., Erickson, K. I., and Kramer, A. F. (2008), Be smart, exercise your heart: Exercise effects on brain and cognition, *Nature Reviews Neuroscience* 9:58–65; Raichlen, D. A., and Alexander, G. E. (2017), Adaptive capacity: An evolutionary neuroscience model linking exercise, cognition, and brain health, *Trends in Neuroscience* 40:408–21.
138. Knaepen, K., et al. (2010), Neuroplasticity—exercise-induced response of peripheral brain-derived neurotrophic factor: A systematic review of experimental studies in human subjects, *Sports Medicine* 40:765–801; Griffin, É. W., et al. (2011), Aerobic exercise improves hippocampal function and increases BDNF in the serum of young adult males, *Physiology and Behavior* 104:934–41; Schmolesky, M. T., Webb, D. L., and Hansen, R. A. (2013), The effects of aerobic exercise intensity and duration on levels of brain-derived neurotrophic factor in healthy men, *Journal of Sports Science and Medicine* 12:502–11; Saucedo-Marquez, C. M., et al. (2015), High-intensity interval training evokes larger serum BDNF levels compared with intense continuous exercise, *Journal of Applied Physiology* 119:1363–73.
139. Ekkekakis, P. (2009), Let them roam free? Physiological and psychological evidence for the potential of self-selected exercise intensity in public health, *Sports Medicine* 39:857–88; Jung, M. E., Bourne, J. E., and Little, J. P. (2014), Where does HIT fit? An examination of the affective response to high-intensity intervals in comparison to continuous moderate- and continuous vigorous-intensity exercise in the exercise intensity-affect continuum, *PLOS ONE* 9:e114541; Meyer, J. D., et al. (2016), Influence of exercise intensity for improving depressed mood in depression: A dose-response study, *Behavioral Therapy* 47:527–37.
140. Stathopoulou et al. (2006), Exercise interventions for mental health; Pedersen and Saltin (2015), Exercise as medicine——evidence for prescribing exercise as therapy in 26 different chronic diseases.

運動《うんどう》の神話《しんわ》〔下〕

2022年9月20日　初版印刷
2022年9月25日　初版発行

＊

著　者　ダニエル・E・リーバーマン
訳　者　中里京子《なかざときょうこ》
発行者　早川　浩

＊

印刷所　精文堂印刷株式会社
製本所　大口製本印刷株式会社

＊

発行所　株式会社　早川書房
東京都千代田区神田多町2─2
電話　03-3252-3111
振替　00160-3-47799
https://www.hayakawa-online.co.jp
定価はカバーに表示してあります
ISBN978-4-15-210182-2　C0045
Printed and bound in Japan
乱丁・落丁本は小社制作部宛お送り下さい。
送料小社負担にてお取りかえいたします。

ハヤカワ・ノンフィクション

ネイビーシールズ

——特殊作戦に捧げた人生

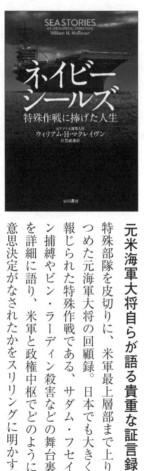

Sea Stories

ウィリアム・H・マクレイヴン

伏見威蕃訳

46判上製

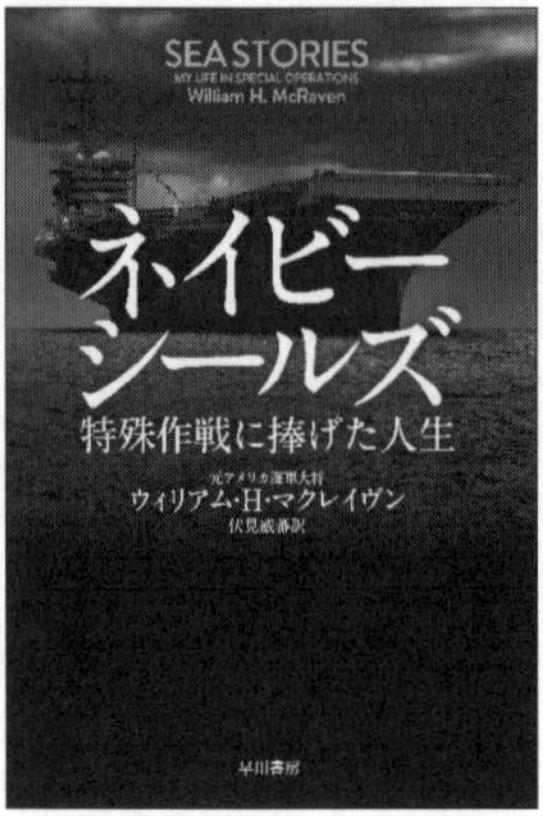

元米海軍大将自らが語る貴重な証言録

特殊部隊を皮切りに、米軍最上層部まで上りつめた元海軍大将の回顧録。日本でも大きく報じられた特殊作戦である、サダム・フセイン捕縛やビン・ラーディン殺害などの舞台裏を詳細に語り、米軍と政権中枢でどのように意思決定がなされたかをスリリングに明かす。

ハヤカワ・ノンフィクション

地球の未来のため僕が決断したこと

——気候大災害は防げる

How to Avoid a Climate Disaster

ビル・ゲイツ

山田文訳

46判並製

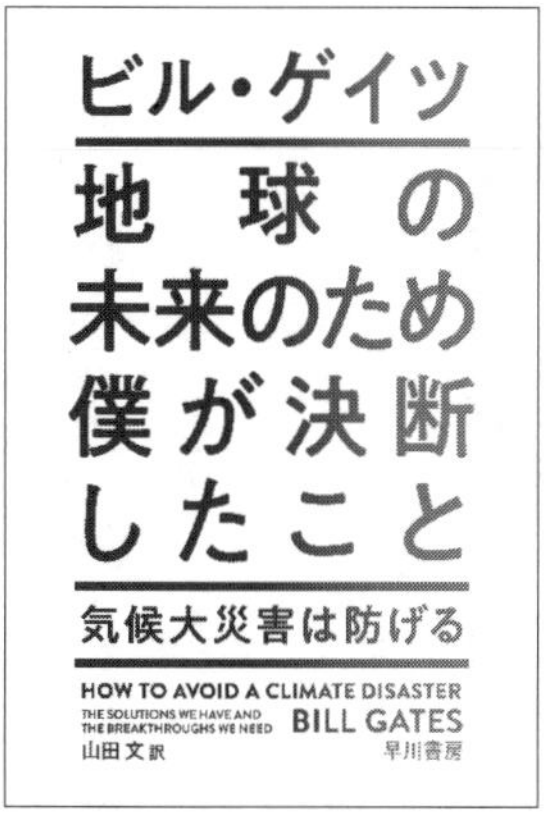

SDGsでは間に合わない。

暴風雨、旱魃、感染症拡大……気候大災害が人命を奪い、経済を後退させている現状にどう立ち向かうべきか。世界の最先端をリードするテクノロジーの巨人、ビル・ゲイツが科学、経済、政治の専門家と協力し、「本当に持続可能な未来像」を描きだすベストセラー。

ハヤカワ・ノンフィクション

mRNAワクチンの衝撃

——コロナ制圧と医療の未来

The Vaccine

ジョー・ミラー
エズレム・テュレジ、ウール・シャヒン
石井健 監修
柴田さとみ・山田文・山田美明訳
46判並製

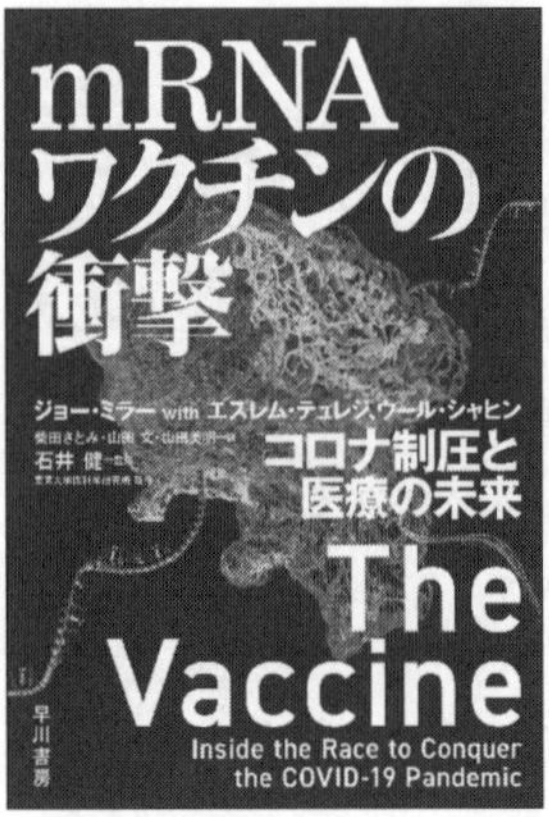

世界初の新型コロナワクチン開発秘話

ファイザー社と組み、一一カ月という常識外のスピードで新型コロナワクチンの開発に成功したドイツ・ビオンテック社。画期的なmRNA技術で一躍注目を集めるバイオ企業の創業者／研究者夫妻に密着し、熾烈なワクチン開発競争の内幕に迫るドキュメント。

ハヤカワ・ノンフィクション

最悪の予感
——パンデミックとの戦い

The Premonition

マイケル・ルイス

中山 宥訳

46判並製

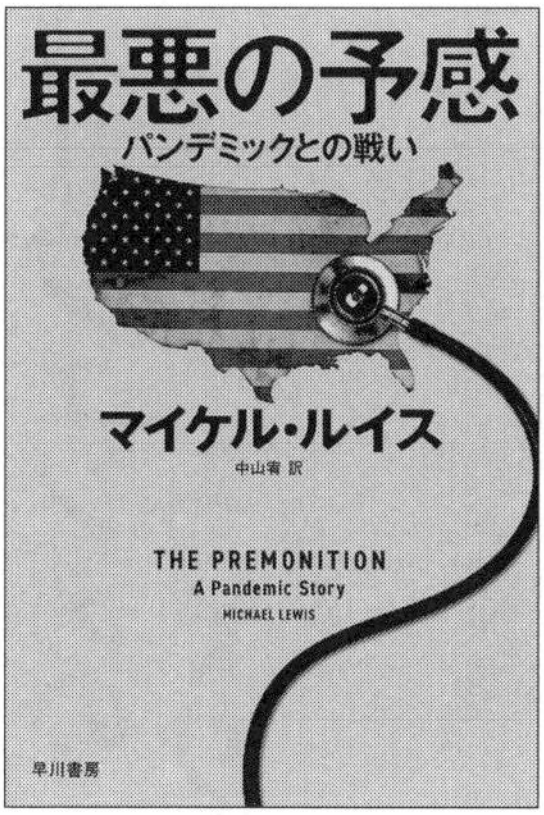

『マネー・ボール』著者最新作

中国・武漢で新型コロナウイルスによる死者が出始めた頃、アメリカの政権は「何も心配はいらない」と言いきった。しかしごく一部の科学者たちは危機を察知し、独自に動き出していた——。当代一のノンフィクション作家がコロナ禍を通じて描く、意思決定と危機管理の本質

ハヤカワ・ノンフィクション

パリジェンヌのつくりかた

How to Be Parisian Wherever You Are

カロリーヌ・ド・メグレ、ソフィ・マス他

古谷ゆう子訳

46判仮フランス装

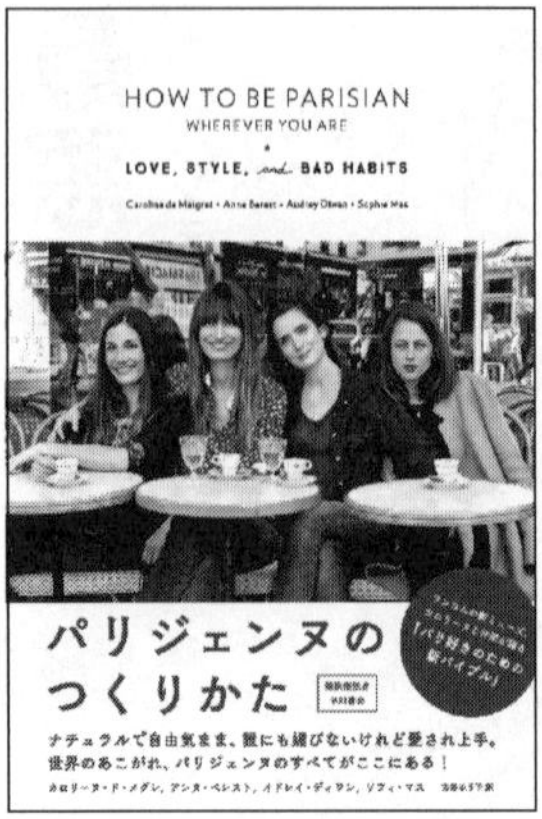

カラー写真満載、
パリ好きのための新バイブル

ナチュラルで自由気まま、誰にも媚びないけれど愛され上手。世界のあこがれ、パリジェンヌの掟とは？　必須のファッションアイテムは？　結婚や子育てのこだわりは？　必読本やオススメの店は？　パリ育ちの女性四人が明かすパリジェンヌの素顔に誰もが恋する！

ハヤカワ・ノンフィクション

140字の戦争
——SNSが戦場を変えた

War In 140 Characters

デイヴィッド・パトリカラコス
江口泰子訳
46判並製

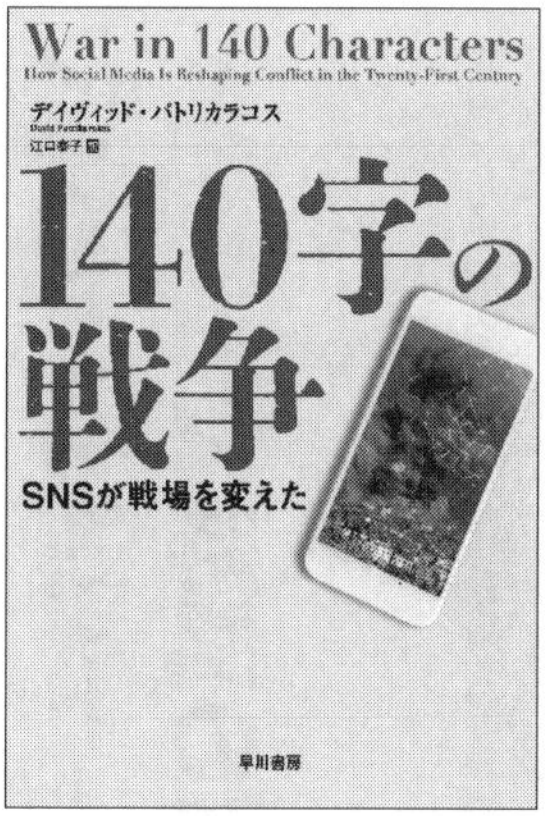

紛争地帯にもたらした光と闇を徹底ルポ

SNSは21世紀の戦争をいかに変容させたか?　パレスチナの戦禍をツイッターで発信し「現代のアンネ・フランク」と呼ばれた少女、スカイプを通じてイスラム国に勧誘されラッカに渡ったフランス人女性らに取材。情報戦の知られざる実像に迫る。　解説/安田純平

ハヤカワ・ノンフィクション

レッド・プラトーン
14時間の死闘

Red Platoon

クリントン・ロメシャ
伏見威蕃訳
46判並製

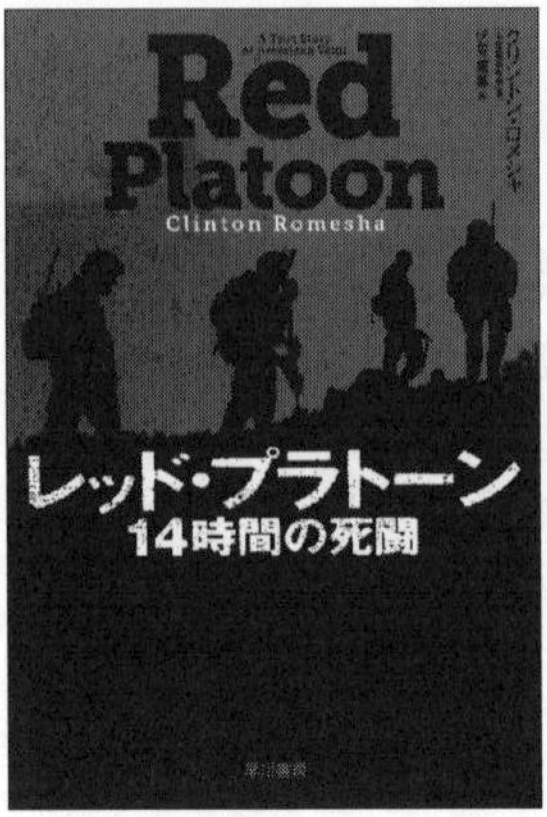

アフガン戦争史上もっとも過酷な戦闘を
生き延びた兵士の手記

二〇〇九年十月三日早朝、アフガン辺境の米軍が、突如、タリバン部隊による奇襲を受けた。米兵たちは重火器による猛攻で次々に斃れ、ついに敵兵が陣地内に侵入してしまう。完全包囲された米軍部隊五十人の運命は――。苛烈な戦闘を生き延びた元兵士が語る記録。